Vorwort zur siebenten Auflage.

Gerade zwanzig Jahre sind verstrichen, seitdem ich die erste Auflage des Grundrisses hinausgehen ließ. Im Rückblicke auf diese Zeit kann mit Befriedigung festgestellt werden, daß meine Absicht, dem Studierenden es zu erleichtern, daß er dem Unterricht folgen kann und das in der klinischen Vorlesung Gehörte und Gesehene besser behält, Verwirklichung gefunden hat.

Kürze der Ausdrucksweise, Betonen des Wichtigen, Weglassen alles weniger Wichtigen, instruktive Abbildungen waren mein Ziel beim Abfassen des Grundrisses. Demgemäß habe ich nur dort Theorien eingeflochten, wo sie unmittelbar Lehrzwecken dienen. Ja, ich habe es von diesem Gesichtspunkte aus auch für erlaubt gehalten, Auffassungen wiederzugeben, welche zwar nicht allgemeine Anerkennung gefunden haben, dafür aber dem Studierenden das Verständnis für das krankhafte Geschehen näherbringen, ohne daß der Wirklichkeit ein Zwang angetan wird. Auch die pathologische Anatomie ist nur insoweit berücksichtigt, als es innerhalb des gesteckten Zieles notwendig war.

Die vorliegende siebente Auflage erscheint nicht nur durch Umarbeit des Textes dem heutigen Standpunkte der Augenheilkunde angeglichen, sondern vor allem durch *Vermehrung und Neugestaltung der Abbildungen, vorzüglich aller Zeichnungen des Augenhintergrundes*, wesentlich verändert.

Herrn Universitätszeichner W. Freytag, dem allzeit bewährten und bestens bekannten Mithelfer an zahlreichen medizinischen Büchern, sage ich meinen besonderen Dank.

Würzburg, im Januar 1939.

F. Schieck.

Vorwort zur achten Auflage.

Entsprechend der Kürze der Zeit, welche seit dem Erscheinen der siebenten Auflage verflossen ist, machten sich nur wenige Ergänzungen notwendig. Einige Abschnitte wurden umgearbeitet, eine Anzahl neuer Abbildungen hinzugefügt.

Würzburg, im März 1941.

F. Schieck.

Inhaltsverzeichnis.

GRUNDRISS
DER
AUGENHEILKUNDE
FÜR STUDIERENDE

VON

PROFESSOR DR. F. SCHIECK
GEHEIMER MEDIZINALRAT
WÜRZBURG

ACHTE AUFLAGE

MIT 147 ZUM TEIL FARBIGEN ABBILDUNGEN

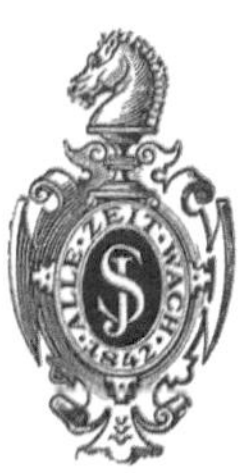

Springer-Verlag Berlin Heidelberg GmbH

1941

ISBN 978-3-662-36110-8   ISBN 978-3-662-36940-1 (eBook)
DOI 10.1007/978-3-662-36940-1

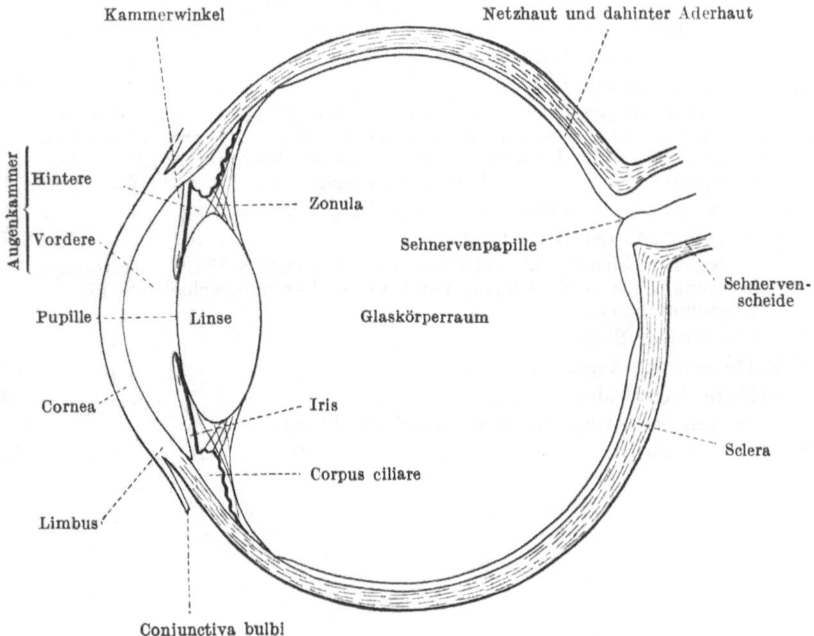

Abb. 1a. Waagerechter schematischer Durchschnitt durch den linken Augapfel
(von oben gesehen).

Das Sehorgan.

Das Auge schließt in der Retina einen nach vorn geschobenen Gehirnteil ein, der außerhalb der das Zentralnervensystem sonst schützenden Knochenkapsel liegt, weil seine Funktion an die unmittelbare Einwirkung der Schwingungen des Lichtäthers gebunden ist. Auch der

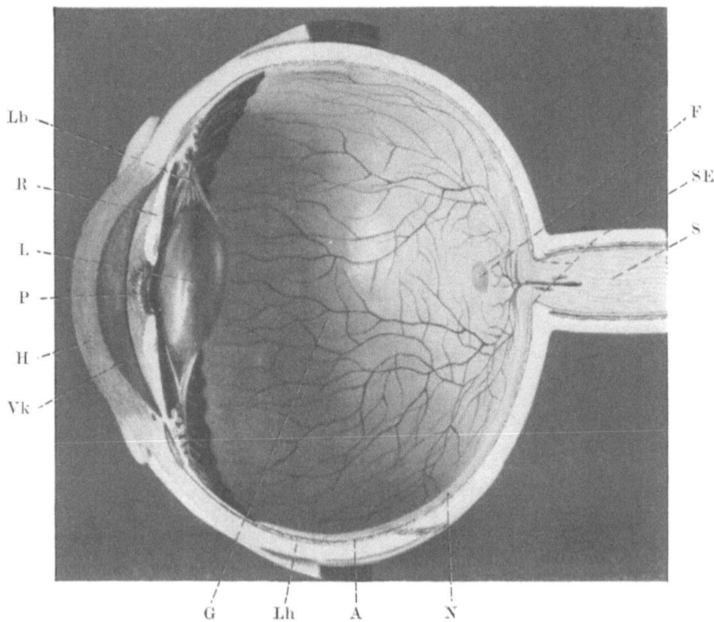

Abb. 1b. Temporale Hälfte des rechten Augapfels (nach einem Lehrmodell; die Linse ist nicht durchschnitten). Lb Linsenaufhängebänder, zirkulär um den Linsenrand angeordnet. R Regenbogenhaut. L Linse. P Pupille. H Hornhaut. Vk Vordere Augenkammer. G Innerer, von Glaskörper ausgefüllter Hohlraum. Lh Lederhaut. A Aderhaut. N Netzhaut (dazwischen Pigmentschicht). S Sehnerv. SE Sehnerveneintritt. F Stelle des schärfsten Sehens (Fovea).

Sehnerv ist ein Gehirnteil; denn die Hirnhäute umgeben und der Liquor cerebrospinalis umspült ihn.

Die Netzhaut ist in eine kugelige Hülle von festem Bindegewebe eingeschlossen, die vorn von der durchsichtigen *Hornhaut* (Cornea), weiter rückwärts von der *Lederhaut* (Sclera) gebildet wird. Die Hornhautkrümmung hat einen etwas kürzeren Radius als die übrige Bulbuskapsel, so daß die Cornea wie ein Uhrglas der Augenwandung eingefügt ist und an ihrem Rande sich eine seichte Rinne *(Limbus corneae)* findet.

Das Innere des Augapfels wird von Bild entwerfenden und Bild aufnehmenden Organen eingenommen. Die *brechenden Medien* sind Hornhaut, Kammerwasser und Linse. Sie gehören zur *physikalischen Leitung der Sehbahn*, während die lichtempfindende Netzhaut, der die Empfindung weiter leitende Sehnerv, die Tractus optici, die intracerebrale Bahn und das in der Hinterhauptsrinde liegende Sehzentrum die *nervöse Leitung* bilden. Von hier aus sorgen eine Anzahl höher geordneter Bahnen, die das Sehzentrum mit anderen Gehirnteilen verbinden,

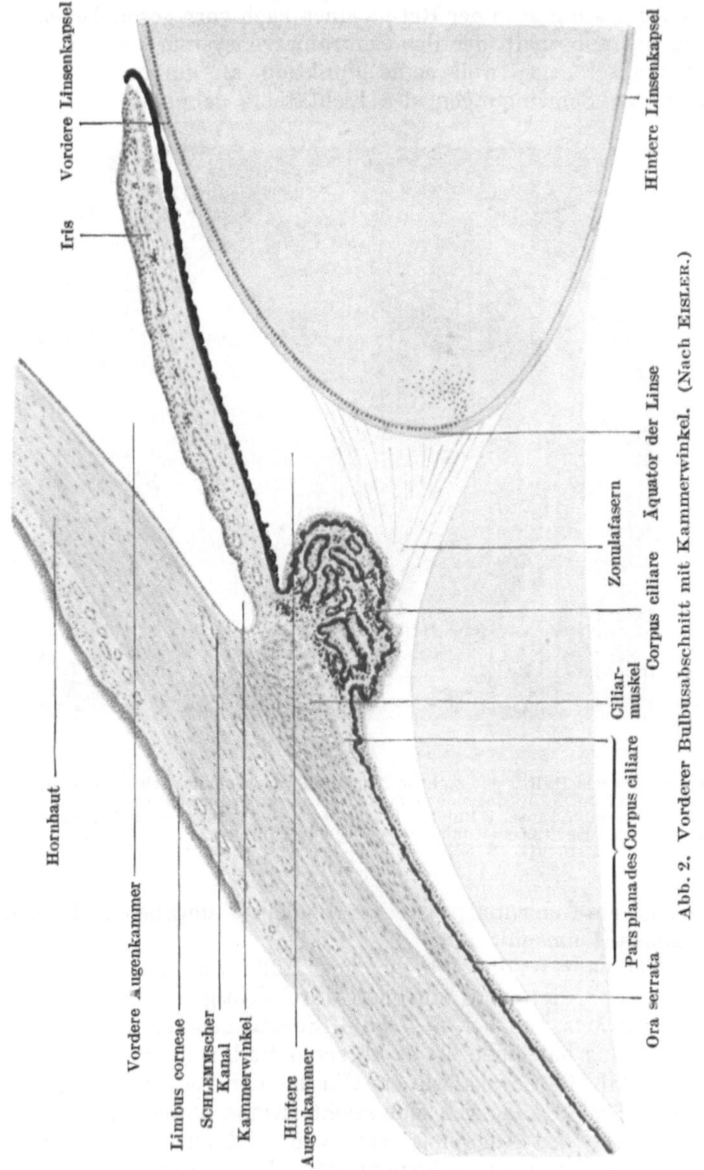

Abb. 2. Vorderer Bulbusabschnitt mit Kammerwinkel. (Nach Eisler.)

dafür, daß der in der Rinde angelangte Reiz zum Bewußtsein kommt und richtig verstanden wird *(psychische Leitung)*.

Der Hauptinhalt des Augapfels (Abb. 1) besteht aus Flüssigkeit. Unmittelbar hinter der Hornhaut sehen wir die *vordere Augenkammer*, in der *Kammerwasser* enthalten ist. Hinten wird die Vorderkammer durch die *Regenbogenhaut* (Iris) und den zentralen Teil der Linsenvorderfläche begrenzt. Wo die Hornhautrückfläche zur Iris umbiegt, liegt der funktionell wichtige *Kammerwinkel*, der unseren Blicken dadurch entzogen ist, daß die weiße Lederhaut vorn etwas auf Kosten der durchsichtigen Hornhautoberfläche übergreift und den Kammerwinkel verdeckt. Die Umschlagstelle der Hornhaut zur Iris wird vom *Ligamentum pectinatum* gebildet. Dem Kammerwinkel entlang und von diesem durch das genannte Ligament und einige Lagen Bindegewebszüge getrennt zieht in den tieferen Lagen der Hornhaut-Lederhautlamellen der SCHLEMMsche *Kanal.* Er bildet einen ringförmigen Sinus. In ihn tritt das durch die Bälkchen des Ligamentum pectinatum abgefilterte Kammerwasser ein, um auf der Bahn der Venen das Auge zu verlassen (Abb. 2).

Hinter der Iris liegt die *hintere Augenkammer.* Sie wird vorn von der Rückfläche der Iris, seitlich von den Fortsätzen des Corpus ciliare und rückwärts vom Aufhängeband der Linse (Zonula Zinnii) und den peripheren Teilen der vorderen Linsenkapsel begrenzt. Auch in der hinteren Kammer steht Kammerwasser, das durch die *Pupille* ungehindert in die vordere Kammer übertreten kann; denn die Irisrückfläche liegt der Linsenkapsel nur ganz lose auf. Der Pupillarrand der Iris gleitet auf der Linse beim Pupillenspiel hin und her.

Weitaus die größte Menge Flüssigkeit enthält der *Glaskörperraum.* Normalerweise ist diese nicht frei beweglich, sondern als leicht gallertige Masse in ein feines Gerüstwerk eingebettet. Der *Glaskörper* (Corpus vitreum) hat folgende Begrenzungen: vorn die Linsenhinterfläche und die rückwärtigen Fasern des Aufhängebandes der Linse, weiter nach hinten zunächst ein schmales Stück Corpus ciliare, das von rudimentärer Netzhaut überzogen ist, und dann die Innenfläche der Netzhaut samt Sehnervenscheibe.

Die Fasern des Glaskörpers sind teils Abkömmlinge der Stützfasern der Netzhaut, teils Reste des den embryonalen Glaskörper dicht durchsetzenden, später verschwindenden Gefäßnetzes. Ein organischer Zusammenhang mit der Innenfläche der Netzhaut besteht aber im postfetalen Leben nur noch ganz vorn in der Gegend des Corpus ciliare.

Die *Netzhaut* (Retina) ist entwicklungsgeschichtlich als eine bläschenförmige Ausstülpung des Gehirns angelegt, die dann von vorn her einsinkt und somit zu einer Duplikatur (Augenbecher) wird. Die innere Zellage bildet später die eigentliche *Netzhaut,* die äußere das *Pigmentepithel* (Abb. 107, S. 116). Jene entwickelt sich zu einem vielzelligen komplizierten Organ, dieses bleibt einschichtig und gewinnt als Pigmentzellbelag festen Anschluß an die Innenfläche der zwischen Netzhaut und Lederhaut liegenden Aderhaut. Die beiden Blätter der Duplikatur, Netzhaut und Pigmentepithel, verwachsen nicht miteinander, sondern liegen einander lose auf. Nur nahe dem Corpus ciliare, wo die lichtempfindliche Partie der Netzhaut aufhört *(Ora serrata),* verschmelzen beide Blätter miteinander, indem auch die Netzhaut zu einer einschichtigen Epithellage wird, die sich mit dem Pigmentepithel verbindet. So überzieht die rudimentäre Netzhaut in doppelter Epithellage im vorderen Augenabschnitt die ganze Innenoberfläche des Corpus ciliare und die Rückfläche der Iris. Im Gebiete des Corpus ciliare ist die als Fortsetzung

der Netzhaut geltende innere Epithellage unpigmentiert, an der Irisrückfläche dagegen pigmentiert, so daß hier also zwei pigmentierte Zell-
lagen aufeinander liegen (von Pigment durchsetzte rudimentäre Netzhaut
und Netzhautpigmentepithel).

Die Netzhautnervenfasern fließen auf der *Sehnervenscheibe* (Papilla
nervi optici) zum *Sehnerven* zusammen, welcher durch die Löcher der
Siebplatte (Lamina cribrosa sclerae) den Augapfel verläßt (s. Abb. 6, S. 6).

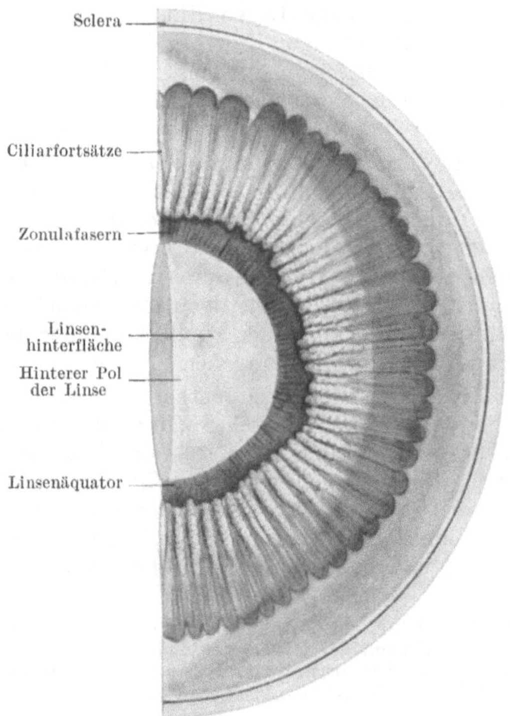

Abb. 3. Corpus ciliare und Linse von rückwärts. (Nach EISLER.)

Regenbogenhaut (Iris), *Strahlenkörper* (Corpus ciliare) und *Aderhaut*
(Chorioidea) bilden eine zusammenhängende Haut (Tunica vasculosa
oder Tractus uvealis, kurz Uvea). Am weitesten nach vorn liegt die
Iris; sie scheidet die vordere Augenkammer von der hinteren und bildet
als Umgrenzung der Pupille die Blende des optischen Systems. Mit
ihrem *Pupillenrand* schleift sie auf der Linsenvorderfläche, mit ihrer
Wurzel, die den Kammerwinkel begrenzt, geht sie ohne scharfe Absetzung
in den *Strahlenkörper* über. Dieser hat auf dem Durchschnitt annähernd
dreieckige Gestalt, welche sich bei eintretender Akkommodationsanspannung ändert. Seine Fortsätze *(Processus ciliares)* sind Erhebungen, welche
an der Rückfläche des Organs speichenartig angeordnet sind und nach
der Linse zu vorspringen (Abb. 3). Von ihnen spannt sich das *Linsen-
aufhängeband*, die *Zonula*, hinüber zur Linsenkapsel, auf welcher es sich
mit einer Faserreihe vorn, mit einer anderen hinten anheftet (s. auch

Abb. 1b, S. 1). Treten durch die Kontraktion der an der Basis des Drei-
ecks liegenden Muskulatur des Corpus ciliare die Fortsätze mit ihren
Kuppen näher an den Linsenäquator heran, dann erschlafft das Aufhängeband und wölbt sich die Linse stärker (s. S. 26). Außerdem sondern die
Epithelzellen des Strahlenkörpers (also die Zellen der rudimentären Netzhaut) das Kammerwasser ab (s. S. 8). Weiter rückwärts wird das Corpus
ciliare flacher; seine Pars plana geht ganz allmählich in die Aderhaut über.

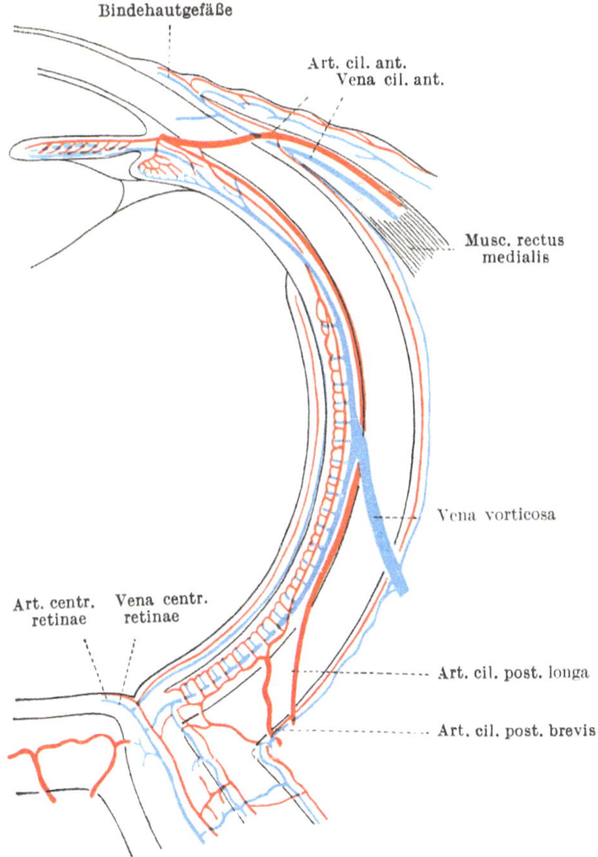

Abb. 4. Blutgefäßsystem des Auges. (Nach Th. Leber.)

Wenn die Iris als Blende, der Strahlenkörper als Quelle des Kammer
wassers und Träger des Akkommodationsapparates wirkt, so ist die
Aderhaut die ernährende Membran der Außenseite der Netzhaut, der
Stäbchen und der Zapfen. Sie ist innen von einer straffen Haut, der
Lamina vitrea oder elastica, bedeckt, der das Pigmentepithel der Netzhaut aufsitzt. Unmittelbar an diese Lamina grenzt die Capillarschichte
(Choriocapillaris), welcher die eigentliche Aufgabe der Netzhauternährung
zufällt, während die äußere Schichte der Aderhaut von größeren Gefäßen
eingenommen wird. Auf diese folgt die Lederhaut.

Die *Linse* ist zwischen hinterer Augenkammer und Glaskörper in ihrem an die Fortsätze des Strahlenkörpers angehefteten Aufhängebande dadurch befestigt, daß dieses mit seinen Fasern in die Linsenkapsel übergeht. Linse samt Zonula bilden daher die Scheidewand zwischen Augenkammer und Glaskörperraum (s. Abb. 1 b, S. 1 u. Abb. 3, S. 4).

Das *Blutgefäßsystem* (Abb. 4) des Auges gliedert sich in die Bindehaut-, die Ciliar- und die Netzhautgefäße. Das *Bindehautgefäßnetz* liegt ganz oberflächlich. Schon am ungereizten Auge sind einzelne kleine Äderchen auf der weißen Lederhaut sichtbar. Sie lassen sich mitsamt der Conjunctiva bulbi auf der Lederhaut leicht verschieben.

Demgegenüber stellt der *Ciliarkreislauf* dasjenige Netz dar, welches die tieferen Teile des Auges, vorzüglich die Uvea versorgt. Die vorderen

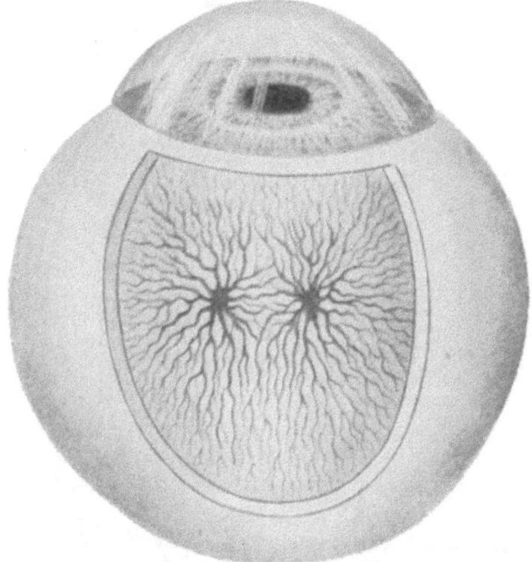

Abb. 5. 2 Vortexvenen. Die Sclera ist entfernt, so daß man die schematisch wiedergegebenen Wirbelvenen an der Außenfläche der Aderhaut sehen kann.

Ciliararterien und -venen durchbrechen die Sclera in der Höhe des Ansatzes der geraden Augenmuskeln, mit denen sie an das Auge herankommen. Sie verzweigen sich innerhalb der Iris und des Corpus ciliare. Vielfache Anastomosen bestehen zwischen ihnen und den hinteren Ciliargefäßen. Diese gliedern sich in kurze und lange Äste. Die Arteriae ciliares posteriores breves und longae treten an der Hinterfläche des Augapfels durch die Sclera hindurch. Von hier aus verästeln sich die kurzen Arterien unmittelbar in der Aderhaut, in deren Schicht der größeren Gefäße sie übergehen. Die langen Arterien ziehen jedoch vorerst ungeteilt nach vorn, um sich an der Versorgung der Iris und des Corpus ciliare zu beteiligen, indem sie die schon erwähnten Verbindungen mit den vorderen Ciliargefäßen eingehen. Das venöse Blut der Aderhaut hingegen sammelt sich in den *Wirbelvenen* (Venae vorticosae), deren es am oberen und unteren Augapfelumfange je 2 gibt. Sie werden von den einzelnen Stämmchen in der Schicht der größeren Aderhautgefäße so gespeist, daß überall dort, wo eine Wirbelvene die Sclera durchbohrt, sich ein radiär verlaufender

Strahlenstern von zahlreichen Venen in das Hauptgefäß (s. Abb. 5). ergießt. Der Durchtritt der Wirbelvenen durch die Lederhaut erfolgt in ganz schräger Richtung (s. Abb. 138, S. 146).

Wir haben oben gesehen, daß die äußeren Netzhautschichten ihr Ernährungsmaterial von der Capillarschicht der Aderhaut zugeführt

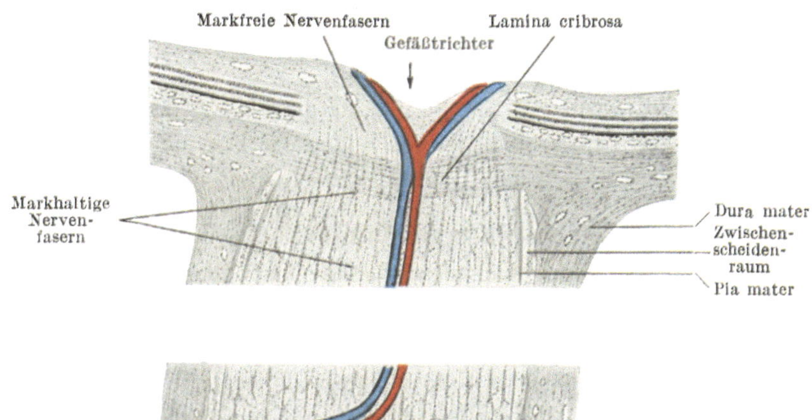

Abb. 6. Schematischer Durchschnitt durch Sehnerv und Papille.

erhalten. Die inneren Schichten dagegen, insonderheit die Lage der Nervenfasern und Ganglienzellen, haben ein eigenes Gefäßsystem (Abb. 6). Ungefähr 6 mm vor Eintritt des Sehnerven in den Augapfel dringt in seinen Stamm von unten her die Zentralarterie und Zentralvene ein,

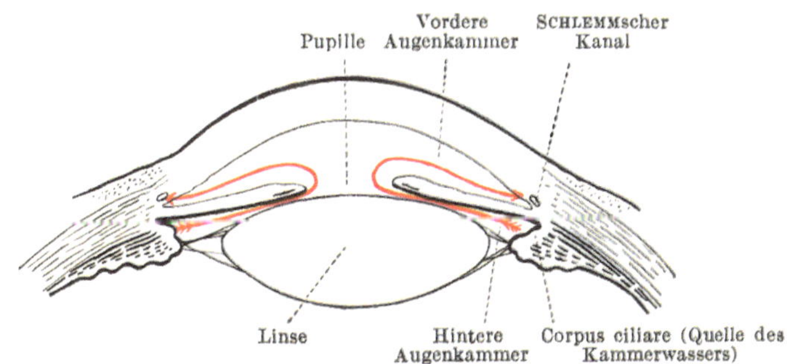

Abb. 7. Weg des Kammerwassers aus der hinteren Kammer durch die Pupille nach dem SCHLEMMschen Kanal (rot).

um durch die Mitte der Siebplatte hindurchzubrechen und sich nun vom Gefäßtrichter der Sehnervenscheibe aus auf der Innenfläche der Netzhaut zu verästeln. Die Netzhautzentralgefäße sind sog. End- gefäße; d. h. sie haben keine Kollateralen mit anderen Gefäßsystemen. Ihre Verstopfung bringt daher das ganze versorgte Gebiet sofort zum Erliegen.

Der physiologische Wechsel des Kammerwassers geht nach LEBERs Untersuchungen folgendermaßen vor sich. Es wird von den Fortsätzen des Corpus ciliare ausgeschieden und gelangt zunächst in die hintere Augenkammer (Abb. 7). Von hier aus tritt es in äußerst langsamer Fortbewegung durch die Pupille in die vordere Augenkammer über und verläßt diese durch die Bälkchen des Kammerwinkels, indem der benachbarte SCHLEMMsche Kanal das abfließende Kammerwasser aufnimmt. Die LEBERsche Anschauung ist in jüngster Zeit Einwendungen begegnet, die beachtlich sind. Indessen trägt sie nach wie vor zum Verständnisse der klinischen Tatsachen erheblich bei.

Der weitere Verlauf der Sehbahn vom Auge bis zum Gehirn ist auf S. 113 geschildert.

Die Untersuchungsmethoden des Auges.

Die *objektiven* Untersuchungsmethoden betrachten das Auge als Teil des Körpers, die *subjektiven* als Sinnesorgan, dessen Funktionen unter Mithilfe des Patienten geprüft werden.

Objektive Untersuchungsmethoden.

Nach Musterung des Auges und seiner Umgebung bei Tageslicht schreitet man im verdunkelten Raume zur Untersuchung des vorderen

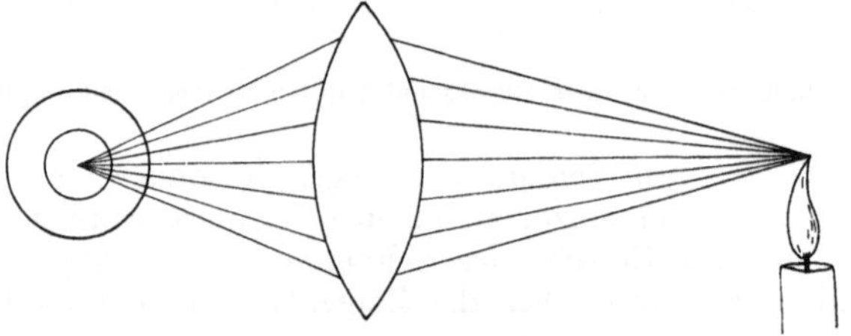

Abb. 8. Strahlengang bei fokaler Beleuchtung.

Bulbusabschnittes bei fokaler Beleuchtung und zum Augenspiegeln. Mit der **fokalen Beleuchtung** werden feinere Trübungen der Hornhaut, des Kammerwassers und der Linse, sowie Einzelheiten der Iriszeichnung entschleiert.

Eine Lichtquelle (Abb. 8) steht seitlich vorn vor dem Patienten in ungefähr $^1/_2$ m Abstand, deren Licht mit Hilfe einer Lupenlinse von $+ 20,0$ D in einen annähernd 5 cm langen Strahlenkegel verwandelt wird. Richten wir nun die Spitze dieses Kegels auf die zu untersuchende Stelle, so erstrahlt sie in hellem Lichte, während die Umgebung dunkel bleibt. Durch Verschieben des Strahlenkegels von vorn nach hinten kann man die einzelnen Ebenen des vorderen Augenabschnittes nacheinander ableuchten und zuerst die Hornhaut, dann das Gebiet der Vorderkammer, die Oberfläche der Iris und schräg durch die Pupille hindurch die Linse, absuchen. Der Strahlenkegel eines elektrischen Glühlämpchens, dem eine Konvexlinse vorgeschaltet ist, leistet hierzu gute Dienste.

Durch Steigerung der Intensität der Lichtquelle und der Schärfe des entworfenen Lichtbildchens hat man gelernt, mikroskopische Vergrößerungen bei der Untersuchung des vorderen Bulbusabschnittes anzuwenden, die in dem Gerät der GULLSTRANDschen Spaltlampe eine ungeahnte Vollkommenheit erreicht hat. Vergrößerungen bis auf das 108fache ermöglichen sogar die Beobachtung der in den Blutgefäßen rollenden Blutkörperchen. Selbstverständlich bleiben diese an komplizierte Apparate gebundenen Untersuchungen dem Facharzte vorbehalten;

die errungenen Einblicke in die feineren Zusammenhänge der bei der gewöhnlichen fokalen Beleuchtung schon makroskopisch sichtbar werdenden pathologischen Veränderungen haben aber die Lehre von den Augenerkrankungen (z. B. der Iritis) so gefördert, daß die klinische Vorlesung an den gewonnenen Ergebnissen nicht vorübergehen kann.

Die Augenspiegeluntersuchung (Ophthalmoskopie) hat die früher aufgestellte Behauptung, daß die Pupille schwarz aussähe, weil das retinale Pigment des Augenhintergrundes das eingetretene Licht verschlucke und durch die Pupille nicht wieder aus dem Auge herauskommen lasse, als irrig erwiesen. Tatsächlich wird das ins Augeninnere fallende Licht als ein schmales Strahlenbündel jederzeit aus der Pupille wieder in den Außenraum zurückgestrahlt. Wir können dieses nur nicht in unser eigenes Auge fallen lassen, weil wir mit unserem Kopfe die Pupille des Gegenüber selbst beschatten.

v. HELMHOLTZ erkannte diesen Zusammenhang und umging die Beschattung der Pupille dadurch, daß er die von einer Lichtquelle seitlich hinter dem Patienten

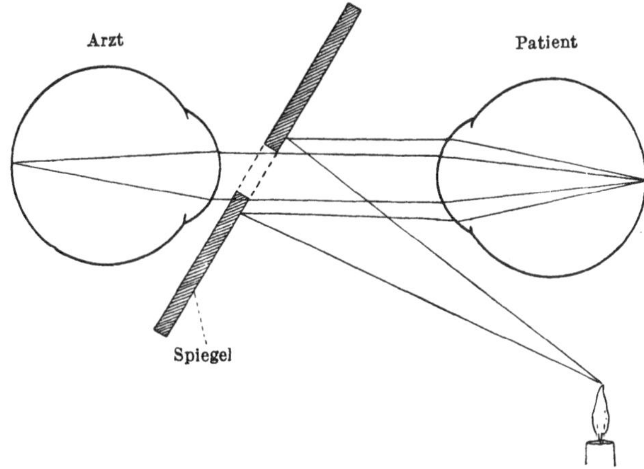

Abb. 9. Spiegeln im aufrechten Bilde.

ausgehenden Strahlen mit einem Spiegel (Abb. 9) auffing, den er vor sein Auge hielt, und durch eine besondere Vorrichtung durch den Spiegel hindurch die Pupille des Patienten während ihres Aufleuchtens beobachtete. Die von ihm angegebene Technik ist das **Spiegeln im aufrechten Bilde.** Wir gehen mit dem Augenspiegel so nahe an das Auge des Patienten heran, als ob wir durch seine Pupille wie durch ein Schlüsselloch hindurch sehen wollten. Nur ist das brechende System des zu untersuchenden Auges in Gestalt der Hornhaut, des Kammerwassers und der Linse vorgeschaltet, das als Vergrößerungslupe wirkt und den Augenhintergrund in ungefähr 16facher Vergrößerung erkennen läßt. Dem Anfänger macht freilich die Gewinnung dieses Bildes deswegen Schwierigkeiten, weil er erst lernen muß, in das Auge des Patienten hineinzusehen, ohne sein Auge auf die Nähe einzustellen. Er muß durch die Pupille hindurchblicken, als wenn er einen Gegenstand in unendlicher Entfernung erkennen wollte. Sonst bekommt er kein deutliches Bild des Augenhintergrundes.

Wie aus Abb. 10 ersichtlich ist, treten die aus dem Auge des (normalsichtigen) Patienten herauskommenden Strahlen im parallelen Bündel aus. Dieses parallelstrahlige Licht gilt es in unserem eigenen Auge zu einem scharfen Bild auf der Netzhaut zu vereinigen. Sind wir selbst auch normalsichtig, so gelingt dies nur dann, wenn wir unsere Akkommodation ganz ausschalten; denn ein normalsichtiges Auge empfängt aus der Unendlichkeit ein deutliches Bild, es ist auf parallele Strahlen eingestellt. Erhöht das Auge aber seine Brechkraft willkürlich durch Akkommodation, dann schneiden sich die Strahlen nicht auf seiner Netzhaut, sondern

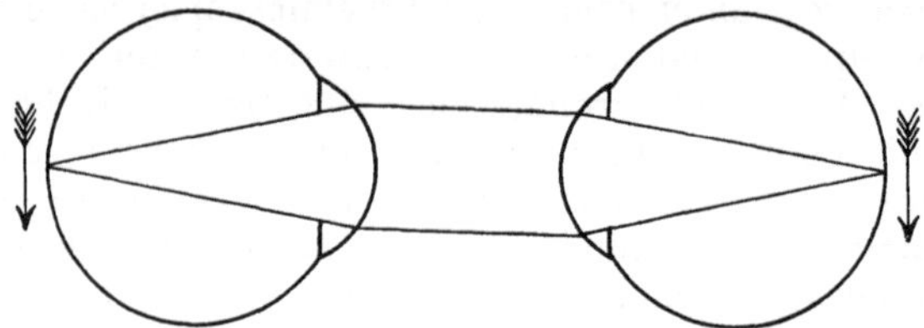

Abb. 10. Spiegeln im aufrechten Bilde. Arzt und Patient sind emmetrop.
(Der Spiegel selbst ist in der Zeichnung weggelassen.)

im Glaskörperraum, und die Netzhaut erhält nur entsprechende Zerstreuungskreise.

Das Spiegeln im **umgekehrten Bilde** (Abb. 11) wird so ausgeführt, daß man mit seinem Kopfe ungefähr 45—50 cm von dem Auge des Patienten abbleibt und die aus dem Auge des Gegenüber austretenden

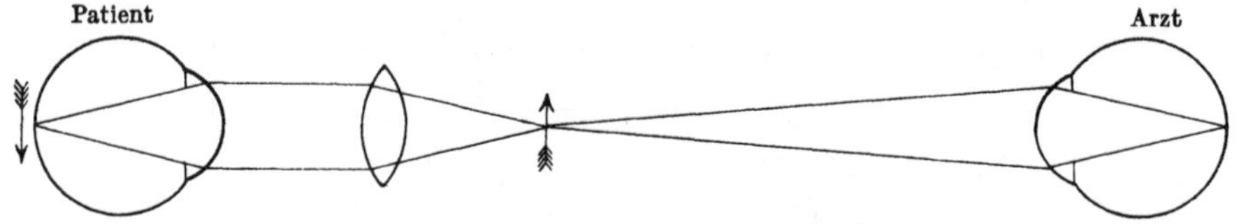

Abb. 11. Spiegeln im umgekehrten Bilde.

Strahlen zuerst einmal durch eine vorgehaltene Sammellinse zu einem in der Luft schwebenden umgekehrten Bilde vereinigt. Auf dieses zwischen uns und dem Patienten liegende Bild stellen wir unser Auge ein. Bei dieser Anordnung erscheint der Augenhintergrund zwar nur 4fach vergrößert, dafür ist das Bild aber lichtstärker und umfangreicher. Der Gang der Untersuchung ist daher gemeinhin der, daß man sich zunächst im umgekehrten Bilde den Augenhintergrund ansieht und erst, wenn irgend etwas Auffallendes sichtbar ist, diesen Bezirk nun im aufrechten Bilde bei 16facher Vergrößerung betrachtet.

Ferner kann man den Augenspiegel dazu benutzen, um Trübungen in den brechenden Medien aufzudecken und ihre Lage zu bestimmen. Wir setzen hinter das Loch des Spiegels ein Glas von 10 D konvex und nähern uns dem Auge des Patienten auf ungefähr 10 cm, indem wir Licht in die Pupille werfen. Dann sind wir mit dem vorgesetzten Lupenglase gerade so eingestellt, daß wir in der Brennweite der 10 D-Linse das Auge, vorzüglich den Pupillarrand der Iris, bei mäßiger Vergrößerung scharf beobachten können. In der rot aufleuchtenden Pupille heben sich alle Trübungen, seien sie nun in der Hornhaut, in der Linse oder im Glaskörper gelegen, deutlich sichtbar als graue oder schwarze Schatten ab. Mit einem kleinen Kunstgriff können wir auch sofort feststellen, in welcher der drei genannten Teile des Auges die Trübung liegt. Wir benutzen dabei die Ebene der Pupille als Grundlage für unsere Untersuchung und fordern den Patienten auf, das Auge nach oben oder unten zu drehen, indem wir mit dem „Lupenspiegel" die Pupille und die von ihrem roten Grunde sich abhebenden Trübungen genau beobachten. Wir sehen dann bei Bewegungen des Augapfels, daß die in den einzelnen Ebenen liegenden Flecke sich ganz verschieden verhalten. Nehmen wir z. B. an, daß ein Auge auf der Hornhaut einen Fleck A, auf der vorderen Linsenkapsel eine Trübung B, nahe der hinteren Kapsel innerhalb der Linsenfasermasse eine Trübung C und im Glaskörper eine vierte, und zwar D hat (Abb. 12), so kann es vorkommen, daß alle diese Anomalien bei geradeaus gerichtetem Blick nur als ein einziger Schatten erscheinen, wenn wir mit dem Lupenspiegel hineinleuchten. Alle Trübungen decken sich. Sobald wir aber nun dem Patienten die Weisung geben, nach oben zu blicken, dann werden wir sehen, daß in der rot aufleuchtenden Pupille jetzt 4 Trübungen erkennbar sind. Und zwar ist die Trübung A (Hornhaut) als am weitesten nach vorn von der Pupillenebene gelegene nach oben gegangen, die in der Pupillenebene liegende Trübung B hat ihren Ort im Verhältnis zum Pupillarrande nicht verändert, die hinter der Pupillenebene gelegene Trübung C ist ein wenig nach unten gesunken und noch weiter nach unten ist die im Glaskörperraum befindliche Trübung D gewandert. Wir lernen also, daß

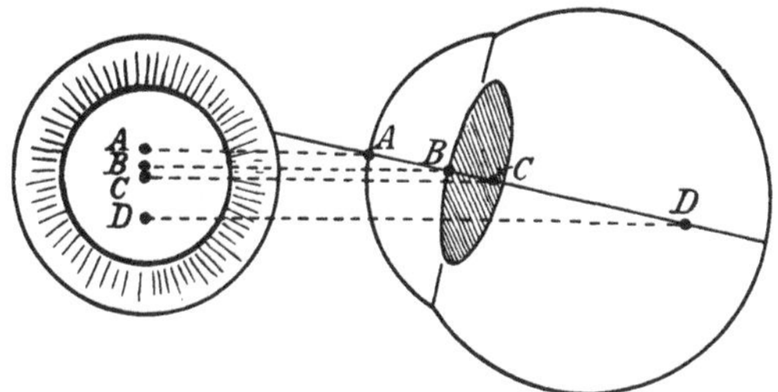

Abb. 12. Verschiebung von Trübungen bei Beobachtung mit dem Lupenspiegel.

die Trübungen um so weiter sich verschieben, je weiter sie von der Gegend der Pupillenebene entfernt sind, und daß alle vor ihr befindlichen Schatten mit der Bewegung des Auges gleichsinnig gehen, die hinter ihr liegenden entgegengesetzt.

Ferner gehört noch die *Tonometrie*, die Messung des intraokularen Drucks, zur objektiven Untersuchung (s. S. 146).

Subjektive Untersuchungsmethoden.

Hier muß der Patient durch Angaben mitwirken. Sie betreffen Prüfung der zentralen Sehschärfe, des Gesichtsfeldes, des Farbensinnes, des Lichtsinnes.

Die zentrale Sehschärfe wird mittels Sehproben aufgenommen. Sie beruhen auf dem Prinzip, daß im Außenraume zwei Punkte nur dann

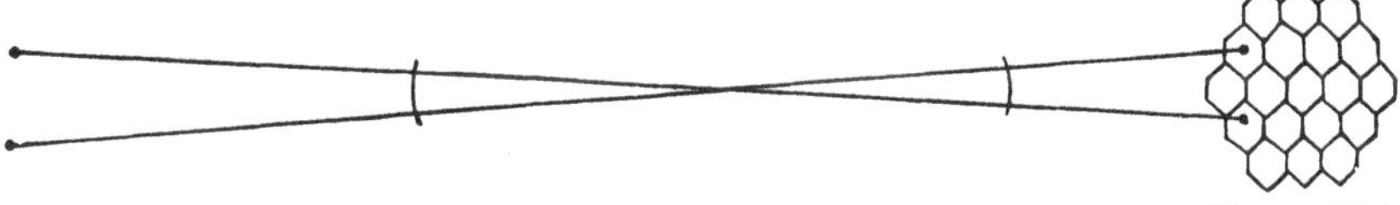

Abb. 13. Der Sehwinkel.

von der Netzhaut getrennt wahrgenommen werden können, wenn zwischen ihren Richtungslinien (Verbindung je eines Punktes mit dem Hauptknotenpunkt des Auges) ein Winkel von mindestens 1 Minute liegt (Abb. 13). Nähern sich die Punkte noch mehr einander, so fallen sie zu einem Strich zusammen. Das Sinnesepithel der Zapfen in der Netzhautmitte ist als ein regelmäßiges Mosaik von Sechsecken aneinander gelagert. Zwei getrennte Wahrnehmungen kommen nur dann zustande, wenn zwischen je zwei gereizten Zapfen einer ungereizt bleibt. Der kleinste Winkel, der diesen Anforderungen an die Richtungslinien entspricht, ist der 1 Minute. Er heißt der *Sehwinkel.*

Man kann nun Proben konstruieren, welche in beliebiger Entfernung unter dem Winkel von 1 Minute entziffert werden sollen. Je näher der Abstand, in dem die Probe als Maß gilt, desto kleiner ist sie. Die meisten Sehproben für die Ferne sind auf 5 m Abstand berechnet; sie enthalten Zahlen und Buchstaben, auch Haken, die nach der Größe geordnet sind (Abb. 14). Die größten Proben müßte ein normales Auge bereits in 50 m erkennen können. Werden sie auf 5 m eben erkannt und die kleineren nicht mehr, dann hat das Auge eine Sehschärfe von nur $5/50\,(S = 5/50)$. Sieht ein Auge die feinsten Zeichen auf der Tafel, dann ist $S = 5/5$ oder volle Sehschärfe vorhanden. Für die Nähe benutzt man Leseproben, die nach demselben Prinzip bearbeitet sind. Die gebräuchlichsten sind die von NIEDEN; ein gesundes Auge muß die Probe NIEDEN Nr. 1 in 30 cm Abstand mühelos lesen können.

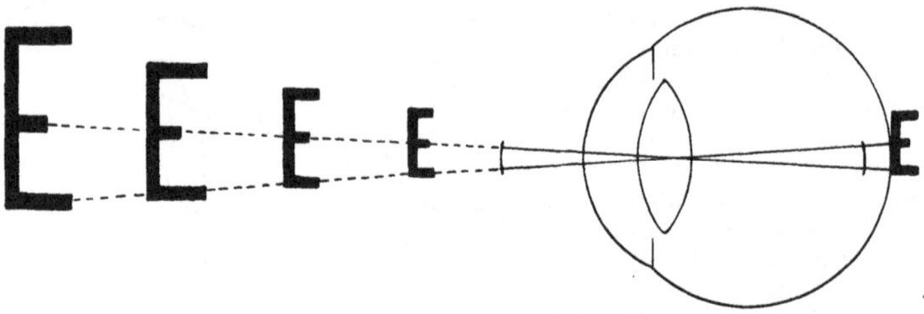

Abb. 14. Konstruktion der Sehproben.

Das Gesichtsfeld stellt das Maß desjenigen Bezirkes der Außenwelt dar, welcher sich bei ruhig gehaltener Blickrichtung auf den Augenhintergrund so abbildet, daß er zum Bewußtsein des Patienten gelangt. Würde das Auge durch seine Umgebung nicht behindert sein, so würde es ein kreisförmiges Gesichtsfeld haben. So aber wird beim Blick geradeaus ein Teil des Gesichtsfeldes von dem Orbitalrand und der Nase abgeblendet. Ein normales Gesichtsfeld gestaltet sich daher in der Form der Abb. 15a und 15b (S. 13).

Wie man sieht, deckt sich das Gesichtsfeld beider Augen zum größten Teil, nur temporal bleibt ein sichelförmiger Bezirk übrig, den jedes Auge allein zu bestreiten hat. Um diesen ist das Gesichtsfeld eines einseitig Erblindeten verkürzt. Mit den Außengrenzen meint man das Gesichtsfeld für Weiß; das Gesichtsfeld für Blau endet zwischen 50 und 70 Grad, das für Rot zwischen 40 und 50 Grad und schließlich das für Grün zwischen 30 und 40 Grad allseitig vom Zentrum aus.

Über die Grenzen können wir uns grob orientieren, wenn wir dem Patienten ein Auge zubinden und mit dem anderen Auge unser rechtes Auge in einem ungefähren Abstande von 30 cm fixieren lassen. Wir nähern dann irgend welche Objekte größerer oder kleinerer Art von der Peripherie aus unserem eigenen, von dem Patienten fixierten Auge und fordern ihn auf zu sagen, wann er den Gegenstand erscheinen sieht. Genauere Werte erzielt man mit den Perimetern. Sie bestehen aus Halb- oder Viertelkreisbogen, die um eine Achse drehbar sind und auf denen weiße oder farbige Marken verschiedener Größe hin- und hergleiten. In der Achse liegt der Fixationspunkt, welchen das Auge des Patienten aus einer Entfernung von gewöhnlich 30 cm festhalten muß.

Ist infolge Trübung der brechenden Medien der Patient nur imstande Hell und Dunkel zu unterscheiden, so prüft man die Funktion der Netzhaut durch Belichtung mit dem Augenspiegel. Die Prüfung des *„Lichtscheins und der Projektion"* geschieht so, daß man im Dunkelzimmer nach Verdecken des anderen Auges das Licht einer Lampe, die seitlich hinter dem Patienten steht, mit dem Spiegel in die Pupille schickt und den Patienten auffordert, anzugeben, aus welcher Richtung das Licht kommt (s. a. S. 123).

Der Farbensinn ist nicht über die ganze Retina verteilt. Wir sahen schon am Gesichtsfelde, daß die Peripherie der Netzhaut eine völlig farbenblinde Zone hat und daß der Farbensinn in der Peripherie zunächst mit Blau (und Gelb) und erst im näheren Umkreise der Netzhautmitte auch

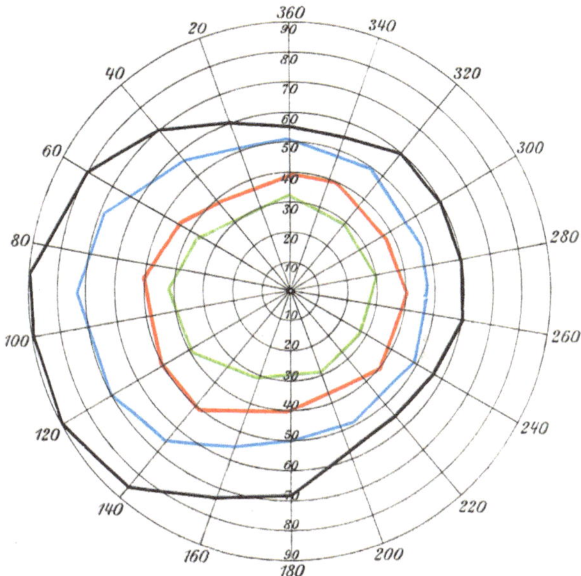

Abb. 15a. Gesichtsfeld des linken Auges.

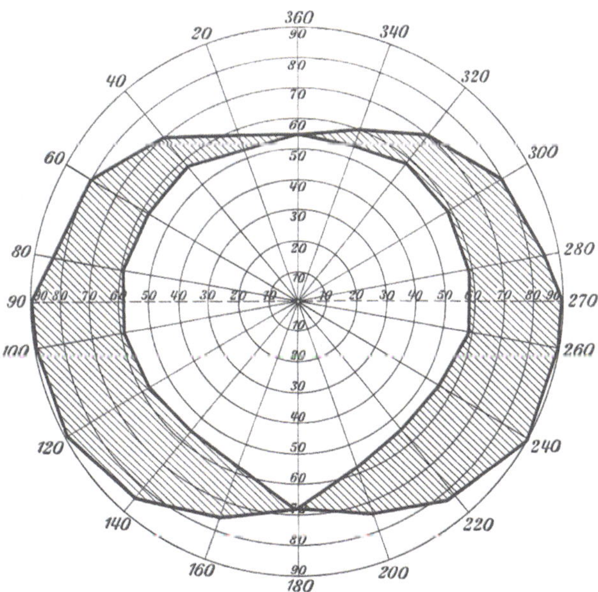

Abb. 15b. Binokulares Gesichtsfeld.

mit Rot und Grün einsetzt. Bei der exakten Untersuchung des Gesichtsfeldes prüfen wir mit farbigen Proben die Außengrenzen des farben-

empfindenden Teils der Netzhaut mit. Namentlich Sehnervenleiden
schränken den Farbensinn ein oder heben ihn sogar vollkommen auf,
so daß die Patienten alles weißgrau sehen.

Dieser *erworbenen Farbenblindheit* steht die *angeborene* gegenüber.
Sie ist vor allem beim männlichen Geschlecht zu finden und soll hier
$4^0/_0$ aller Männer betreffen.

Es gibt eine Rotgrün-Blindheit (die häufigste Form), eine viel seltenere Blaugelb-
Blindheit und eine totale Farbenblindheit, die ebenfalls sehr selten ist. Infolge der
Bedeutung des Rots und Grüns für Signale ist die Feststellung der Rotgrün-Blindheit
eine wichtige Aufgabe des beamteten Arztes. Die meisten Patienten dieser Art
haben von ihrem Fehler keine Ahnung und lassen sich oft nur schwer davon überzeugen. Sie lernten den mangelnden Farbensinn für Rot und Grün durch genaues
Beachten des Helligkeitswertes der farbigen Gegenstände zu ersetzen, werden aber
überführt, wenn man ihnen Wollproben gleicher Helligkeit, aber verschiedener Farbe
vorlegt und sie auffordert, die gleichfarbigen auszuwählen; z. B. pflegen dergleichen
Patienten ein Bläulichrosa und ein Bläulichgrün zu verwechseln, weil sie in der
Farbe nur das beigemischte Blau sehen, sofern beide Proben die gleiche Helligkeit
aufweisen. Auf demselben Prinzipe beruhen die pseudo-isochromatischen Tafeln
von STILLING, die in einem regellosen Gemisch von bunten Punkten Ziffern enthalten,
welche sich durch Beimengung von Rot und Grün abheben, für den Farbenblinden
aber nicht auffindbar sind. Auch die für die Eisenbahnärzte eingeführten Punkt-
proben von NAGEL enthalten in Kreisen angeordnete Farbpunkte, unter die Ver-
wechslungsfarben eingestreut sind. Die Aufgabe, diejenigen Tafeln herauszusuchen,
welche Punkte einer einzigen Farbe aufweisen, wird von den Farbenuntüchtigen
nicht gelöst; denn ihnen scheinen eine ganze Reihe von Tafeln nur Punkte eines
Farbentones zu enthalten, die in Wirklichkeit verschiedene Farben zeigen.

Unter **Lichtsinn** verstehen wir die Empfindlichkeit des Sehorgans
in bezug auf Erkennung von Hell und Dunkel. Hierfür gibt es kein
absolutes Maß; denn die Höhe der Lichtempfindlichkeit der Netzhaut
ist fortgesetzten Schwankungen unterworfen, weil das Auge sich ununter-
brochen an das ihm dargebotene Licht anpaßt (adaptiert).

Bietet man einem Auge, das längere Zeit grellem Licht ausgesetzt war, im
Dunkelzimmer matt beleuchtete Scheiben zur Erkennung dar, dann wird ein
solches Auge zunächst versagen. Es war helladaptiert und muß sich zuvor an das
Dunkel gewöhnen. Seine Reizschwelle, d. h. die zur Erregung seiner Netzhaut
nötige Lichtintensität, ist hoch. Andererseits ist ein im Dunkeln gehaltenes Auge
kraft seiner Dunkeladaptation fähig, schon ganz mattes Licht zu unterscheiden.
Seine Reizschwelle ist niedrig. Zwischen der höchsten Reizschwelle nach Hell-
adaptation und der niedersten nach Dunkeladaptation durchläuft das Auge alle
Phasen der Adaptation. Man kann sie mit Hilfe besonderer Apparate (Adaptometer,
Photometer) messen, indem man in zeitlichen Intervallen den Lichtsinn des in
Adaptation befindlichen Auges prüft. Das Prinzip ist stets das gleiche. Eine in
der Leuchtkraft stark variable Lichtquelle wird so lange verstärkt, bis der Patient
den Lichtschimmer erkennt, und die Lichtstärke wird an einer Skala abgelesen.
Es zeigt sich dabei, daß die Netzhautmitte als Sitz des scharfen zentralen Sehens
viel mehr Lichtfülle bedarf als die Peripherie des Augenhintergrundes. Wir sehen
abends mit der Peripherie besser als mit dem Netzhautzentrum. Daher bedingt
Erkrankung der Netzhautperipherie sog. Nachtblindheit (Hemeralopie; siehe
Retinitis pigmentosa, S. 94).

Refraktion und Akkommodation.

Refraktion (Brechungszustand) ist der Ausdruck der Leistung des
Auges als optischer Apparat, und zwar im Ruhezustande, d. h. bei
ausgeschalteter Akkommodation. Wir beziehen diese Leistung auf die
Brechung des Tageslichtes (parallelstrahligen Lichtes) und können von
vornherein drei Möglichkeiten als gegeben annehmen (Abb. 16).

Entweder ist das Auge für die parallelen Strahlen gerade so eingestellt, daß auf seiner Netzhaut der Schnittpunkt der Strahlen liegt *(Emmetropie, Normalsichtigkeit)*, oder daß die Strahlen sich vor der Netzhaut schneiden *(Myopie, Kurzsichtigkeit)*, oder daß sie überhaupt nicht zur Vereinigung gelangen, weil die Netzhaut sie auffängt, bevor sie ein Bild liefern können *(Weitsichtigkeit, Hypermetropie)*.

Soll aus weiter Entfernung kommendes (paralleles) Licht gerade in der Netzhaut zu einem Bilde zusammengebrochen werden, dann muß die Netzhaut in der Hauptbrennebene des

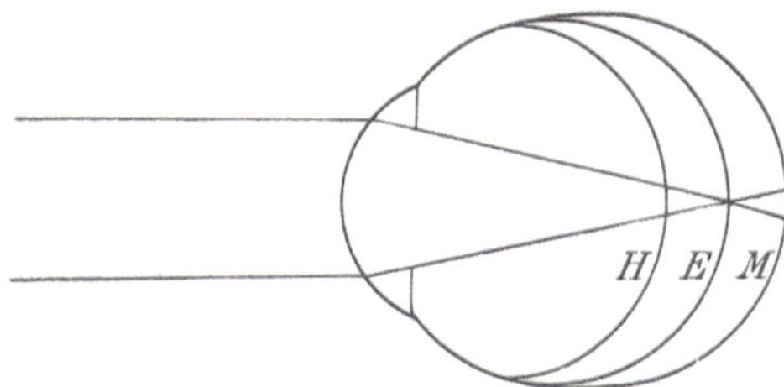

Abb. 16. Brechung parallelstrahligen Lichtes im hypermetropen, emmetropen und myopen Auge. H Hypermetropie. E Emmetropie. M Myopie.

optischen (von Hornhaut, Kammerwasser und Linse gebildeten) Systems liegen. Abweichungen von dieser Leistung, die im mathematisch-physikalischen Sinne als normal gilt, können bedingt sein durch zu schwache

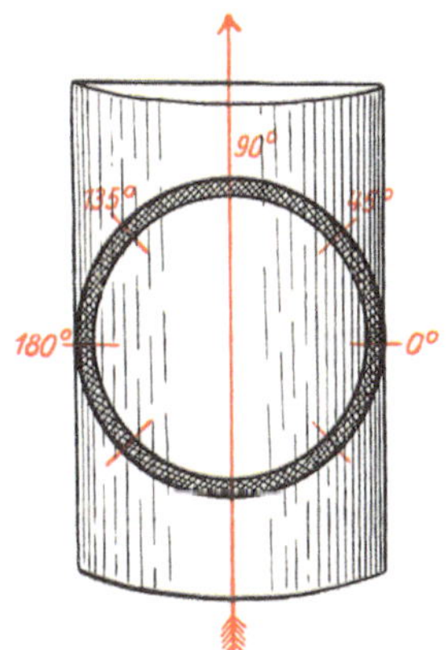

Abb. 17. Konvexzylinder.

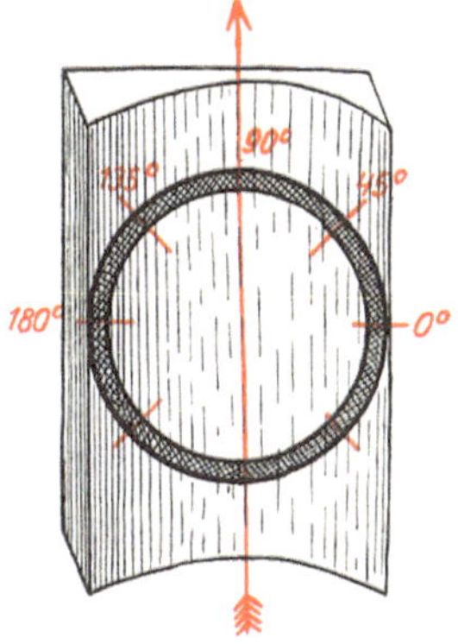

Abb. 18. Konkavzylinder.

Roter Pfeil: Achse des Zylinderglases. Eine Brillenglasfassung ist auf die Zylinder gelegt. Die Zahlen geben die Grade der Fassung an. Die Gläser würden in der Richtung von 90° gefaßt sein.

oder zu starke Brechkraft des Systems oder durch einen fehlerhaften Abstand der Netzhaut von dem System. Im allgemeinen ist der letzte Umstand schuld an der Anomalie. Klinisch kann ein Auge aber völlig gesund sein, wenn es auch den physikalischen Ansprüchen nicht ganz entspricht. Nur höhere Grade der Refraktionsanomalien zeigen auch krankhafte Symptome. Geringe Grade der Myopie und Hypermetropie müssen bei ihrem so häufigen Vorkommen noch als „normale Zustände" anerkannt werden, wenn sie auch Brillentragen für bestimmte Zwecke bedingen.

Die Gläser werden nach *Dioptrien* bezeichnet.

Eine Dioptrie ist die Meterlinse, d. h. eine Linse von der Brechkraft, daß sie parallele Strahlen in einer Entfernung von 1 m zu einem scharfen Bilde vereinigt.

Die Brennweite von 2 D liegt in 50 cm, von 3 D in 33,3 cm usw. Jedesmal errechnet man die Brennweite, wenn man die Dioptrienzahl in 100 cm dividiert.

Es gibt sphärische und zylindrische Linsen in unseren Brillenkästen. Das sphärische (achsensymmetrische) Glas bricht in jeder Achse gleich. Das zylindrische ist so geschliffen, daß es nur in einer Achse bricht, während die darauf senkrechte (in den Probiergläsern durch eine strichförmige Marke bezeichnet) die Strahlen ungebrochen durchläßt. Zum Beispiel bricht ein Zylinderglas von 2 D konvex, wenn es mit seiner Achse auf das Zifferblatt einer Uhr in der Richtung der 12 zur 6 gelegt wird, nur die Strahlen, die in der Richtung der 3 zur 9 durchgehen; ein sphärisches Glas bricht aber die Strahlen gleichmäßig, mögen sie durchgehen, in welcher Richtung sie wollen.

Die Abbildungen 17 und 18 zeigen die von Brillengläserfassungen umgrenzten Ausschnitte eines Konvexzylinders und Konkavzylinders. Die Brillengläserrahmen sind so auf die Zylindergläser gelegt, daß die (nicht brechende) Achse senkrecht, auf 90⁰ steht. Soll die Achse in schräger oder in horizontaler Richtung vom Optiker gefaßt werden, dann gibt man die Winkelgrade an, rechts mit 0⁰ beginnend und über den oberen Kreisbogen weiterzählend links mit 180⁰ endend.

Die einzelnen Refraktionsarten.

Emmetropie. Parallele Strahlen liefern auf der Netzhaut ein scharfes Bild. Das Auge taugt vorzüglich zum Sehen in die Ferne (Abb. 19). Zum

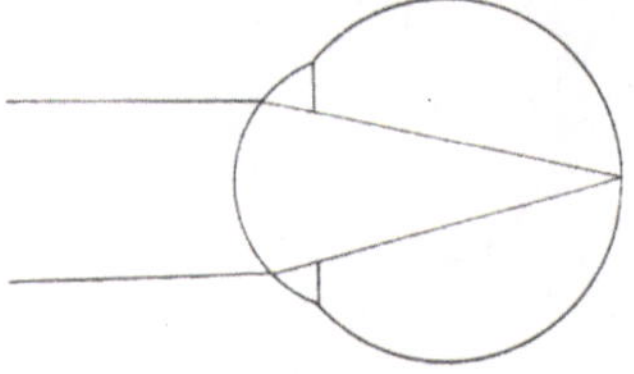

Sehen in die Nähe bedarf es der Anspannung der inneren Augenmuskeln, durch welche eine stärkere Wölbung und damit Erhöhung der Brechkraft der Linse herbeigeführt wird (Akkommodation, S. 25). Das Auge braucht nur im Alter (wegen der Presbyopie s. S. 27) ein Hilfsglas, und zwar zum Nahesehen.

Abb. 19. Emmetropie.

Myopie. Parallele Strahlen werden *vor* der Netzhaut, also im Glaskörperraum, zu einem scharfen Bilde vereinigt. Das Auge hat eine im Verhältnis zur Brechkraft der Medien zu große

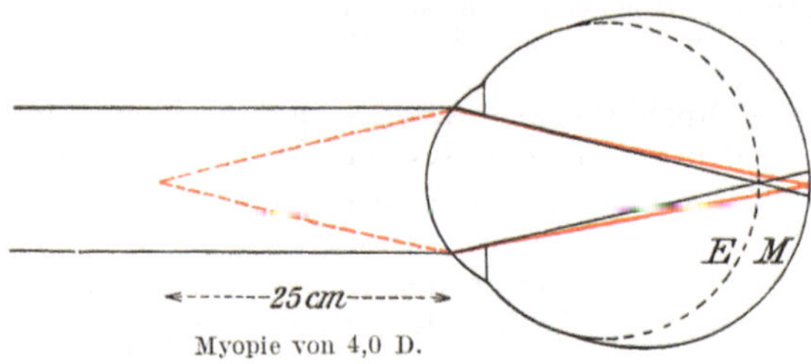

Abb. 20. Myopie. Der punktierte Kreis bedeutet die Form des emmetropen Auges.

Längsachse (Abb. 20). Je kurzsichtiger das Auge ist, desto weiter liegt der Schnittpunkt der Strahlen von der Netzhaut entfernt, desto größer werden die an Stelle eines scharfen Bildes auf der Netzhaut abgebildeten

Zerstreuungskreise. Andererseits werden divergent auf die Hornhaut auftreffende Strahlen zu einem scharfen Bilde auf der Netzhaut vereinigt, wenn sie aus dem (für das myope Auge in Nahentfernung liegenden) Fernpunkt kommen. Zum Beispiel bricht ein kurzsichtiges Auge von 4 D die parallelen Strahlen wegen seiner verlängerten Achse zu stark, jedoch Strahlen, die aus der Brennweite von 4 D = 25 cm herkommen, gerade richtig (siehe die roten Linien auf Abb. 20). Die Brennweite des der Höhe der Myopie entsprechenden Glases gibt also die Lage

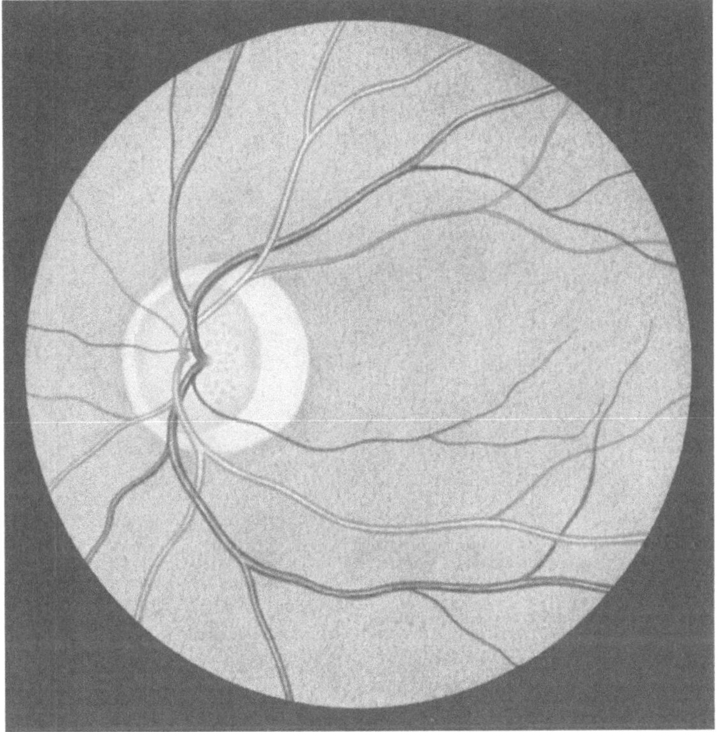

Abb. 21. Myopie. Konusbildung temporal (im Bilde rechts) von der Papille.

des Fernpunktes des kurzsichtigen Auges an, resp. den Abstand derjenigen Ebene, in der das Auge ohne Glas alles deutlich sieht. Je größer die Myopie, desto mehr nähert sich diese Ebene dem Auge.

Die Anlage zur Kurzsichtigkeit ist meist angeboren und von hereditären Einflüssen abhängig. Ob diese Disposition noch durch äußere Bedingungen (angestrengte Naharbeit) in ihren Auswirkungen begünstigt wird, ist fraglich. Jedenfalls ist die Lehre von der „Schulmyopie", d. h. der Entwicklung der Myopie durch die mit den Schuljahren verknüpfte Naharbeit in ihrer ursprünglichen Form nicht aufrecht zu erhalten. Die geringen Grade der Kurzsichtigkeit bedeuten als solche keine Erkrankung des Auges, wenn sie auch ohne scharfe Grenze in diejenigen Zustände übergehen, welche das Eintreten gewisser Augenleiden (zentrale Aderhautveränderung, Netzhautablösung) entschieden begünstigen. Von der sog. Schulkurzsichtigkeit, die mit Vollendung der körperlichen Entwicklung, also mit dem Beginne der zwanziger Jahre, keine Fortschritte mehr zu machen pflegt (daher

auch stationäre Myopie genannt), ist die *exzessive Myopie* zwar nicht nach Maß-
gabe der Höhe der Dioptrienzahl, aber doch generell zu trennen. Sie ist wohl
sicher unabhängig von der Naharbeit und schreitet während des ganzen Lebens
unaufhaltsam vorwärts, um schließlich hohe Grade (15 D und mehr) zu erreichen.
Wegen ihrer sehr ernsten Begleiterscheinungen heißt sie auch perniziöse (progressive)
Myopie.

*Mit der Streckung der Augenachse kommt es auf dem Augenhintergrund
mit der Zeit zu Veränderungen.* Zunächst rückt die Umgrenzung der

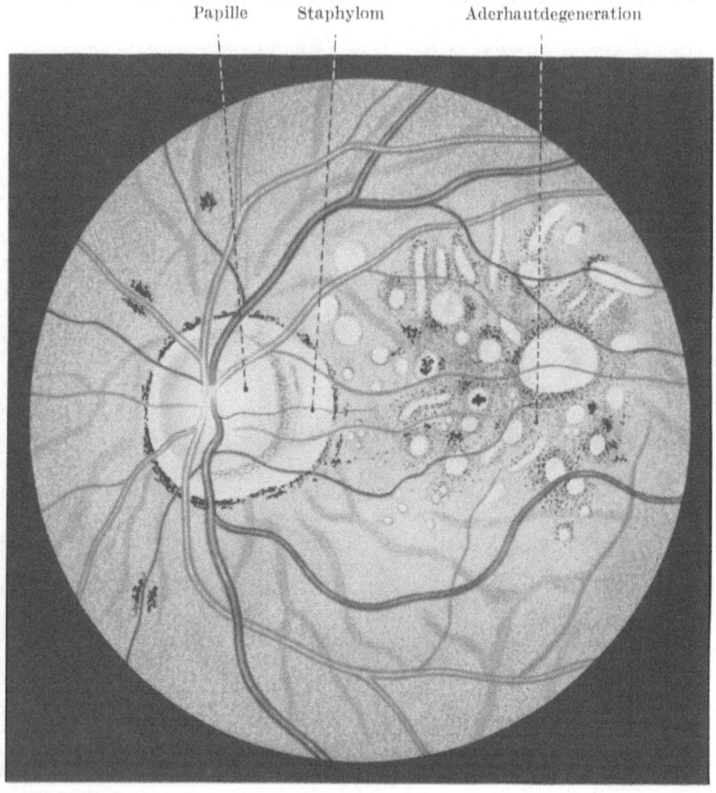

Abb. 22. Exzessive Myopie. Staphyloma posticum und zentrale Degeneration der Aderhaut.
(Rißbildung.)

Aderhaut von dem temporalen Umfange der Sehnervenscheibe ab.
Dadurch wird eine weiße Sichelbildung schläfenwärts von der Papille
(temporaler Konus) zwischen dieser und dem Beginn des roten Aderhaut-
fundus sichtbar (Abb. 21). Bei weiterer Dehnung des hinteren Augen-
poles greift die Zurückziehung der Aderhaut ringförmig um die Papille
herum (ringförmiger Konus). Schließlich können ausgedehnte weiße
Flächen rings um die Papille dem Bilde das Gepräge geben. Man spricht
dann auch von einem *Staphyloma posticum*, das manchmal als St. post.
verum eine wirkliche Ausbuchtung des Auges am hinteren Umfange
in sich schließt (Abb. 22).

Ferner kommt es zu Einrissen in der gedehnten Aderhaut zwischen
Papille und Hintergrundsmitte und daran anschließend zu Blutungen

in die Chorioidea und unter die Netzhaut, sowie zu oft recht ausgebreiteten atrophischen, unregelmäßig begrenzten Herden. Selbstverständlich wird dadurch die davorliegende Netzhaut ihrer Ernährung beraubt. Infolgedessen schließt sich eine Degeneration der Sinnesepithelien der Maculagegend an, die das zentrale Sehen schädigt. Eine andere Gefahr droht der Netzhaut durch die Möglichkeit einer Ablösung (s. S. 96). Eine verhängnisvolle Rolle spielt dabei die Streckung der Augenachse, insofern das Glaskörpergerüst zerstört wird und eine Verflüssigung des normalerweise gallertigen Glaskörpers zustande kommt. Hierdurch werden die Druckverhältnisse im Augeninnern verändert (s. S. 97).

Die *Korrektion der Myopie* erfolgt durch Konkavgläser, da wir den Patienten in die Lage bringen wollen, in die Ferne deutlich sehen, d. h. parallele Strahlen zu einem scharfen Bilde auf seiner Netzhaut vereinigen

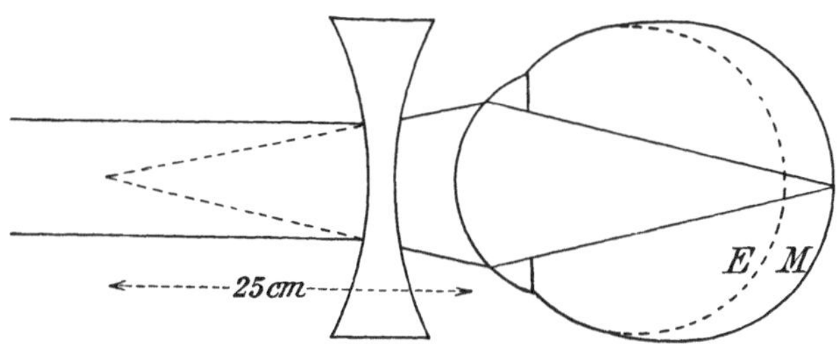

Abb. 23. Korrektion einer Myopie von 4,0 D.

zu können. Diese Anforderung ist dann erfüllt, wenn man dem Auge ein Zerstreuungsglas vorsetzt, welches die Parallelstrahlen so auseinander bricht, als ob sie aus der Fernpunktebene des Auges herkämen.

Kehren wir wieder zu unserem Beispiel des Auges von 4 D Myopie zurück (Abb. 23). Wir sahen, daß sein Fernpunkt in 25 cm Abstand vor dem Auge liegt. Jetzt setzen wir dem Patienten zunächst 1 D konkav vor; das Glas bricht die parallelen Strahlen so auseinander, als wenn sie aus 1 m Entfernung herkämen. Damit kann der Patient noch nicht viel besser sehen; denn er behält noch 3 D Myopie übrig. Sein Fernpunkt rückt von 25 cm in 33,3 cm Abstand. Ein Glas von 2 D konkav verschafft ihm schon bessere Bilder aus der Ferne. Sein Fernpunkt rückt weiter ab in 50 cm Abstand; denn noch sind ihm 2 D Myopie unkorrigiert geblieben. Mit 3 D bessert sich seine Sehschärfe weiter; er vermag nun schon in 1 m Abstand alles deutlich zu sehen. Mit 4 D ist sein korrigierendes Glas erreicht. Seine ganze Myopie ist ausgeglichen; er ist in die Lage des Emmetropen versetzt, dessen Fernpunkt in unendlicher Ferne liegt. Die seinem Auge vorgeschalteten 4 D konkav haben eine negative Brennweite von 25 cm. Sie brechen die parallelen Strahlen so auseinander, als wenn sie aus der Ebene herkämen, in der der Patient schon ohne Gläser deutlich sieht, das ist der Abstand von 25 cm. Gehen wir weiter und setzen wir einem jüngeren Patienten nun eine Linse von 5 D konkav vor das Auge, so wird er auch mit dieser gut in die Ferne sehen können. Wir dürfen ihm aber das Glas nicht verschreiben; denn das Glas ist zu „scharf", das Auge ist überkorrigiert. Die Anzahl von Dioptrien, um die wir ein kurzsichtiges Auge überkorrigieren, kann der Patient zwar ausgleichen, indem er durch Akkommodation seine Linsenbrechkraft entsprechend steigert. Er kann die Überkorrektion des Zerstreuungsglases durch Wölbung seiner Linse auslöschen. So addiert sich in unserem Beispiel zu der vorgesetzten — 5,0 D + 1,0 D durch Akkommodation und damit wird die Korrektion wieder auf — 4,0 D gebracht. Wir würden also mit einem zu starken Glase den Akkommodationsmuskel des Kurzsichtigen dauernd belasten, was zu nervösen Erscheinungen Anlaß gibt (Asthenopie).

Aus dieser Tatsache ziehen wir den wichtigen Schluß, daß man *bei Korrektion der Myopie stets das schwächste Glas wählen muß, mit dem der Patient für die Ferne auskommt.*

Die höheren Grade der Myopie über ungefähr 15 D hinaus kann man nur selten voll auskorrigieren. Erstens werden die Gläser zu schwer und zweitens geben sie an den Rändern infolge der prismatischen Wirkung Zerstreuung des Lichtes in Regenbogenfarben. Wenn angängig, korrigiere man jedoch eine Kurzsichtigkeit stets voll aus, auch unter Berücksichtigung eines etwaigen Astigmatismus (s. S. 21). Es hat sich gezeigt, daß eine zur Schularbeit und Nahebeschäftigung verschriebene voll korrigierende Brille das Weiterschreiten der Myopie zwar nicht verhindert, aber in Schranken hält.

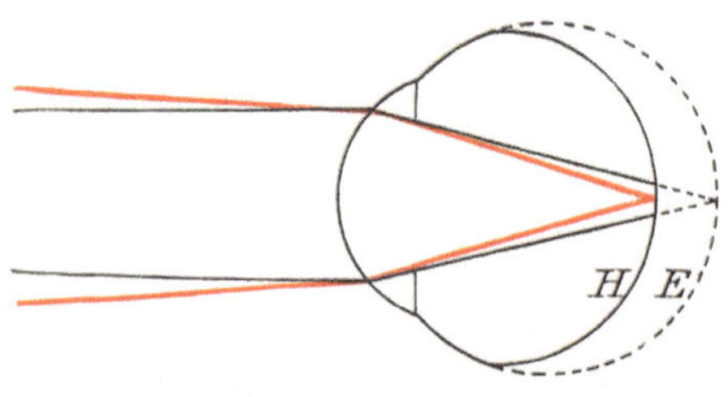

Abb. 24. Hypermetropie.

Hypermetropie. Parallele Strahlen kommen auf der Netzhaut nicht zur Vereinigung, weil ihr Schnittpunkt erst hinter die Netzhaut fallen würde. Die Längsachse ist im Verhältnis zur Brechkraft der brechenden Medien zu kurz. Das hypermetrope Auge (Abb. 24) ist auf Strahlen eingestellt, welche konvergent auf das Auge fallen, als wenn sie sich in einem Punkte vereinigen wollten, der sich hinter dem Auge befindet. Der Fernpunkt des weitsichtigen Auges liegt also in negativer Entfernung. Wählen wir ein Sammelglas, welches die parallelen Strahlen so zusammenbricht, daß sie diesem Fernpunkte zustreben, dann korrigieren wir die Hypermetropie aus.

In jugendlichen Jahren, solange die Linse noch genügend nachgiebig ist, kann der Patient die im Verhältnis zur Länge der Augenachse zu schwache Leistung der brechenden Medien dadurch wettmachen, daß er das brechende System durch Akkommodieren verstärkt. Ja, er ist an diese Notwendigkeit so gewöhnt, daß er davon gar nicht lassen kann, wenn man ihm auch die passenden Konvexlinsen vorsetzt. Hat z. B. ein 10jähriger eine Hypermetropie von 4 D, so wird er mit Leichtigkeit seine Linse um 4 D mehr wölben können. Für die Nähe braucht er dann allerdings schon 7 D (siehe Akkommodation S. 25) und wird unter Umständen dabei bereits Schwierigkeiten bekommen.

Wenn wir jetzt daran gehen, die Weitsichtigkeit des 10jährigen Patienten mit Gläsern auszukorrigieren, so beginnen wir wieder mit Vorsetzen von 1 D, und zwar konvex. Der Weitsichtige, der unter Umständen schon ohne Glas in die Ferne deutlich sieht, wird auch mit diesem Glase gut sehen können; auch ein Glas von 2 D nimmt er vielleicht an, ein Glas von 3 D jedoch nicht mehr (Abb. 25). Er verwirft das Glas und erklärt, daß er mit diesem Glase nicht mehr die Sehproben erkennen könne. Wie ist dies zu erklären, obgleich er 4 D Weitsichtigkeit hat und doch eigentlich volle 4 D annehmen müßte? Die Ursache liegt in der dauernden Anspannung der Akkommodation, von der er sich als von einer Gewohnheit nicht freimachen kann. Als wir ihm 2 D vorsetzten, vermochte er zwar seine Akkommodationsanspannung um 2 D herabzusetzen, ein Glas von 3 D hätte aber eine weitere Entspannung um 1 D gefordert, und hierzu war er nicht fähig. Erst, wenn wir die Akkommodation durch Atropin lähmen, wird der Patient seine vollen 4 D angeben.

Wir erfahren dadurch also, daß bei Jugendlichen nur ein Teilwert der Hypermetropie mit Hilfe der Brillenuntersuchung herauszubekommen ist und daß ein anderer Teilwert verheimlicht wird, und sehen den *absoluten Wert der Hypermetropie*, den wir nur am atropinisierten Auge feststellen können, zerfallen in den *manifesten* (angegebenen) und den *latenten* (verheimlichten) Teil.

Je älter der Patient wird, desto geringer wird infolge des Versagens der Akkommodation der latente Wert, bis schließlich mit dem vor-geschrittenen Alter der manifeste Wert gleich dem absoluten wird, der Patient also seine Hypermetropie bei Vorsetzen von Brillengläsern glatt angibt.

Gesetzt den Fall, unser Patient mit 4 D Hypermetropie wäre ungefähr 45 Jahre alt, so daß ihm

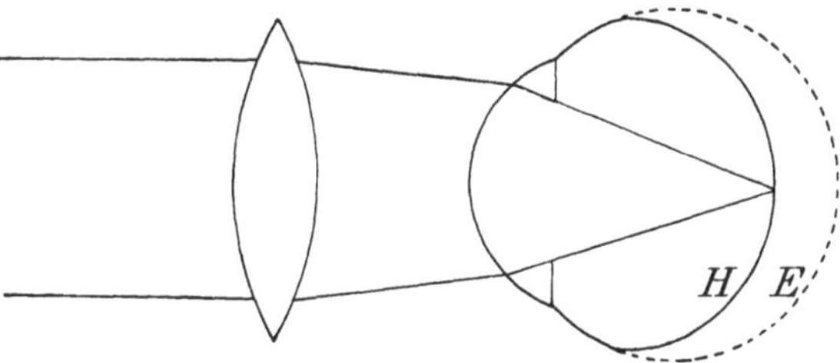

Abb. 25. Korrektion der Hypermetropie.

das Akkommodieren schon etwas schwer fiele, so würden wir wahrscheinlich finden, daß der Patient ohne Glas nicht wie der 10jährige für die Ferne volle Sehschärfe hat, sondern höchstens halbe. Ihm sind die vorgesetzten 4 D eine willkommene Hilfe; nun hat er volle Sehschärfe. Nehmen wir jetzt ein Glas von 5 D, so wird der Patient dieses verweigern; denn wir haben ihn durch Überkorrektion seiner Hypermetropie um 1 D zu einem Myopen von 1 D gemacht, und ein Myop hat eben nicht die Möglichkeit in die Ferne deutlich zu sehen.

Aus alledem ergibt sich, daß wir *dem Weitsichtigen im Gegensatz zum Kurzsichtigen nie schaden können, wenn wir ihm das höchste Glas geben, welches er für die Ferne annimmt; im Gegenteil, das höchste Glas ist das richtige, weil es ihm den Zwang nimmt, seine Akkommodation übermäßig anzustrengen.* Das hindert nicht, daß wir jugendlichen Hypermetropen nur die manifeste Weitsichtigkeit oder so viel auskorrigieren, daß sie ohne Mühe Naharbeit verrichten können; denn wir müssen eben mit dem Akkommodationstonus rechnen und in ihm schließlich eine natürliche Korrektion der Weitsichtigkeit sehen. Etwas ganz anderes ist es allerdings, wenn es gilt, durch Auskorrektion der Weitsichtigkeit auf das Einwärtsschielen bessernd einzuwirken. Dann brauchen wir den absoluten, unter Atropin bestimmten Wert (s. S. 132).

Die Hypermetropie macht in niederen Graden keine Augenhintergrundsveränderungen; bei höherer Weitsichtigkeit kommen oft Bilder zustande, die eine Neuritis nervi optici, ja sogar geringe Stauungspapille vortäuschen können. Die Ursache der Hypermetropie sowie dieser eigentümlichen Erscheinungen sind ganz unklar. Wir wissen nur, daß auch hier erbliche Einflüsse mitspielen.

Der Astigmatismus. Wir haben bislang nur die Möglichkeit erörtert, daß das Auge im Verhältnis zur Brechkraft seines optischen Systems zu lang oder zu kurz gebaut ist. Es ist aber noch denkbar, daß das System selbst Fehler hat, wie eine schlecht geschliffene Linse. An der Hornhaut kennen wir einen solchen: den Astigmatismus. Keineswegs entspricht die Hornhaut immer in ihrer Wölbung dem Teile einer Kugeloberfläche. Hat sie Krankheiten durchgemacht, so hinterlassen diese oft genug Spuren in der Wölbung derart, daß die Kugelfläche leichte Buckel

bekommt. Dann zeigt die Hornhaut schon in dem einzelnen durch den
Mittelpunkt gehenden Schnitt (Meridian) Abweichungen von der Kreis-
linie; der Radius der Kugelfläche ändert sich fortgesetzt in ein und demselben Meridian. Dieser *unregelmäßige Astigmatismus* ist durch Gläser
nicht auszugleichen. Im Gegensatz hierzu ist der *regelmäßige Astigmatismus* eine dankbare Aufgabe der Brillenkorrektion, wenn sie auch
wohl immer den Händen des Augenarztes und nicht des praktischen
Arztes anvertraut sein wird, weil Erfahrung dazu gehört. Deswegen
sei hier nur das Prinzip geschildert.

Beim regelmäßigen Astigmatismus ist zwar der einzelne Meridian
auf dem Durchschnitt Teil eines Kreisbogens, aber der Radius dieses

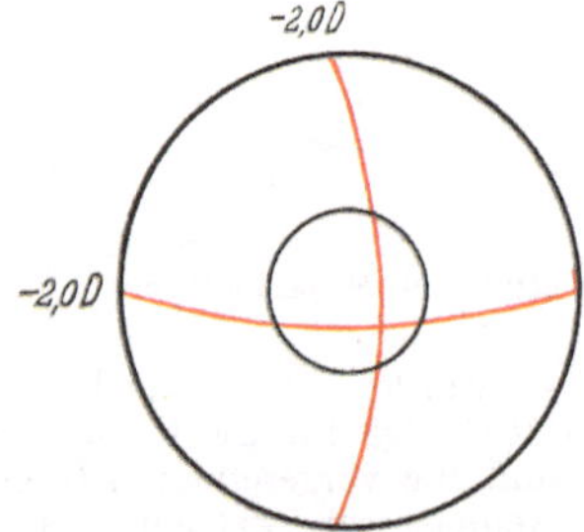

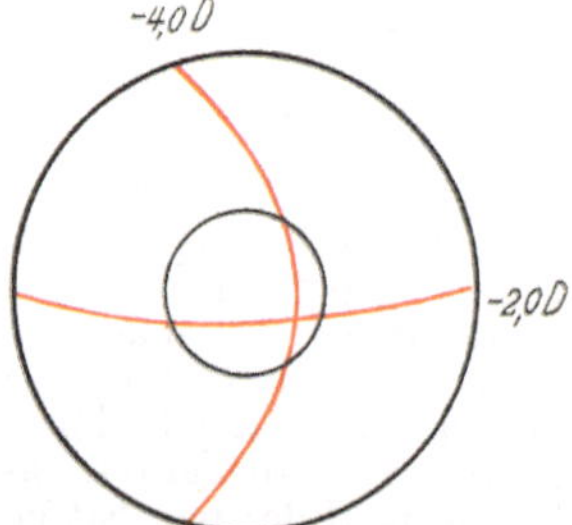

Abb. 26a.   Achsensymmetrisch gewölbte
Hornhaut eines Auges von 2,0 D Kurzsichtigkeit.   Die Krümmung des vertikalen und
horizontalen Meridians ist gleich.   Ein
sphärisches Glas von — 2,0 D behebt den
Fehler.

26b. Astigmatisch gewölbte Hornhaut. Der
vertikale Meridian ist stärker gekrümmt als
der horizontale. Der Brechungszustand beträgt in der Vertikalen — 4,0 D, in der Horizontalen — 2,0 D. Es besteht ein zusammen-
gesetzter myopischer Astigmatismus (S. 23).
Das ausgleichende Glas ist : —2,0 D sphärisch
kombiniert mit — 2,0 D zylindrisch, Achse
horizontal (0 °).

Kreisbogens ist bei den Meridianen insoweit verschieden, daß zwei
aufeinander senkrecht stehende differente Krümmung haben. Legen
wir also vor eine solche Hornhaut eine spaltförmige Blende, so daß
wir die einzelnen Meridiane gesondert untersuchen können, und drehen
wir den Spalt in den einzelnen Richtungen wie eine Kompaßnadel,
dann werden wir ganz verschiedene Refraktionszustände feststellen,
zum Beispiel in vertikaler Richtung eine Myopie von —4,0 D, in horizontaler eine solche von nur —2,0 D. Die Differenz der Refraktion
beider Meridiane zeigt den Grad des Astigmatismus an, also hier einen
solchen von 2 D (Abb. 26b).

Ein astigmatisches Auge vermag weder fern noch nahe gelegene
Gegenstände völlig deutlich zu erkennen, weil die von den einzelnen
Meridianen auf der Netzhaut entworfenen Bilder sich nicht miteinander
decken. So würde in dem gewählten Beispiele (Abb. 26b) der vertikale Meridian geeignet sein, Objekte in 25 cm Entfernung (Myopie 4 D)
scharf abzubilden, während der horizontale (Myopie 2 D) auf eine
Ebene eingestellt ist, die einen Abstand von 50 cm hat. Ein Punkt
wird deswegen niemals auf der Netzhaut wieder zu einem Punkte,
sondern wegen der daneben zustande kommenden Zerstreuungskreise
zu einem Strich (Stab). An Stelle von Astigmatismus spricht man
auch von Stabsichtigkeit.

Natürlich läßt sich der Fehler mit Gläsern ausgleichen; aber es sind Zylindergläser nötig, die die Eigenschaft haben, nur in einer Achse zu brechen (s. S. 15). Bewaffnen wir das zum Beispiel gewählte Auge (Abb. 26 b) zunächst mit einem sphärischen Glase von —2,0 D, so wird die falsche Brechung im horizontalen Meridian ganz, die im vertikalen aber bis auf einen Rest von —2,0 D ausgeglichen. Legen wir noch ein Zylinderglas von —2,0 D hinzu und drehen seine Achse (s. Abb. 18, S. 15) so, daß sie horizontal (0°) zu liegen kommt, dann bleibt der horizontale Meridian mit —2,0 D auskorrigiert und dazu ist der vertikale mit —4,0 D versehen, also ebenfalls ausgeglichen.

Wir unterscheiden: 1. den einfachen — myopen und hypermetropen — Astigmatismus. Typus: Eine Achse emmetrop, die darauf senkrechte myop oder hypermetrop. Der Ausgleich erfolgt durch ein einfaches Zylinderglas ohne Zuhilfenahme anderer Gläser.

2. Den zusammengesetzten — myopen oder hypermetropen — Astigmatismus. Typus: Beide Achsen sind verschiedengradig myop oder hypermetrop. Der Ausgleich erfolgt durch ein sphärisches Glas und einen dazu geschliffenen Zylinder im Sinne der Myopie oder Hypermetropie.

3. Den gemischten Astigmatismus. Typus: Eine Achse bricht myop, die andere hypermetrop. Der Ausgleich kann durch ein Glas erfolgen, das auf der einen Fläche einen myop-zylindrischen, auf der rückwärtigen einen hypermetrop-zylindrischen Schliff hat. Die Achsen beider Zylinder stehen senkrecht aufeinander.

Die objektive Refraktionsbestimmung.

Die Kontrolle des Patienten bei der Feststellung der Refraktion geschieht durch die Methoden der objektiven Refraktionsbestimmung mit Hilfe des

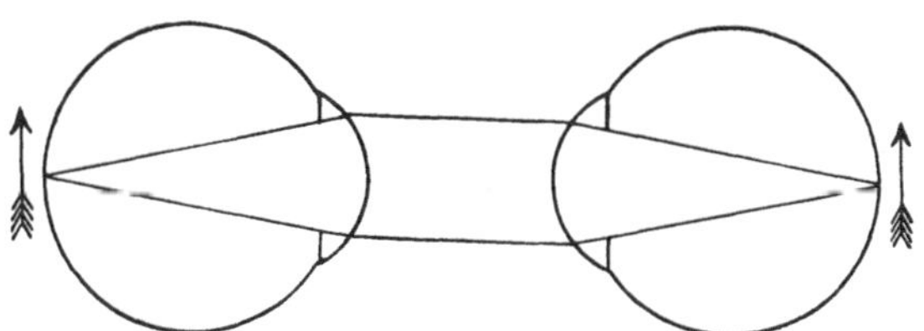

Abb. 27. Spiegeln im aufrechten Bilde. Arzt und Patient sind emmetrop.

Augenspiegels. Sie kann im aufrechten Bilde mit dem Refraktionsspiegel und mit der Schattenprobe vorgenommen werden.

Die erste Methode erfordert große Übung im Spiegeln und wird deshalb dem Augenarzt vorbehalten bleiben. Ihr Prinzip beruht darauf, daß man nur dann ein scharfes Bild des Augenhintergrundes der untersuchten Person erlangen kann, wenn man im *aufrechten Bilde* spiegelnd die aus der Pupille des Patienten heraustretenden Strahlen zu einem scharfen Bilde auf dem eigenen Augenhintergrund vereinigen kann (Abb. 27). Ist der Untersuchte normalsichtig, dann treten die Strahlen parallel aus. Wenn der Arzt ebenfalls normalsichtig ist und nicht akkommodiert, so sind die Bedingungen für das Zustandekommen des deutlichen Bildes gegeben. Ist der Patient jedoch kurzsichtig (s. S. 16), dann kommen die Strahlen von dem beleuchteten, nun als Lichtquelle selbst wirkenden Augenhintergrundsbezirke des Patienten in einem konvergenten Lichtkegel heraus, mit dem der Normalsichtige nichts anfangen kann; denn dieser Lichtkegel entwirft ein Bild im Glaskörper und nicht auf der Retina des Arztes. Sobald aber nun der Arzt (mit Hilfe besonderer Einrichtungen des „Refraktionsspiegels") Konkavgläser vor seinen Spiegel setzt, wird er schließlich ein Glas finden, welches den konvergenten Strahlenkegel des kurzsichtigen Patientenauges so auseinander bricht, daß der Strahlengang parallel wird. Jetzt ist wieder die Möglichkeit gegeben, daß der Arzt ein scharfes Bild des Augenhintergrundes des Patienten erhält. Er braucht nun bloß die Nummer des vorgesetzten (und zwar schwächsten!) Glases abzulesen, mit dem er den Augenhintergrund des Patienten deutlich sah, und hat dadurch das Glas gefunden, welches den Patienten für die Ferne auskorrigiert und ihm verschrieben werden kann. Handelt es sich hingegen um ein weitsichtiges Patientenauge, so verlassen die Strahlen dieses nicht parallel, sondern divergent. Divergente Strahlen schneiden sich aber überhaupt nicht im Auge eines emmetropen Arztes, sondern liefern ein Bild, das hinter seiner Netzhaut liegt. Nunmehr setzt

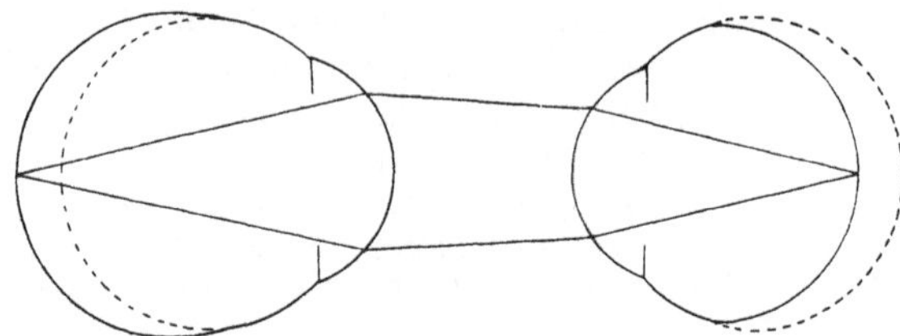

Abb. 28. Spiegeln im aufrechten Bilde, wenn der Arzt hypermetrop und der Patient in gleichem Maße myop ist.

der Arzt so lange an Brechkraft zunehmende Sammellinsen vor, bis er ein deutliches Bild bekommt, und zwar gilt die höchste Dioptrienzahl; denn es liegt ja Hypermetropie vor (s. S. 20). Hat der Arzt allerdings selbst eine Refraktionsanomalie (Abb. 28), so muß er den Grad seiner Kurzsichtigkeit oder Weitsichtigkeit mit umgekehrtem Vorzeichen dem Patienten anrechnen. Ist der Arzt z. B. 3 D weitsichtig und erhält er von dem Augenhintergrund des Untersuchten trotzdem ein deutliches Bild, dann weiß er, daß der Patient eine Kurzsichtigkeit von 3 D hat usw.

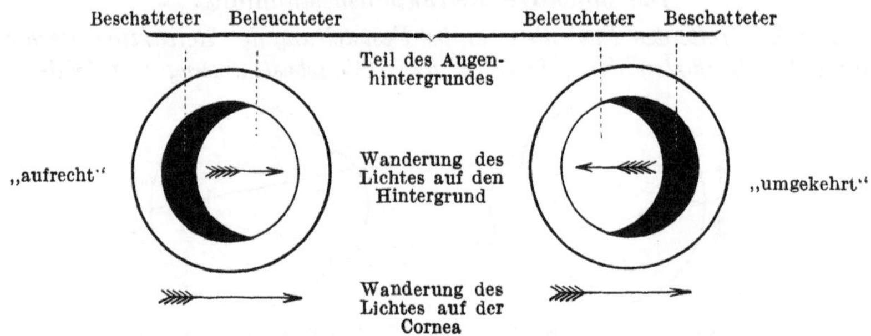

Abb. 29. Schattenprobe. (Skiaskopie.)

Leichter zu erlernen ist die Methode der *Skiaskopie*. Ich gebe im folgenden die einfachste Deutung, indem ich gleichzeitig auf die Schilderung der einzelnen Refraktionszustände S. 15 verweise.

Wir wissen, daß der Fernpunkt eines kurzsichtigen Auges von 2 D in 50 cm vor diesem Auge liegt. Es ist dieses der Punkt, der die Spitze des aus dem kurzsichtigen Auge austretenden konvergenten Strahlenkegels bildet. Hier schneiden sich die aus der Pupille kommenden Strahlen. War in einem Abstande von 40 cm das austretende Bild noch „aufrecht“, so schlägt es in 50 cm Entfernung zum „umgekehrten“ um, weil sich die Strahlen hier kreuzen. Als Kriterium für „aufrecht“ und „umgekehrt“ gilt, ob das Licht auf dem roten Fundus bei Spiegeldrehung (Abb. 29) in derselben Richtung wie auf der Hornhaut wandert oder entgegengesetzt. Wir prüfen dies daran, an welcher Seite der Pupille zuerst der rote Augenhintergrundreflex erlischt, die Pupille wieder schwarz wird und somit ein Schatten auftritt. Nun könnte man im besagten Falle so vorgehen, daß man sich dem Auge so lange nähert, bis aus dem umgekehrten Bilde das aufrechte wird, und die Distanz mißt, in der der Wechsel eintritt. Dann hat man den Fernpunkt des Auges und gleichzeitig die Höhe der Myopie festgestellt; in unserem Falle 50 cm, d. h. 100 : 50 = 2 D. Wir können aber genau so gut in einer gleichbleibenden Entfernung von 1 m untersuchen und durch Vorhalten von Gläsern vor das Auge des Patienten seine Refraktion so lange beeinflussen, bis der Wechsel im Strahlengang gerade in 1 m vor ihm statthat. Die Nummer dieses Glases stellen wir fest und müssen nun nur noch die willkürlich eingenommene Untersuchungsentfernung von 1 m in Anrechnung bringen; denn wir wollen den Patienten nicht auf eine Sehentfernung von 1 m, sondern für das Sehen in weite Fernen auskorrigieren. So müssen wir die willkürlich eingeführte Distanz von 1 m Fernpunkt (= Fernpunkt eines kurzsichtigen Auges von 1 D) dadurch in Anrechnung bringen, daß wir zu dem gefundenen Wert des vorgesetzten Glases den Wert von — 1,0 D hinzufügen. War das gefundene Glas in unserem Falle — 1,0 D, so ist eben die wirkliche Kurzsichtigkeit — 2,0 D.

Schlug das Bild vom aufrechten zum umgekehrten erst um, wenn man die Refraktion des Auges um 4 D konvex verstärkte, dann handelt es sich um eine Weitsichtigkeit, und zwar von $+ 4 — 1 = + 3$ D.

Auch den Astigmatismus (s. S. 21) kann man mit der Skiaskopie bestimmen, indem man die aufeinander senkrecht stehenden, voneinander in der Brechkraft abweichenden Hornhautmeridiane mit der Spiegeldrehung einzeln ableuchtet.

Zu den objektiven Untersuchungsmethoden gehört auch die Feststellung des Astigmatismus durch Ablesen von der Hornhaut. Der einfachste Apparat ist die Scheibe von PLACIDO (Abb. 30). Eine von schwarzen und weißen Ringen eingenommene Scheibe von ungefähr 20 cm Durchmesser trägt wie der Augenspiegel in der Mitte ein Loch, durch welches der Arzt hindurch sieht. Man stellt nun den Patienten mit dem Rücken nach dem Fenster auf und nähert sich mit der Scheibe der Hornhaut des Auges so, daß die Kreise auf der Hornhaut ein verkleinertes

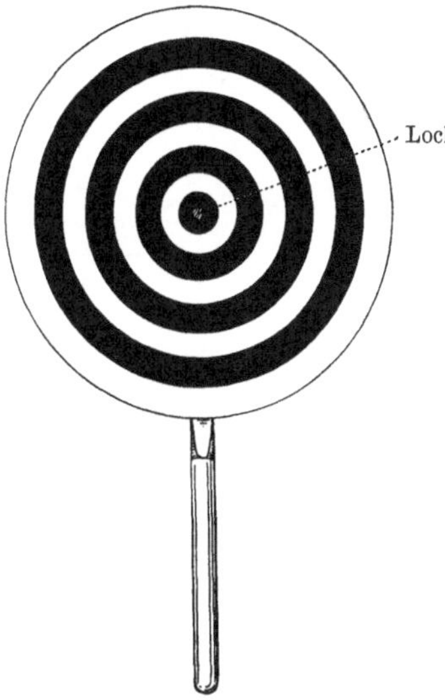

Abb. 30. Scheibe von PLACIDO.

Spiegelbild geben. Hat die Hornhaut keinen Astigmatismus, so ist das Spiegelbild der Kreise völlig rund, andernfalls bei regelmäßigem Astigmatismus oval, bei unregelmäßigem verzerrt.

Der Augenarzt benutzt kompliziertere Instrumente, sog. Ophthalmometer. Es sind Fernrohrapparate, die auf ein Hornhautbildchen eingestellt werden, das durch besondere Einrichtungen verdoppelt sichtbar wird und bei Drehungen um die Achse des Fernrohrs in den verschiedenen Meridianen einen verschiedenen Abstand der Doppelbilder zeigt. Die Änderung im Abstand ist in Differenzen von Dioptrien als Astigmatismus ablesbar.

Die Akkommodation.

Ein emmetropes Auge ist, wie wir gesehen haben, in der Lage, parallelstrahliges Licht zu einem scharfen Bilde auf der Netzhaut zu vereinigen. Paralleles Licht entsenden die Sonne und die von ihr beleuchteten in weiter Entfernung liegenden Dinge der Außenwelt. Soll ein emmetropes Auge aber Gegenstände betrachten, die in endlicher Entfernung vor ihm liegen, so würden diese kein scharfes Bild auf der Netzhaut erzeugen; denn sie entsenden divergente Strahlenkegel, für welche das optische System des Auges nicht genügend stark wirkt; die Strahlen würden erst hinter der Netzhaut zum Schnittpunkte kommen und daher in der Netzhautebene nur Zerstreuungskreise abbilden (Abb. 31). Der Anforderung, das optische System entsprechend der Nähe des fixierten Gegenstandes in der Wirkung zu verstärken, dient der Akkommodationsmechanismus, indem er eine stärkere Krümmung der Linsenfläche herbeiführt.

Die Linse ist in der Jugend ein elastischer Körper, welcher die Tendenz hat, eine Kugelform anzunehmen. Daran hindert sie die Linsenkapsel, welche durch ihr Aufhängeband, die Zonula, zwischen den Fortsätzen des Corpus ciliare so gehalten wird, daß sie vorn und hinten die Linse abplattet (s. die Ansicht der Linse und des Corpus ciliare von rückwärts auf Abb. 3, S. 4, sowie das plastische Bild der Linse mit der Zonula auf Abb. 1b, S. 1). Und zwar hängt die Spannung der Linsenkapsel davon ab, ob die Fortsätze des Corpus ciliare einen erweiterten

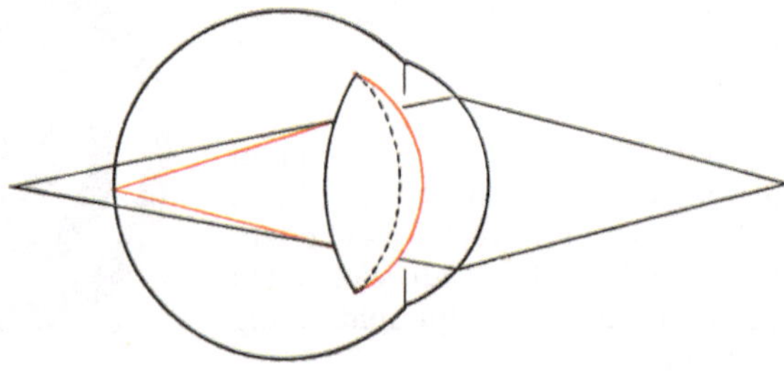

Abb. 31. Akkommodation.
Schwarz: Strahlengang bei ruhender, rot: Strahlengang bei angespannter Akkommodation.

oder verengerten Ring miteinander bilden. Im Ruhezustande ist der Ring weit und dadurch die Spannung der Kapsel straff, die Linsenwölbung entsprechend flach, die Brechkraft der Linse gering. Im Corpus ciliare ist aber eine doppelte Muskulatur vorhanden. Ein sphinkterartig wirkender Ringmuskel verengert die Weite des von den Fortsätzen

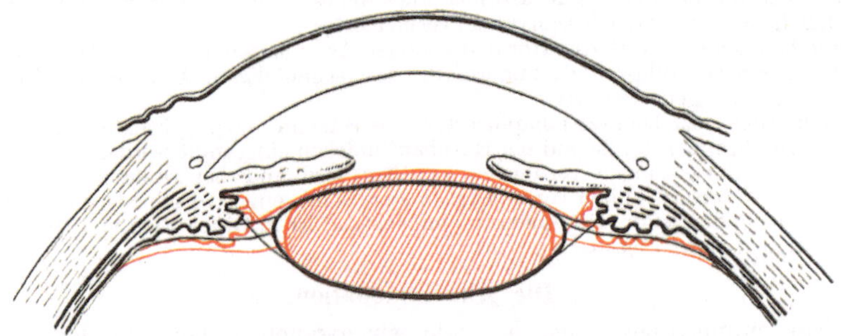

Abb. 32. Schema des Akkommodationsvorgangs.
Schwarz: ruhendes Auge. Rot: akkommodierendes Auge.

umschriebenen Kreises und gleichzeitig sorgt eine am Kammerwinkel entspringende und in der Aderhaut inserierende Längsmuskulatur dafür, daß durch Verschmälerung der sagittalen Fläche an der Wurzel des Corpus ciliare die Fortsätze sich strecken und ihre Spitzen sich gegenseitig nähern. Nun bekommt die Linse durch Erschlaffen des Aufhängebandes etwas Spielraum (Abb. 32). Sie wölbt sich mehr und erhöht ihre Brechkraft. Damit geht die Fähigkeit Hand in Hand, daß das Auge nunmehr nicht in die Ferne, sondern in die Nähe deutlich sieht.

Die Muskulatur wird vom Oculomotorius innerviert. Somit kann ein Versagen des Akkommodationsmechanismus zwei verschiedene Gründe haben: Lähmung des zum Ciliarmuskel gehörenden Astes des Oculomotorius und Erstarrung der Linse. Die letztere Ursache tritt physiologisch in die Erscheinung mit fortschreitendem Alter; denn die *Alterssichtigkeit (Presbyopie)* ist die Folge der zunehmenden Verhärtung der Linse, die den Verlust der nötigen Elastizität bedingt. Die Kontraktionsfähigkeit der Ciliarmuskulatur und die Funktion des Oculomotorius bleiben auch im alternden Auge normal; aber die Linse gibt dem Schlaffwerden der Kapsel im Aufhängebande nicht mehr nach, weil sie einen immer größer werdenden harten Kern in sich schließt (s. S. 117).

Beim Normalsichtigen beginnt sich dieser Sklerosierungsprozeß der Linse ungefähr mit dem 45. Lebensjahre störend bemerkbar zu machen. Er kann die um 3 D verstärkte Wölbung der Linse beim Lesen in 33 cm Abstand zwar gerade noch aufbringen, bekommt aber bei längerer Naharbeit ein dumpfes Druckgefühl in der Stirn und in den Augen, weil er die Linse nur bei sehr angestrengter Kontraktion des Ciliarmuskels noch zur Naheinstellung zwingen kann (Asthenopie). Man muß daher ungefähr mit dem 45. Lebensjahre denjenigen emmetropen Patienten, die viel Naharbeit leisten müssen, durch eine „Lesebrille" helfen; und zwar gibt man einem Patienten von 45—50 Jahren etwa 0,75 D konvex, über 50 Jahre 1,0—1,5 D, über 55 Jahre 2,0—2,5 D und mit 60 Jahren und mehr 3,0 D. Mit + 3,0 D kommt der Normalsichtige in die Lage, auch ohne Zuhilfenahme der Akkommodation in 33 cm Entfernung scharf zu sehen; mithin ist dann der höchste Wert der Altersbrille gewöhnlich erreicht.

Der Weitsichtige, welcher schon für die Ferne akkommodieren muß, um deutlich sehen zu können (s. S. 20), muß natürlich viel früher als der Normalsichtige zur Lesebrille greifen, wohingegen der Kurzsichtige auch im Alter seinem in endlicher Entfernung vor dem Auge liegenden Fernpunkte entsprechend keiner Lesebrille bedarf, sofern seine Kurzsichtigkeit 3 D und mehr beträgt.

Die *Akkommodationslähmung* kann zentralen oder peripheren Ursprungs sein. Eine Störung in der Kernregion des Oculomotorius, wie sie infolge von Tabes oder Lues cerebri, seltener infolge anderer Leiden des Zentralnervensystems beobachtet wird, macht zumeist nur eine einseitige Akkommodationsparese. Sie kann isoliert oder mit einer Lähmung des Sphincter pupillae oder mit Paresen der äußeren, vom Oculomotorius versorgten Augenmuskeln (Levator palpebrae sup., Rectus medialis, superior, inferior, Obliquus inferior) kompliziert auftreten.

Doppelseitigkeit ist die Regel bei der Akkommodationsparese, die ungefähr 4 Wochen *nach überstandener Diphtherie* hie und da zustande kommt. Sie erfordert die Verordnung einer Lesebrille für einige Wochen und verschwindet meist, ohne ernstliche Folgezustände zu hinterlassen. *(Postdiphtherische Akkommodationsparese.)*

Auch bei Botulismus (Fleischvergiftung) wird eine Lähmung der Akkommodation vorgefunden, dann gewöhnlich verbunden mit einer gleichen Störung seitens des Sphincter pupillae.

Periphere Akkommodationsparesen entstehen durch Verletzungen und Erkrankungen des Corpus ciliare und des Oculomotorius, sowie durch Atropin usw.

Die Erkrankungen der Lider.

Im oberen und unteren Lide ist je eine leicht gewölbte knorpelähnliche Platte *(Tarsus)* enthalten, die dem Organ seine Festigkeit verleiht. Außen bedeckt sie die Fortsetzung der Gesichtshaut, die zarte und ungemein verschiebliche *Lidhaut*, und innen die mit ihr fest verwachsene *Lidbindehaut* (Conjunctiva tarsi). Deswegen gehen ebensowohl Hauterkrankungen als auch Bindehauterkrankungen auf das Lid über. Die

Innenfläche des Lides muß glatt sein und der Hornhaut gut anliegen. Verlust der glatten Beschaffenheit und Stellungsanomalien der Lider ziehen daher die Hornhaut in Mitleidenschaft.

Wichtig ist der *freie Lidrand* als Begrenzung der Lidspalte und als Träger der Wimpern (Abb. 33). Seine vordere Kante ist leicht abgerundet und bildet den Übergang in die Lidhaut, die hintere ist scharf

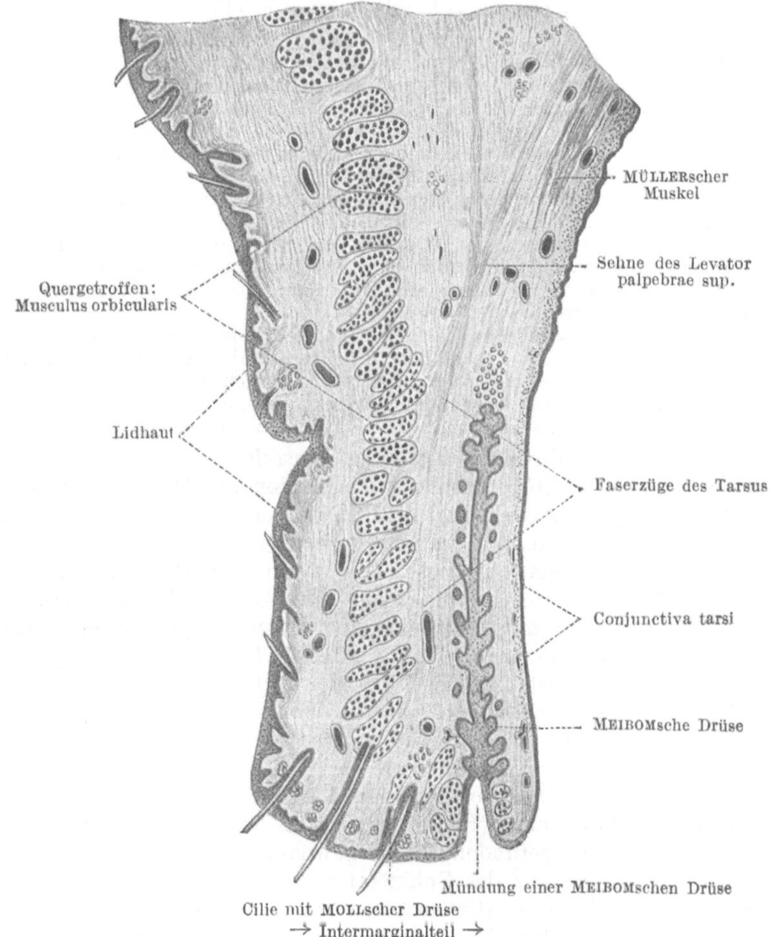

Abb. 33. Schnitt durch das Oberlid. (Nach H. Sattler.)

geschnitten und legt sich beim Lidschluß fest auf die Kante des anderen Lides. Zwischen vorderer und hinterer Lidkante erstreckt sich der schmale *intermarginale Teil*, dessen völlig ebene Beschaffenheit das Dichthalten des Lidschlusses gegenüber der Tränenflüssigkeit gewährleistet. Obendrein wird dieser Teil von dem Sekret der Meibom*schen Drüsen* eingefettet, deren Ausführungsgänge hier münden und die beim umgeklappten Lide als gelbe Striche durch die Bindehaut und den Tarsus hindurchschimmern.

Die *Erkrankungen der Lidhaut* weichen nicht besonders von denjenigen der Gesichtshaut ab; nur ist bemerkenswert, daß dank der losen Anheftung der Haut auf der Oberfläche des Tarsus schon harmlose Entzündungen auffallende Ödeme hervorrufen können. Wir beobachten Ekzeme, Exantheme, Erysipele, Lupus, luetische Primäraffekte, Herpes zoster. Auch für Vaccinepusteln, die durch zufällige Übertragung von Impfstellen aus entstehen, ist das Lid, namentlich der Lidrand, ein Vorzugsort.

Verstopfungen der MEIBOMschen Drüsen erzeugen das *Hagelkorn (Chalazion)*, der den Wimpern angehörigen MOLLschen Drüsen das *Gerstenkorn (Hordeolum)*. Ersteres lagert als harter Knoten in dem Tarsus, ohne entzündliche Erscheinungen zu bedingen, letzteres ist stets von heftigen und schmerzhaften Anschwellungen begleitet, die das ganze Lid ödematös werden lassen. Das Hagelkorn bricht manchmal nach dem Bindehautsack durch und verursacht dann granulierende Wucherungen, während das Gerstenkorn bald eitrig einschmilzt und dann durch die äußere Haut seinen Inhalt entleert. Das Chalazion wird mitsamt dem Drüsenbalg herausgeschält, das Hordeolum nach geschehener Erweichung, die mittels warmer Umschläge beschleunigt wird, incidiert. Entzündliche Anschwellung des Oberlides nahe dem oberen äußeren Umfange der Augenhöhle erwecken den Verdacht auf eine Affektion der Tränendrüse, solche am unteren inneren Umfange dagegen auf Tränensackphlegmone (s. S. 35).

Skrofulöse Bindehauterkrankung äußert sich leicht in einer Mitbeteiligung des freien Lidrandes. Wir sehen dann den Lidrand gerötet und verdickt, teilweise mit eingetrockneten Borken belegt und die Wimpern lückenhaft und verklebt. Eine solche *Blepharitis ciliaris* führt bei längerem Bestehen gern zu einer Abrundung der hinteren Lidkante, womit der dichte Lidschluß versagt und Tränenträufeln (Epiphora) eintritt. Auch können dann die Tränen nicht mehr zu den Tränenpünktchen, von denen sich je eines am oberen und unteren Lide nahe dem inneren Lidwinkel befindet, hingeschwemmt werden (s. Abb. 41, S. 34). Sie stauen sich hinter dem unteren Lide an und bewirken mit der Zeit ein Nachgeben und Auswärtskehren (Ectropium) des Unterlides. Außerdem begünstigt die Erkrankung des intermarginalen Teiles das Zustandekommen der Drüsenverstopfungen (Hordeolum und Chalazion).

Auf die *Stellung der Wimpern* ist die Entzündung des intermarginalen Teiles oft von schädlichem Einfluß. Abgesehen davon, daß durch Erkrankung der Haarbälge die Wimpern verkümmern und ausfallen, bekommen sie auch leicht eine falsche Richtung. An Stelle nach außen gekehrt einen Schutz für die Hornhaut zu bilden, werden sie nach einwärts gezogen, so daß sie auf der Hornhaut schleifen *(Trichiasis)* und hier Substanzverluste erzeugen können. Manchmal finden wir auch die Wimpern in einer Anzahl Reihen hintereinander angeordnet vor *(Distichiasis)*, wobei die rückwärtigen ebenfalls auf der Cornea kratzen.

Als Behandlung der Blepharitis ciliaris empfiehlt sich Einsalben mit Noviformsalbe (Noviform 0,5 bis 1,0 — Paraff. liquid. 0,5 — Vaselin ad 10,0). Dazu kommt eine peinliche Pflege des Haarbodens durch sorgsames Abwaschen der an den Wimpern sitzenden eingetrockneten Sekretkrusten. Ist der Haarbalg krank, was man an einem lockeren Sitzen der Wimpern und schwarzen Kolben am Wurzelende erkennt, dann

werden die Cilien mit der Pinzette herausgezogen, damit die Salben-
einwirkung auf den Haarboden besser zur Geltung kommt. Neben der
Skrofulose kann auch eine trachomatöse Bindehauterkrankung auf dem
Lidrand insofern übergreifen, als der in den Tarsus einwuchernde Prozeß ein Abrundung und Verkrümmung des intermarginalen Teiles zur Folge hat. In solchen Fällen bleibt nur seine Neubildung durch Einpflanzen von Lippenschleimhaut übrig (s. Trachom S. 39).

Das *Ectropium des unteren Lides* kann, wie oben auseinandergesetzt wurde, durch einen chronischen Lidrandkatarrh infolge des Anhäufens der Tränen hinter dem Lide zustande kommen. Bei alten Leuten sinkt das Unterlid häufig infolge der Schlaffheit der Haut und der Muskulatur herab (Ectropium senile). Ebensogut kann aber eine Facialisparese die Schuld am Zustandekommen der Lidauswärtskehrung tragen (s. S. 67). Dann fehlt dem Lide die Straffheit, und wiederum bewirken die angesammelten Tränen ein Umkippen. Das fortwährende Herablaufen der Tränen verursacht leicht ekzematöses Wundsein der Haut des Lides und der Wange. Die den Unbilden der Luft ausgesetzte Bindehaut des Unterlides zeigt nicht allein starke Rötung, sondern auch auffallende Verdickung und rauhe Beschaffenheit. Sie ähnelt mehr und mehr der äußeren Haut, wird spröde und rissig.

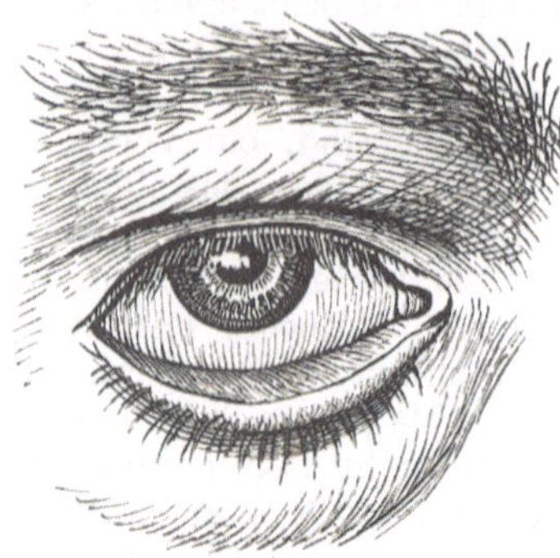

Abb. 34. Ectropium des Unterlides.

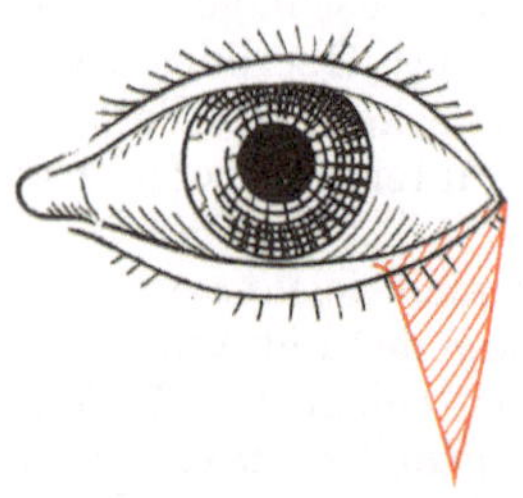

Abb. 35. Ectropiumoperation durch keilförmige Excision.

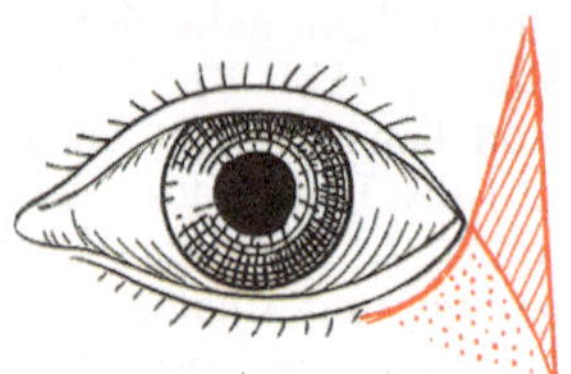

Abb. 36. Ectropiumoperation
(Nach SZYMANOWSKY-KUHNT.)
Die Lidhaut wird an der temporalen Seite im Bereiche der punktierten Partie vom Lidrand und dem Lidknorpel abpräpariert und in eine Tasche eingepflanzt, die durch Wegnahme eines dreieckigen Gebietes der Schläfenhaut gebildet wird.

Den Gegensatz zum Ectropium bildet die *Einwärtskehrung des Lidrandes (Entropium)*. Sie kommt am unteren wie am oberen Lide vor und ist immer mit Trichiasis verbunden, weshalb die Hornhaut im Bereiche der schleifenden Wimpern Trübungen und oberflächliche Substanzverluste, ja Geschwürsbildungen davonträgt (Abb. 37), Narbenzug an der Innenfläche des Lides (nach Trachom. Diphtherie der Bindehaut, Verbrennungen und Verätzungen) und Krampfzustände im Musculus orbicularis (spastisches Entropium) sind die Ursachen.

Ectropium und Entropium lassen sich zumeist nur durch operative Eingriffe zurückbringen. Beim Ectropium fußen die Methoden auf dem

Plane, durch Verkürzung des Lides in der Horizontalen eine bessere Straffung des Lides zu erreichen. Die einfachste Operation ist die dreieckige Excision am äußeren Lidwinkel (s. Abb. 35). Auch kann man nach SZYMANOWSKY-KUHNT die Lidhaut dadurch spannen, daß man sie am temporalen Lidwinkel von Tarsus abpräpariert und in einen temporal geschaffenen Hautdefekt einnäht (Abb. 36).

Entropium wird durch die Ausschneidung eines je nach Schwere der Stellungsanomalie breiter oder schmäler gewählten Hautbezirks längs des freien Lidrandes unter Mitnahme der Orbicularisfasern beseitigt. Die vertikal liegenden Nähte verkürzen das Lid in der Senkrechten und richten es dadurch auf. Beruht das Entropium auf dem Vorhandensein von Narbensträngen in der Bindehaut, so müssen diese

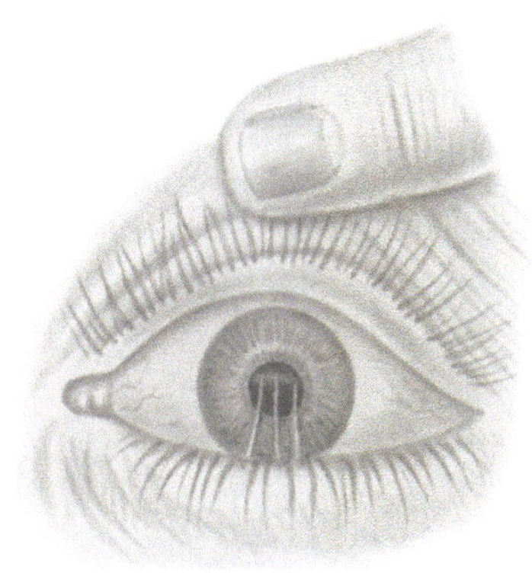

Abb. 37. Entropium des Unterlides. Drei Wimpern schleifen auf der Hornhaut und erzeugen eine zarte Hornhauttrübung.

Narben (eventuell unter Implantation von Lippenschleimhaut) beseitigt werden.

Im Laufe von Lidranderkrankungen kann es auch zu *abnormer Verlängerung oder Verkürzung der Lidspalte* kommen. Im ersten Falle

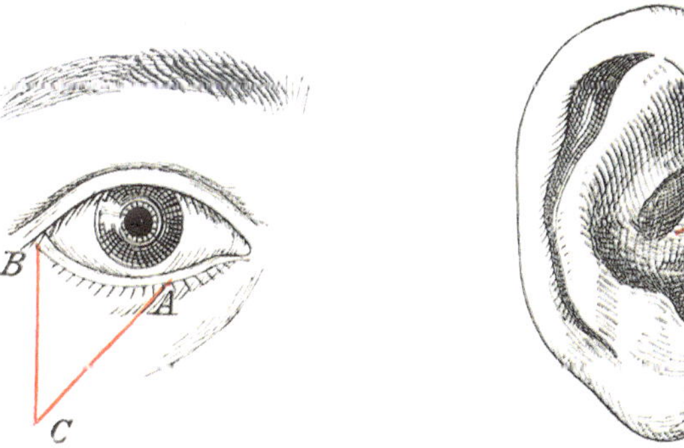

Abb. 38. Lidplastik. (Nach LÖWENSTEIN.)

klafft die Lidspalte übermäßig, so daß leicht Fremdkörper hineingeraten, im zweiten ist die Spalte zu einem schmalen Schlitz verengt, so daß man den dann meist vorhandenen Bindehautkatarrhen nicht ordentlich beikommen kann. Der Zustand kann sich bei Kindern im Anschluß an lange anhaltenden Lidkrampf ausbilden. *Die Erweiterung der Spalte* wird durch die *Tarsorrhaphie* auf das normale Maß zurückgeführt, indem man einen entsprechenden Streifen am oberen und unteren Lidrand unmittelbar am äußeren Lidwinkel wegnimmt und durch Suturen die gegenüberliegenden Wundflächen vereinigt. Dem entgegengesetzt durchtrennt bei der *Canthoplastik* als bei der Operation gegen die Blepharophimose *(Verengerung)* ein Scherenschlag die äußere Lidcommissur, und das Vernähen der Bindehaut mit der zugehörigen Lidhaut verhindert dann die Wiedervereinigung der Wundränder der äußeren Haut.

Nach Entfernung von Geschwülsten oder nach Verletzungen werden wir oft vor die Aufgabe gestellt, *Liddefekte* schließen zu müssen. Das ist nur zum kleinen Teil durch Verschiebungen von Hautpartien aus der Nachbarschaft möglich; denn es kommt ja auch ein Ersatz der Lidplatte in Frage, welche dem Lide erst seinen Halt gibt. Zweckmäßig

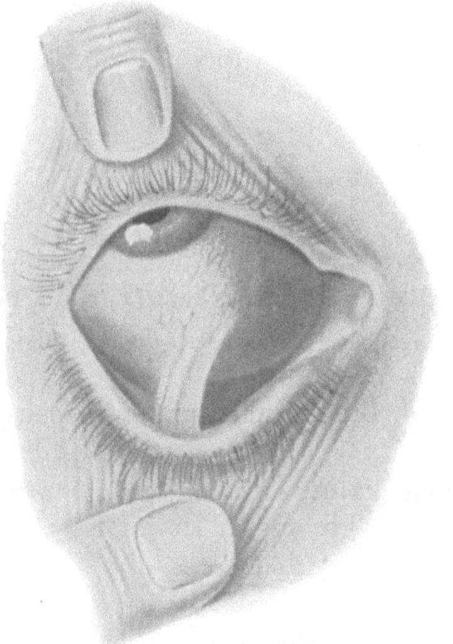

<table>
<tr><td>Abb. 39. Brückenförmiges Symblepharon, das den unteren Abschnitt der Conjunctiva bulbi mit der Innenfläche des unteren Lides verbindet. Der Narbenzug war im Anschluß an eine Verbrennung entstanden.</td><td>Abb. 40. Breitbasig der unteren Hornhauthälfte aufsitzendes Symblepharon (nach einer Verätzung).</td></tr>
</table>

ist daher die *Implantation von Ohrknorpel*, wobei sich mir die Methode von LÖWENSTEIN am besten bewährt hat. Man schneidet aus dem vorderen Helix einen dreieckigen Lappen heraus, der aus Kopfhaut der Ohrwurzel, Ohrknorpel und Innenhaut des Helix besteht und herausgenommen wie ein Stück Unterlid aussieht. Der Lappen wird so eingenäht (s. Abb. 38 A B C), daß die Kopfhaut die äußere Lidhaut, die Ohrinnenhaut die Bindehaut bildet.

Im Anschluß an Verbrennungen und Verätzungen und überhaupt dann, wenn die Conjunctiva bulbi und die gegenüberliegende Conjunctiva tarsi granulierende Wundflächen tragen, kommt es leicht zu Verwachsungen beider Bindehautblätter. Die Folge ist die Bildung von brückenförmigen Strängen, welche die Bindehauttasche durchziehen und die Beweglichkeit des Augapfels mehr oder weniger behindern (Abb. 39 und 40). Ein solches *Symblepharon* erfordert plastische Operationen.

Die *Lidmuskulatur* setzt sich zusammen aus drei Teilen (s. Abb. 33, S. 28). Das obere Lid hat im *Levator palpebrae superioris* einen vom

Oculomotorius innervierten Hebemuskel, der von dem knöchernen Umfange des Canalis opticus in der Tiefe der Orbita entspringt und an dem Orbitaldach entlang nach vorn zieht, um mit breiter Sehne an dem oberen Rande der Lidplatte anzusetzen. Seine Lähmung erzeugt Herabhängen des Lides *(Ptosis)*. Sie kann angeboren oder erworben sein. Ihre operative Beseitigung geschieht nach HESS durch Verschiebung der Lidhaut über dem Tarsus so, daß der Lidrand durch Straffung des Lides in der Vertikalen gehoben wird.

Ferner wirkt noch je ein glatter Muskel (MÜLLERscher *Lidmuskel*) am oberen und unteren Lid im Sinne der Offenhaltung der Spalte. Vom Sympathicus innerviert ziehen zarte Bündel in kurzem Verlaufe zur oberen resp. unteren Lidplattengrenze (s. Abb. 33, S. 28). Bei *Lähmung des Halssympathicus* (HORNERs *Symptomenkomplex*) zeigt sich die betroffene Lidspalte daher im Verhältnis zur andersseitigen enger. Die anderen Merkmale sind die Pupillenverengerung (Dilatatorlähmung) und das leichte Zurücksinken des Bulbus in die Orbita (Lähmung der glatten Muskulatur der Orbita).

Als Schließmuskel wirkt der *Orbicularis*, eine die Lidspalte in breiter Anordnung umziehende, vom Facialis innervierte Muskelschichte. Ihre Lähmung erzeugt Klaffen der Lidspalte, Unmöglichkeit des Lidspaltenschlusses (Lagophthalmus) und Herunterhängen des Unterlides, unter Umständen mit Ectropium. Die Beseitigung ist wegen des mangelnden Schutzes der Hornhaut vor Fremdkörperwirkung und Austrocknung (Keratitis e lagophthalmo s. S. 67) nötig. Sie geschieht durch Verengerung der Lidspalte mittels Tarsorrhaphie (s. S. 31).

Auf Infektion mit Herpesvirus beruht der *Herpes zoster* des Lides (Herpes zoster ophthalmicus). Man sieht im Bereiche des ersten Astes des Trigeminus am Oberlid und in der Stirnhaut bläschenförmige Hautabhebungen, die bald eintrocknen und sich mit Krusten bedecken. Bei Ergriffensein des zweiten Astes sind das Unterlid und die Wange beteiligt. Ab und zu kombiniert sich der Herpes zoster des Lides mit einem Herpes corneae (s. S. 54). Therapeutisch sorgt man für Einpuderung oder Salbenbedeckung der erkrankten Hautstellen. Innerlich gibt man gern Antineuralgica (Aspirin usw.).

Geschwülste der Lider sind häufig. Angiome erscheinen als rotblaue, leicht erhabene Flecken, die bei Kopfneigung etwas anschwellen. Melanosarkome sitzen mit Vorliebe in der Nähe der Lidkante, oft fortgeleitet von der Bindehaut. Ihre Entfernung geschieht ebenso wie die der relativ häufigen an den Lidkanten zur Entwicklung gelangenden Hautcarcinome entweder durch Behandlung mit Röntgenstrahlen oder durch Excision. Bei Anwendung der Strahlentherapie muß das Auge durch Bleiplatten oder ein Kunstauge von bleihaltigem Glase überdeckt werden, weil sonst die Netzhaut geschädigt wird.

Als MIKULICZsche *Erkrankung* ist eine gleichzeitige Anschwellung der Tränendrüsen und der Parotis auf beiden Seiten des Gesichts bekannt. Es handelt sich um eine nicht maligne Hyperplasie. Die Lider tragen dann in der Nähe des oberen äußeren Augenhöhlenrandes Vorwölbungen, die sich weich anfühlen und über denen die Lidhaut, ohne gerötet zu sein, verschieblich bleibt.

Die Erkrankungen der Tränenorgane.

Die Tränen werden von den *Tränendrüsen* geliefert, beim Lidschlag nach dem inneren Lidwinkel hin gespült, hier von den am oberen und unteren Lide gelegenen Tränenpünktchen aufgenommen und durch die Tränenkanälchen in den *Tränensack* weiter geleitet, der mit dem Ductus naso-lacrimalis in die Nase mündet (Abb. 41).

Zwei Tränendrüsen sind vorhanden. Die eine (orbitale) liegt unmittelbar hinter und unter dem äußeren oberen knöchernen Rande der Augenhöhle. Sie ist haselnußgroß, während die palpebrale Drüse sich aus

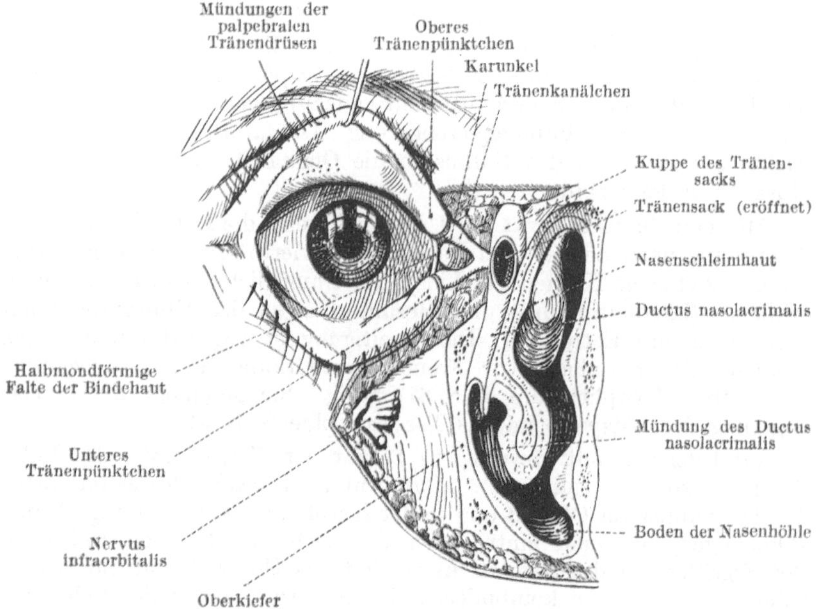

Abb. 41. Die Tränenableitung. (Nach CORNING.)

mehreren kleinen Läppchen zusammensetzt, die als Buckelchen hinter dem oberen Rande der Lidplatte des Oberlids sichtbar werden, wenn man das Lid stark umstülpt und mit einer Pinzette die Übergangsfalte etwas vorzieht. Innerviert werden die Drüsen von Zweigen des Facialis, die sich dem Trigeminus beigesellen. Außerdem verfügt der Bindehautsack noch über vereinzelte kleine Tränendrüschen in der oberen und unteren Übergangsfalte, so daß selbst die Wegnahme der beiden größeren Drüsen die Feuchtigkeit des Auges nicht zum Versiegen bringt. Man kann daher in Fällen von sehr lästigem Tränen unter Umständen erst die Exstirpation der palpebralen und, wenn dies nichts nützt, auch der orbitalen Drüse vornehmen.

Tränenträufeln (Epiphora) tritt ein, wenn unter psychischem oder örtlichem Reize mehr Tränen abgesondert werden als abgeführt werden können. (Psychisches Weinen, Epiphora bei Bindehautentzündung, bei Erkrankungen des Bulbus, bei Blendung.) Außerdem kommt aber auch bei nicht gesteigerter Tränensekretion eine Epiphora zustande, wenn ein Hindernis in der Tränenabfuhr vorliegt. Als solches kennen wir Stellungsanomalien des unteren Lides derart, daß der untere Tränenpunkt nicht mehr dem Augapfel zugekehrt ist, sondern nach auswärts sieht. Dann häufen sich die Tränen hinter dem unteren Lidrand an und perlen über die Wange. Ihre Schwere bringt schließlich das untere Lid zur Auswärtskehrung (Ectropium s. S. 30, Abb. 34), wodurch das Übel noch verstärkt wird. Ferner können Verwachsungen in den Tränenkanälchen vorhanden sein. Die häufigste Ursache der Behinderung der Abfuhr der Tränen in die Nase sind indessen Strikturen im Ductus nasolacrimalis. Sie kommen bei Erkrankungen der Nase und ihrer Nebenhöhlen sowie bei entzündlichen Prozessen im Periost der Wandung zustande.

Verwachsungen im Tränenkanälchen zwischen Tränenpünktchen und Sack werden durch Sondieren oder Schlitzen der

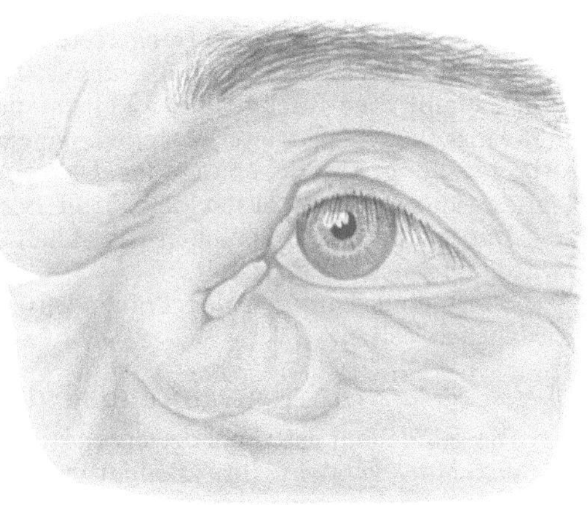

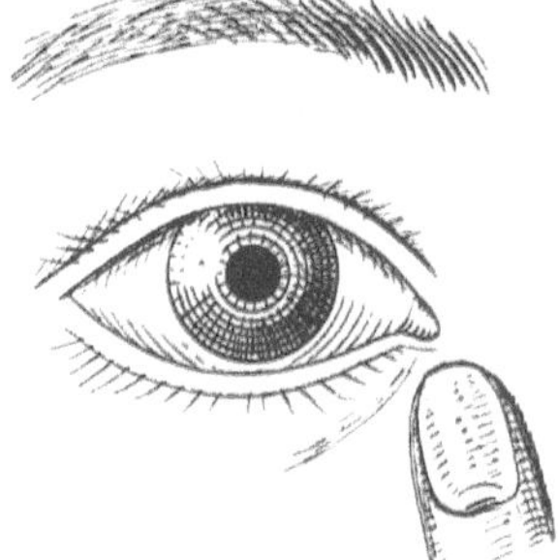

Abb. 42 a. Ausdrücken des Tränensacks.

Abb. 42 b. Tränensackphlegmone mit Tränensackfistel, aus der ein Eitertropfen quillt. (Nach HAAB.)

Röhrchen beseitigt. Ebenso werden Strikturen im Tränennasengang mit der stumpfen Sonde oder einem dreikantigen Messerchen überwunden.

Nicht selten quillt aus den Tränenpünktchen Eiter, wenn man auf die Gegend des Tränensacks (Abb. 42 a) (am inneren unteren Umfange des Orbitalrandes unmittelbar unter dem inneren Lidwinkel) drückt. Der mit angestautem Inhalt gefüllte Tränensack hebt sich manchmal auch als ein Buckelchen in der Haut ab. Dann liegt *Tränensackeiterung (Dakryocystoblennorrhöe)* vor. Entweder ist das infolge einer Striktur des Tränennasengangs im Sack zurückgehaltene Tränensekret mit der Zeit infiziert worden, oder eine primäre Entzündung der Wandungen des Sacks ist die eigentliche Ursache gewesen. Im Eiter findet man fast ausnahmslos *Pneumokokken*, jene der Hornhaut und bei perforierenden Wunden dem Augeninnern so sehr gefährlichen Keime. Die Möglichkeit einer Schädigung schwerster Art liegt also stets vor und erfordert unser Eingreifen. Drängt die Gefahr (bei Ulcus corneae serpens, s. S. 60, oder vor intraokularen operativen Eingriffen), so erreichen wir die schnellste Ausrottung der Pneumokokkenquelle durch die Exstirpation des Tränensacks.

Mit diesem Eingriff ist natürlich der Verzicht verbunden, daß die Tränen in die Nase abgeleitet werden. Bessere Erfolge erzielt man in dieser Hinsicht durch das Anlegen einer breiten Öffnung mit Durchbohrung des Knochens zwischen Tränensack und Nasenraum. Dadurch wird der Ductus nasolacrimalis umgangen. Man kann diese Operation von der äußeren Haut (Toti) oder von der Nasenschleimhaut aus (Haller, West) ausführen. Leider verlegt sich der neu geschaffene Abflußweg des Tränensackinhaltes ab und zu wieder durch Granulationsgewebe.

Geht die Erkrankung des Tränensacks von seiner Umgebung aus dann muß unter Umständen eine Ausräumung der vorderen Siebbeinzellen, Abmeißelung cariöser Knochenstellen usw. Platz greifen.

Manchmal kommt es zum Übergreifen der Entzündung der Tränensackwandung auf die Umgebung: Eine hochrote entzündliche Erhebung der Haut in der Gegend des Tränensacks kündet dann die *Tränensackphlegmone* an. Warme Umschläge bringen sie zurück; allerdings schließt sich eine eventuell schon eingetretene Durchbruchsstelle des Eiters durch die äußere Haut *(Tränensackfistel)* kaum von selbst (Abb. 42b). Auch bleibt nach Rückgang der Phlegmone immer die zugrunde liegende Tränensackeiterung weiter bestehen. Wir müssen daher nach geschehener Abschwellung für Behebung der Dakryocystoblennorrhöe, nötigenfalls mit gleichzeitiger Excision der Fistel Sorge tragen.

Daß bei der Mikuliczschen Krankheit die Tränendrüsen anschwellen, wurde schon S. 33 erwähnt.

Sonst sind Tumoren der Tränendrüsen und des Tränensacks außerordentlich selten.

Die Erkrankungen der Bindehaut.

Die Bindehaut ist die Fortsetzung der Haut des Gesichtes und der Lider. Man versteht ihre Bedeutung, wenn man die Entwicklungsgeschichte der Augenlider kennt. Diese werden aus zwei Ektodermwülsten gebildet, welche von der Stirn- und Wangengegend her aufeinander zuwachsen und in der späteren Lidspaltenzone mit ihren Kuppen ineinander fließen. So entsteht eine im fetalen Leben völlig abgeschlossene Höhle: der Bindehautsack. Erst in den letzten Schwangerschaftsmonaten öffnet sich die Lidspalte wieder. Demnach bedeckt die Bindehaut die Hinterfläche der Lider *(Conjunctiva tarsi sup. und inf.)*, geht dann in die *obere* resp. *untere Übergangsfalte* über und liegt dem Augapfel als *Conjunctiva bulbi* auf (Abb. 43); aber sie überzieht nicht allein das über der Lederhaut liegende lockere episclerale Gewebe, sondern *auch die Oberfläche der Hornhaut*. Allerdings rechnet man anatomisch das Hornhautepithel und die ebenfalls aus der Bindehaut hervorgegangenen vordersten Hornhautschichten zur Hornhaut selbst. In klinischer Beziehung gehört aber die Hornhautoberfläche zur Bindehaut; denn viele Bindehautaffektionen setzen sich auf die Hornhaut fort.

Auf der Lidhinterfläche ist die Conjunctiva (tarsi) fest und unverschieblich angewachsen. Innerhalb des Bereiches der Übergangsfalte liegt die Bindehaut auf lockerem Stützgewebe. Man kann sie auch von der Sclera leicht mit einer Pinzette abheben, und nur am Limbus corneae geht sie wieder eine feste Verbindung mit der Unterlage ein, indem sie die schützende Decke der Hornhaut bildet.

Die normale Bindehaut ist durchsichtig, feucht glänzend und glatt. Nur die Übergangsfaltengegend zeigt Wülste.

Während die Untersuchung der Innenfläche des unteren Lides durch einfaches Abziehen vom Augapfel ohne weiteres möglich ist, so daß z. B. dort sitzende Fremdkörper leicht entfernt werden können, bedarf das Umklappen des Oberlids einiger Geschicklichkeit. Soll es gelingen, so muß der Patient mithelfen, indem er stark nach unten schaut, damit das Lid sich streckt. Dann faßt man mit der linken Hand die Wimpernreihe, zieht sie nach abwärts und übt gleichzeitig mit dem Zeigefinger der rechten oder mit einem Glasstabe einen leichten Druck von oben auf die Gegend der Lidhaut aus, die dem oberen Rande des Lidknorpels entspricht. Das Lid kippt auf diese Weise von selbst um. Etwa auf der Lidinnenfläche haftende Fremdkörper lassen sich mit einem Wattebausch herauswischen.

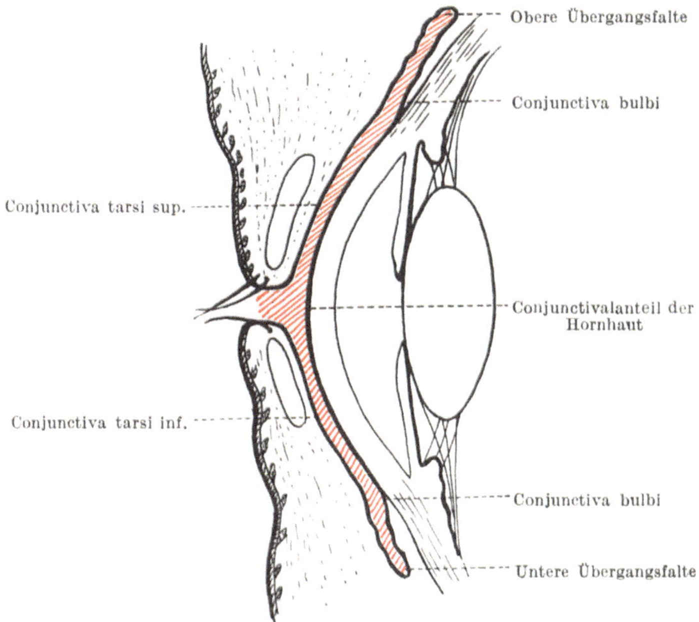

Abb. 43. Das Gebiet des Bindehautsacks auf dem Durchschnitt.

Die Entzündungen der Bindehaut. Die taschenförmige Anordnung der Bindehaut ermöglicht leicht das Festsetzen von Keimen, die entweder aus der Luft ins Auge fliegen, mit den Fingern hineingewischt werden oder dem Tränensack entstammen. Viel seltener gelangt das Virus auf der Blut- oder Lymphbahn in die Bindehaut. Andererseits unterliegt der Bindehautsack auch der Einwirkung mannigfacher chemischer und physikalischer Reize (Rauch, Staub, strahlende Energie).

Allen Reizzuständen der Bindehaut ist die vermehrte Füllung der Bindehautgefäße gemeinsam. Wir sprechen von einer *conjunctivalen Injektion*.

Differentialdiagnostisch wird die *conjunctivale Injektion* oft mit der *ciliaren* verwechselt und andererseits die *Gefäßneubildung im Gebiete der Hornhaut* fälschlicherweise als Injektion aufgefaßt. Es gilt als Regel: Eine Gefäßinjektion kann nur dort vorhanden sein, wo schon normalerweise Gefäße angeordnet sind. Diese schwellen an, wie bei jedem Entzündungszustand. Da die gesunde Hornhaut aber gar keine Gefäße hat, so muß es sich, sobald Gefäße innerhalb des Hornhautgebietes sichtbar werden, um eine pathologische Neubildung, nicht um eine Injektion präformierter Gefäße handeln. Wir sprechen nicht von einer Injektion, sondern von einer *Vascularisation* der Hornhaut (s. Abb. 54, S. 52).

Zwischen conjunctivaler und ciliarer Injektion besteht folgender Unterschied. Im ersten Falle erweitern sich die ganz oberflächlich gelegenen Bindehautgefäße, was daran kenntlich ist, daß man jedes einzelne Gefäßästchen als hellrotes, scharf umrissenes Äderchen sieht, das sich von dem Untergrunde der weißen Lederhaut deutlich abhebt (Abb. 44, a). Ist man im Zweifel, ob es oberflächliche oder tiefe Gefäße sind, dann braucht man nur denVersuch zu machen, die Gefäße auf der Sclera zu verschieben. Sie bewegen sich mit der Bindehaut hin und her. Bei der ciliaren Injektion handelt es sich dagegen um die Füllung der tiefen (ciliaren)

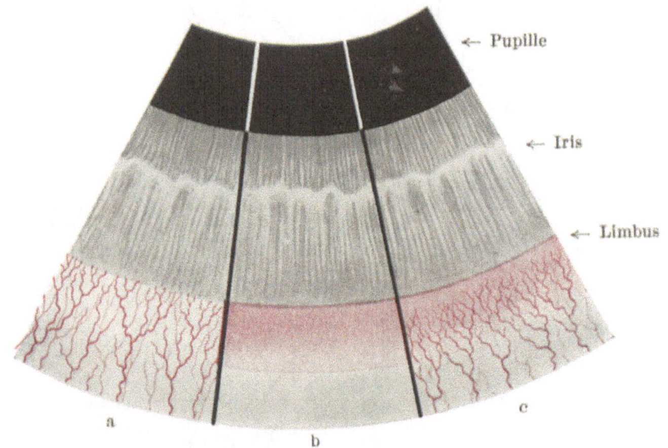

Abb. 44. Schema der conjunctivalen und ciliaren Injektion. a Conjunctivale Injektion, b ciliare Injektion, c conjunctivale und gleichzeitig ciliare Injektion.

Gefäße (s. S. 5, Abb. 4), die innerhalb der Lagen der Sclerallamellen verlaufen und daher in ihren Konturen nur ganz verwaschen durchschimmern. Sie geben einen diffus bläulich-rötlichen Schein (Abb. 44, b). Die ciliare Injektion läßt sich nicht in einzelne Äste auflösen und ist unverschieblich. Vielfach sind conjunctivale und ciliare Injektion zusammen vorhanden (Abb. 44, c). Von ernsterer Bedeutung ist stets die Füllung der tiefen Gefäße; denn sie zeigt uns an, daß die tiefen und wichtigen Organe des Augapfels erkrankt sind, während die conjunctivale Injektion an sich nur ein mehr oder weniger harmloses Leiden des äußeren Auges ankündigt. Allerdings darf man nie unterlassen auch die Hornhaut nach Erkrankungen abzusuchen; denn viele Hornhautaffektionen gehen, sofern sie oberflächlich sitzen, mit einer conjunctivalen Injektion einher und können, wenn sie übersehen werden, zu Trübungen und Sehstörungen Anlaß geben.

Conjunctivitis simplex. Die *Bindehautentzündung* ist ein ungemein verbreitetes Leiden. Man spricht von einer *Conjunctivitis simplex,* sofern nicht Anzeichen einer Infektion oder schwereren Erkrankung vorhanden sind. Aufenthalt in staubiger Luft, intensive Einwirkung von Wind und Wetter, zarte Beschaffenheit des äußeren Hautüberzugs des Körpers, Neigung zu Katarrhen der Schleimhäute, zu Skrofulose sind die Ursachen. Oft sehen wir auch eine Rötung der Bindehaut auftreten, wenn falsche Brillengläser getragen werden. In anderen Fällen wiederum ziehen chronische Schwellungszustände der Nasenschleimhaut, Septumdeviationen und Polypen der Nase durch venöse Blutstauung die conjunctivalen Gefäße in Mitleidenschaft. Die von der Conjunctivitis simplex erzeugten Beschwerden bestehen in dem Gefühle der Trockenheit und des Reibens im Bindehautsack beim Lidschlage, als wenn etwas im Auge scheuerte. Dabei kommt es zu Tränen und Lichtscheu. Im allgemeinen sind die Klagen auch abhängig von dem nervösen Zustande der Patienten. Neurastheniker und Hysterische peinigen den Arzt mit immer neuen Beschwerden, trotzdem kaum die Anzeichen einer Reizung vorhanden sind, während robuste Menschen eine schwere Conjunctivitis mit sich herum tragen, ohne ein Wort zu verlieren.

Man verordnet Adstringentien zum Einträufeln. Beliebt ist das Zinksulfat (Zinc. sulf. 0,03; Resorcin 0,2; Aq. dest. ad 10,0). Vorsichtiges Tuschieren der Bindehaut des Tarsus mit dem Alaunstift bringt oft auch Linderung. Zu vermeiden ist der längere Gebrauch des Argentum nitricum, weil sich das Silbersalz mit der Zeit in der Conjunctiva als schwarzer Niederschlag festsetzt und zu der sehr entstellenden *Argyrosis conjunctivae* Anlaß gibt. In langwierigen Fällen schafft manchmal die Behandlung der Nase als des Ausgangspunktes der chronischen Conjunctivitis volle Heilung.

Geht die chronische Bindehautentzündung mit einer Rötung der Lidränder an den Lidwinkeln *(Blepharoconjunctivitis angularis)* einher, dann findet man oft im Abstrich Diplobacillen (MORAX-AXENFELD), dicke paarweise aneinander hängende Gram-negative Stäbchen. Energische Zinktherapie leistet gute Dienste.

Die akuten Bindehautentzündungen sind meist infektiöser Natur. Namentlich bei der vielfach durch Pneumokokken bedingten Tränensackeiterung quellen die Entzündungserreger immer wieder in den Bindehautsack und rufen hier Schübe akuter Entzündung hervor. Man muß daher bei allen hartnäckigen Conjunctivitiden sowohl auf das Ergebnis des Ausstrichpräparates als auch auf den Zustand der Tränenwege achten. Stark ansteckend und deswegen hin und wieder Ursache epidemisch auftretender akuter Bindehautentzündungen ist die Infektion mit dem Bacillus KOCH-WEEKS. Sie verläuft meist harmlos.

Die Behandlung akuter Formen der Conjunctivitis bevorzugt wiederum die Anwendung kühler Umschläge und der adstringierenden Tropfen. Bei heftigen Erkrankungen kann man auch mit einem mit 2%igem Argentum nitricum getränkten Pinsel die umgeklappten Lider innen rasch bestreichen und den Überschuß mit Kochsalz neutralisieren, damit kein Schaden an der Hornhaut angerichtet wird.

Drei *infektiöse Bindehauterkrankungen* erfordern eine besondere Besprechung: das Trachom, die Blennorrhöe und die Diphtherie.

Das Trachom (Granulose). Die in den Napoleonischen Feldzügen aus Ägypten eingeschleppte (daher auch ägyptische genannte) Bindehautentzündung ist sicher übertragbar; ihr Erreger ist jedoch noch unbekannt. Man glaubte sie schon in den HALBERSTÄDTER-PROWACZEK-schen Einschlußkörperchen gefunden zu haben, doch kommen diese auch bei Blennorrhoea neonatorum, bei der sog. „Badconjunctivitis" und bei Vaginalaffektionen vor.

Die Ansteckung erfolgt nie durch die Luft. Vorbedingung ist stets unmittelbare Übertragung von Auge zu Auge durch Sekret, vorzüglich bei gemeinsamer Benutzung von Handtüchern und Waschwasser. Im eingetrockneten Zustande scheint das Virus bald seine Infektiosität einzubüßen. Trachome im Narbenstadium sind kaum noch gefährlich, dagegen die frischen, mit Sekretion einhergehenden desto mehr.

Ein *akutes Trachom* im Sinne plötzlichen Auftretens und raschen Verschwindens gibt es nicht. Die Erkrankung ist vielmehr ausnahmslos chronisch. Freilich beobachtet man häufig einen akuten Beginn; doch sind die stürmisch einsetzenden Fälle manchmal durch Mischinfektionen mit anderen Keimen in ihrem Beginne verdeckt.

Die Erkrankung heißt auch *Granulose* oder Körnerkrankheit, weil kleine sulzige Follikel (Körner, Granula) in ausgesprochenen Fällen das Krankheitsbild beherrschen. *Es gibt aber auch Trachome ohne klinisch deutliche Follikel und andererseits Bindehautkatarrhe mit Follikeln, die mit Trachom gar nichts zu tun haben.*

Im Gegenteil müssen wir den *Follikularkatarrh (Conjunctivitis follicularis)* vom Trachom scharf trennen. Die Bindehaut besitzt wie die anderen Schleimhäute einen drüsigen Apparat, indem Lymphfollikel in ihr Gewebe eingestreut sind. Normalerweise sind diese Follikel aber in die *glasklare* Bindehaut eingebettet und vorzugsweise nur dort ausgebildet, wo die Flüssigkeit im Bindehautsack sich am ehesten ansammelt. Deshalb finden wir sie in der ganzen Ausdehnung der Conjunctiva des unteren Lides und der unteren Übergangsfalte, dagegen an der Innenfläche des oberen Lides nur nahe dem inneren und äußeren Lidwinkel. Gemeinhin ist die Bindehaut in der Mitte des oberen Tarsus und die obere Übergangsfalte ganz von ihnen frei.

Schwellen die drüsigen Gebilde bei allgemeiner lymphatischer Diathese, bei Skrofulose oder auch bei leichten infektiösen Reizungen an, dann erscheint die Innenfläche der Lider dort, wo schon in normalen Zeiten die Follikel eben angedeutet sich abheben, von feinen Erhabenheiten eingenommen; die Bindehaut selbst behält aber durchaus ihr klares, nicht aufgelockertes Aussehen. Das ist das Bild der Conjunctivitis follicularis (Abb. 45). Nie kommt es zum Platzen der Follikel und zur Narbenbildung.

Zum *Trachom* gehört jedoch die mikroskopisch als diffuse Rundzelleninfiltration anzusprechende *Trübung und Schwellung sowie Rötung der ganzen befallenen Partie.* Das beste Kriterium bilden immer die durch die Bindehaut des oberen Lides normalerweise als gelbe Striche durchscheinenden Meibomschen Drüsen (s. S. 28). Sind sie trotz des Vorhandenseins von angeschwollenen Follikeln gut erkennbar, dann kann man Trachom ausschließen. Andernfalls ist die Diagnose auf Trachom erlaubt. Schwierig bleiben manche Fälle auch für den Geübten immer.

Auf keinen Fall ist es aber angängig, die Conjunctivitis follicularis als ein leichtes Trachom anzusehen. Dies beweist schon die Tatsache, daß die Weiterverimpfung von Material der follikulären Bindehautentzündung nie Granulose erzeugt.

Wir haben somit zur *Diagnose des Trachoms* zwei Merkmale kennengelernt: die *trübe Schwellung des Gewebes und das Auftauchen neugebildeter Follikel an Stellen, die normalerweise keine führen* (Abb. 46). Mit Vorliebe sitzen die Trachomgranula in der oberen Übergangsfalte, überziehen den Tarsus des oberen Lides und nehmen von oben nach unten an Häufigkeit ab. An der Conjunctiva tarsi inf. kommen sie auch vor, selten so zahlreich wie oben. Bei der Conjunctivitis follicularis ist gerade das Umgekehrte der Fall. Auf der Augapfelbindehaut setzen sich Trachomfollikel kaum fest, eher noch auf der Karunkel und der halbmondförmigen Falte (s. Abb. 41, S. 34). Dafür wird aber die Hornhaut schon frühzeitig von der Erkrankung in Mitleidenschaft

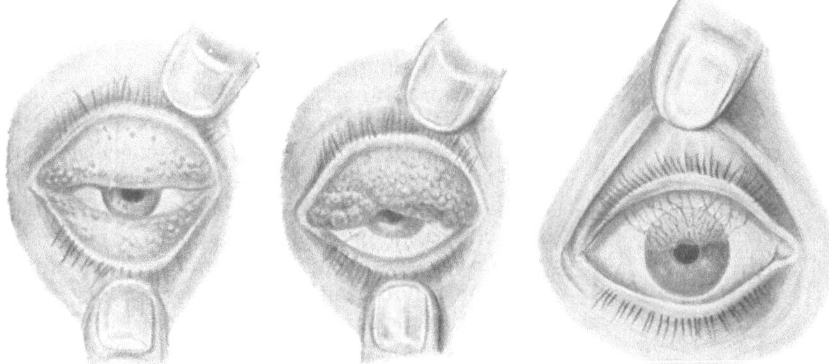

Abb. 45. Follikularkatarrh.   Abb. 46. Trachom mit vielen   Abb. 47. Pannus
sulzigen Follikeln.   trachomatosus.

gezogen, nicht durch eigentliche Follikelbildung, sondern den sog. *Pannus trachomatosus.*

Wahrscheinlich durch Einwirkung des unbekannten Erregers, nicht, wie man früher glaubte, infolge dauernden Reibens der mit Follikeln besetzten rauh gewordenen Innenfläche des Oberlides, bildet sich ein aus den Bindehautgefäßen hervorsprießender Überzug des oberen Hornhautrandes aus, der allmählich, begleitet von einer grausulzigen Trübung, sich von oben her auf die Hornhaut herabsenkt (Abb. 47). Die Gefäße bilden durch Anastomosen ein Netzwerk, bewahren dabei aber immer die Richtung von oben nach unten. Anatomisch besteht der Pannus aus einer Zellinfiltration zwischen Epithel und BOWMANscher Membran der Hornhaut, in die die neugebildeten Gefäße einwuchern.

Diese zellige Durchsetzung läßt sich mikroskopisch in dem subepithelialen Gewebe der Conjunctiva bulbi weiter verfolgen und stellt eine kontinuierliche Fortsetzung des Prozesses der oberen Übergangsfalte dar.

Die in der Conjunctiva tarsi und den Übergangsfalten befindlichen Follikel sind ebenfalls in eine Rundzelleninfiltration eingebettet. Sie heben sich in ihr nicht durch Abgrenzung mit einer Membran, sondern lediglich dadurch ab, daß an den betreffenden Stellen die Infiltration intensiver wird. So erblickt man schon bei schwacher Vergrößerung im Schnitt leicht erkennbare rundliche Zellherde, die allmählich eine dichtere Randinfiltration von einem helleren spärlich färbbaren Zentrum unterscheiden lassen. Es liegt daran, daß der Follikel mit der Zeit in seinem Inneren „erweicht", womit klinisch seine Umwandlung von einem härtlichen Knötchen in ein „sagokornartiges" weiches Gebilde zusammen- hängt. Die zentral einsetzende Erweichung des Follikels leitet vielfach eine Art Selbstheilung ein; denn durch Vergrößerung der Detritusmasse arbeitet sich der gallertige Pfropf immer mehr nach der Oberfläche durch, bis schließlich eine nur noch ganz dünne Gewebsbrücke ihn bedeckt. Endlich platzt der Follikel und entleert so seinen Inhalt in den Bindehautsack. Indessen reifen durchaus nicht alle Follikel bis zum Bersten aus, die Mehrzahl verschwindet wieder und macht unmittelbar einer bindegewebigen Umwandlung Platz.

Auch die Entleerung der Follikel wird zur Ursache für das Einsetzen von Narbenbildung. Allmählich geht die Erkrankung in das Stadium des *Narben- trachoms* über. Dieser Vorgang spielt sich aber nicht im ganzen Gebiete des Binde- hautsackes auf einmal ab, sondern ganz schubweise und in Inseln. Frisch hervor- sprießende Follikel und vernarbende Krater- chen finden sich nebeneinander. So ist gerade das durch viele Jahre hindurch, ja unter Umständen zeitlebens immer erneute Her- vorbrechen und Wiederabnehmen der Krank- heitserscheinungen für das Trachom typisch. Die Narben kommen dadurch zustande, daß Bindegewebszüge an die Stelle der ge- platzten oder spontan zurückgebildeten Follikel treten, indem sich zunächst Granu- lationsgewebe entwickelt, welches später durch Organisation schrumpft. So trägt jeder durch Bindegewebe ersetzte Follikel dazu bei, daß ein Narbenzug an der Ober- fläche der Bindehaut und damit an der Lidinnenfläche zur Geltung kommt. Das Vielfache dieser kleinen Ver- narbungen zwingt schließlich die Bindehaut einerseits zur Verödung und führt andererseits zu einer sehr charakteristischen „nußschalenförmigen" Verkrümmung der Lider. Wie die Sehne den Bogen, so spannt mit der Zeit die Summe der schrumpfenden Bindegewebszüge das Lid an seiner Innenfläche an, so daß es innen ausgehöhlt, außen verkrümmt erscheint. Es liegt nicht mehr der Hornhaut auf wie die Gelenkpfanne dem Gelenk- kopfe, sondern es hebt sich in der Mitte von der Hornhaut ab, um namentlich in der Gegend des freien Lidrandes sich nach dem Auge umzustülpen. Dadurch entsteht ein Entropium des Lidrandes verbunden mit Schleifen der Wimpern auf der Hornhaut (Trichiasis), eventuell auch fehlerhaftes Wachstum der Cilien (s. S. 29). Die Folge hiervon sind oft Hornhautgeschwüre, die sehr langsam heilen und Trübungen zurück- lassen. Die Verödung der Bindehautoberfläche im Narbenstadium bringt schließlich auch die Benetzung des Bindehautsackes zum Versiegen. Deswegen ist das trostlose Endstadium schwerer Trachome eine

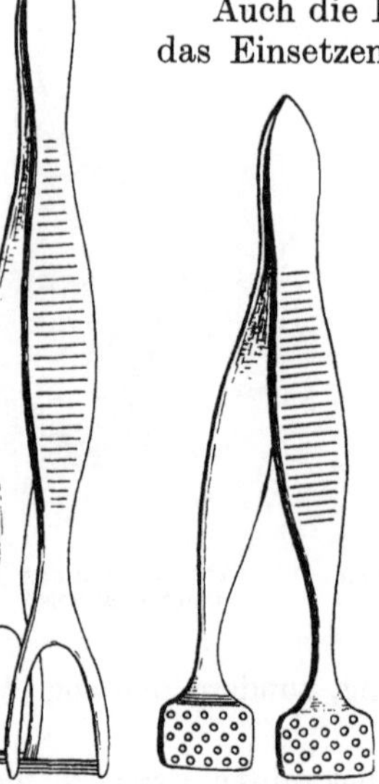

Abb. 48a.
Rollpinzette.

Abb. 48b.
Quetschpinzette.

Eintrocknung (Xerosis) der Augapfeloberfläche, verbunden mit völliger Trübung der Hornhaut und Schrumpfung der Übergangsfalten, so daß die Lider unbeweglich werden. Ist der ganze Bindehautsack verödet, dann ist allerdings auch dem Weiterwuchern der Erkrankung ein Ziel gesetzt; das Trachom erlischt.

Die Bekämpfung erstreckt sich vor allem auf die Prophylaxe. Secernierende Trachome müssen isoliert und sämtliche Kranke auf die Gefahr für ihre Umgebung aufmerksam gemacht und zu größter Sauberkeit angehalten werden.

Für die Patienten ist die Behandlung eine ebenso große Geduldsprobe wie für den Arzt. Nach Abschluß eines Heilverfahrens tritt nur zu oft wieder ein Rückfall ein. Wir gehen am zweckmäßigsten wie folgt vor. Frischere Trachome mit eben aufsprießenden Follikeln werden täglich mit einem in Sublimatlösung 1 : 1000 getauchten Wattebausch nach Umklappen der Lider vorsichtig „abgerieben". Sehr zahlreiche und sulzige Follikel werden mittels besonders gearbeiteter Pinzetten ausgerollt (Abb. 48a) oder ausgequetscht (Abb. 48b); einzelne mit einem Messerchen geöffnet. Der Zweck ist, den Follikelinhalt möglichst frühzeitig zum Austritt zu bringen, ehe er durch spontanes Platzen zu ausgedehnten Narbenbildungen Anlaß gibt, und den Verlauf des ganzen Prozesses abzukürzen. Nachbehandlung mit Tuschieren mit Cuprum sulfuricum-Stift, später mit Massage mittels Kupferacetat-Salbe ist empfehlenswert.

Greift der trachomatöse Prozeß in die Tiefe, so daß er oberflächlichen Behandlungsmethoden entzogen ist, dann kommt die *Ausschälung des Tarsus* samt trachomatöser Bindehaut und die Deckung des Defektes durch die hinübergezogene Bindehaut der oberen Übergangsfalte in Frage. Namentlich, wenn das Lid durch die narbigen Vorgänge in dem Tarsus stark verkrümmt ist, leistet dieses Verfahren gute Dienste.

Einen sehr erfreulichen Wandel in dem Erfolge unserer Bemühungen zur Behandlung des Trachoms scheint die neuerdings eingeführte Chemotherapie mit Sulfamidderivaten (Albucid) anzubahnen.

Die Badconjunctivitis. Durch Ansteckung in Badeanstalten (Hallenschwimmbädern, stark besuchten Strandbädern am Ufer stehender Gewässer) kommt eine akute Conjunctivitis zustande, die viel Anklänge an das Trachom zeigt, aber gutartig ist. Auch bei dieser Affektion sind die „Einschlußkörperchen" aufzufinden, weswegen man der Ansicht zuneigt, daß die Quelle der Verunreinigung des Badewassers in einer „Einschlußkörperchen-Erkrankung" der Genitalschleimhaut zu suchen ist. Bei dieser meist einseitigen Conjunctivitisform werden Anschwellungen der regionären Lymphdrüsen beobachtet.

Blennorrhoea conjunctivae. Unter Blennorrhöe des Auges (Augentripper) im engeren Sinne versteht man die Infektion der Bindehaut mit dem NEISSERschen Gonokokkus oder in weniger häufigen Fällen mit den schon erwähnten „Einschlußkörperchen".

Die Infektion tritt bei *Neugeborenen* durch Berührung der Augen mit dem infizierten Vaginalsekret intra partum ein, bei *Erwachsenen* durch zufälliges Hineinwischen. Schon in wenigen Stunden nach eingetretener Ansteckung bekommen die reichlich abgesonderten Tränen eine Beimengung mit kleinen Eiterflöckchen, und nach Verlauf von 1—2 Tagen zeitigt die Erkrankung die typische, rein eitrige Absonderung, so daß der Eiter aus der Lidspalte hervorquillt (Abb. 49). Die Bindehaut ist dabei dunkelrot injiziert, wulstig aufgelockert und samtartig rauh.

Außerdem hat der Gonokokkus die Fähigkeit, das Hornhautepithel zum Einschmelzen zu bringen und *Hornhautgeschwüre* zu erzeugen, die bald zur Perforation und Zerfall der ganzen Membran führen können. Hierin liegt die größte Gefahr; sie ist beim Neugeborenen (Blennorrhoea neonatorum) geringer als beim Erwachsenen (Bl. adultorum). Während man beim Neugeborenen einige Sicherheit übernehmen kann, daß eine Hornhaut, die beim Eintritt der Behandlung noch intakt ist, auch klar bleibt, ist die selbst kurze Zeit nach den ersten Symptomen der Erwachsenen - Blennorrhöe einsetzende Therapie keineswegs völlig Herrin der Lage. Selbst sorgsamste Pflege kann manchmal die Katastrophe nicht verhindern.

Die Einschlußkörperchenblennorrhöe, die ebenfalls sowohl beim Neugeborenen als auch beim Erwachsenen vorkommt, verläuft bedeutend milder und gefährdet kaum die Cornea.

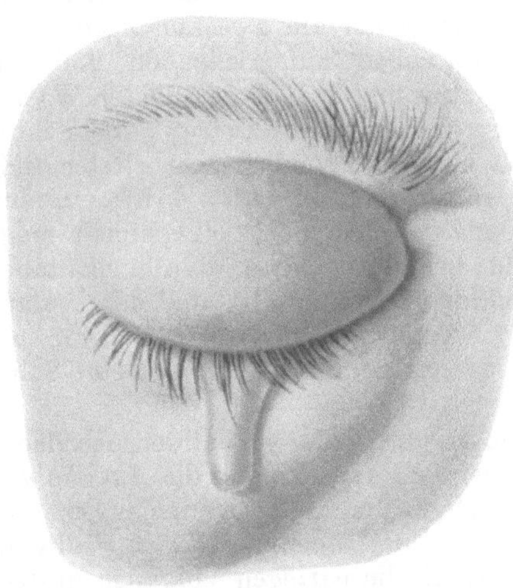

Abb. 49. Blennorrhoea conjunctivae im Höhe-stadium. Lider geschwollen. Zwischen den Lidern quillt Eiter heraus. (Nach einer Abbildung von Wessely.)

Die Verhütung der *Blennorrhöe der Neugeborenen* geschieht bekanntlich durch Anwendung des Credéschen Verfahrens (Einträufeln eines Tropfens 1—2$^0/_0$igen Arg. nitr. oder einer anderen Silbersalzlösung in die Lidspalte nach der Geburt).

Eine ausgebrochene Blennorrhoea neonatorum wird zunächst mit Tuschieren der Conjunctiva tarsi mit 2$^0/_0$iger Arg. nitr.-Lösung und Sublimatumschlägen 1 : 5000 behandelt. Man klappt die Lider vorsichtig um, bestreicht die Innenflächen mit der Argentumlösung und neutralisiert zum Schutze der Cornea den Überschuß sofort durch Nachspülen von Kochsalzlösung. Vor allem ist das Augenmerk auf Verhütung der Verklebung der Lidspalte durch eingedickten Eiter zu richten. Öftere Ausspülung des Bindehautsackes mit Borwasser oder ganz schwacher Lösung von Kalium hypermang. (1 : 15000) sind nötig. Verklebte Lider öffne man nie gewaltsam, ohne die eigenen Augen durch eine Schutzbrille vor dem Hineinspritzen des angestauten Sekretes zu bewahren.

Geht die Sekretion und Schwellung zurück, so ersetzt man das Tuschieren zunächst durch Einträufeln von 1$^0/_0$iger Arg. nitr.-Lösung, später von 10$^0/_0$ Protargol.

Sind Hornhautgeschwüre vorhanden, dann ist größte Vorsicht bei dem Umklappen der Lider geboten, damit die Hornhaut nicht platzt. Unter allen Umständen gehören dergleichen Fälle in klinische Pflege. Mit dem Rückgang der Eiterung pflegen die Hornhautgeschwüre sich zu reinigen und zu vernarben, doch erfordert die Nachbehandlung wegen der Gefahr ektatischer Narbenbildung (s. Staphyloma corneae, S. 64) das Anlegen von Druckverbänden.

Die *Blennorrhöe der Erwachsenen* bedingt zunächst, wenn nur ein Auge ergriffen ist, den Schutz des anderen. Zu diesem Zwecke legt man auf das gesunde Auge ein Uhrglas, das man ringsum mit Heftpflaster anklebt und durch welches man ohne Verbandwechsel den Zustand dieses Auges überwachen kann.

Beim Erwachsenen ist das souveräne Mittel das Kalium hypermanganicum. Sobald ein praktischer Arzt einen Fall von Blennorrhöe der Erwachsenen feststellt, ordne er sofort die sog. *großen Waschungen mit Kalium hypermanganicum* an. Man läßt aus einem 1 Liter fassenden Irrigator in schwachem Strome eine erwärmte, frisch bereitete Lösung von Kalium hypermang. 1 : 15000 langsam in die geöffnete Lidspalte laufen, wobei man durch Abziehen des oberen und unteren Lides dafür sorgt, daß die Flüssigkeit auch in die Buchten der Übergangsfalten eindringt. Die Methode ist einfach und von allen empfohlenen die unbedingt sicherste. Rasch versiegt der Eiterstrom und verlieren sich die Gonokokken aus dem Sekret. Die Spülungen können bis zu viermal täglich angewandt werden. In der Zwischenzeit läßt man dauernd Umschläge mit der Lösung von Kali hypermanganicum machen. Trotzdem besteht stets große Gefahr für die Hornhaut. Deshalb ist möglichst baldige Übernahme der Behandlung durch einen Facharzt notwendig.

Neben der lokalen Therapie wird die paraspezifische Behandlung mittels parenteraler Eiweißinjektion, am besten von frisch sterilisierter, kurz abgekochter Vollmilch durchgeführt. Ihre Erfolge sind bei der Blennorrhöe der Erwachsenen oft verblüffend, aber durchaus nicht sicher. Beim Neugeborenen sind sie umstritten.

Die zur Bekämpfung der Gonorrhöe der Geschlechtsorgane neuerdings erprobte Anwendung chemotherapeutischer Mittel aus der Gruppe der Sulfanilamide (Albucid) verspricht auch für die Bindehautinfektion günstige Resultate; doch ist das Urteil noch nicht abgeschlossen.

Nach Abheilen einer Blennorrhöe sieht man gewöhnlich der Bindehaut nicht das Geringste an. Hornhautaffektionen hinterlassen selbstverständlich Trübungen in allen möglichen Formen.

Die Conjunctivitis diphtherica. Bei einer bestimmten Gruppe von Bindehauterkrankungen kommt es zu *Membranbildungen*. Sie werden daher mit dem Sammelnamen *Conjunctivitis pseudomembranacea* belegt. Die Häute bestehen aus abgeschiedenem Fibrin. In leichteren Fällen haftet dieses Material nur oberflächlich auf der Bindehaut, so daß es ohne wesentlichen Gewebsverlust mit der Pinzette aufgehoben und abgezogen werden kann. Ernstere Folgen treten auf, wenn das Fibrin als ein geronnenes Netz in dem Gewebe selbst liegt, so daß man die Haut nicht entfernen kann, ohne Stücke der Conjunctiva mit abzureißen. Beide Erkrankungsformen werden durch eine ganze Reihe von Mikroorganismen hervorgerufen, von denen der Diphtheriebacillus die gefährlichste Infektion erzeugt.

Die Fibrinausscheidung ist lediglich eine Reaktion der Bindehaut auf eine chemische Ätzwirkung. Man kann durch Auftropfen von Kalilauge in schwacher oder stärkerer Konzentration bei Versuchstieren alle Grade der Conjunctivitis pseudomembranacea nachahmen, genau so wie man auch durch das sterile Bouillonfiltrat virulenter Diphtheriebacillen eine nicht infektiöse, aber doch von Bacillen ursprünglich herrührende Ätzwirkung an der Bindehaut setzen kann.

Die Ursache der Conjunctivitis pseudomembranacea ist also durchaus nicht einheitlich. Außer den Diphtheriebacillen kommen noch Streptokokken, Staphylokokken usw. in Frage. Erst das Ergebnis der Abimpfung sichert die Diagnose „echte Diphtherie".

Im Vordergrunde des *klinischen Bildes* steht die Bildung der weißgelben schmierigen Membranen auf der Bindehaut der Lider. In leichten Fällen hinterläßt die abgezogene Membran eine blutende und aufgelockerte Bindehautoberfläche. In schweren ist das Gewebe teilweise bis tief in den Tarsus und die Übergangsfalte nekrotisch. Dann tritt auch eine venöse Stauung und pralle Anschwellung der Lidhaut hinzu, so daß das Öffnen der Lidspalte, noch mehr das Umstülpen der Lider behindert wird.

Das aus der Lidspalte hervorquellende Sekret ist trüb wässerig, durchsetzt mit kleinen Fetzen.

Bei echter Diphtherie liegt stets die Gefahr vor, daß die Hornhaut von Toxinen der Bacillen angegriffen eitrig zerfällt. Man darf deshalb in sichergestellten Fällen mit einer energischen Serumtherapie (4000 Imm.-Einheiten) nicht zögern. Auch sonst droht dem Auge dadurch Schaden, daß derbe Vernarbungen und Verkrümmungen des Lides, sowie Brückenbildungen zwischen der Lidrückfläche und Bulbusvorderfläche (Symblepharon; s. Abb. 39, S. 32) nach Abstoßung der nekrotisierten Flächen sich einstellen.

Skrofulöse (phlyktänuläre) Bindehautentzündung. Skrofulöse Kinder erkranken häufig an einer typischen Bindehautentzündung, die durch das Aufschießen kleiner Erhabenheiten (Phlyktänen) gekennzeichnet ist. Auch die zur Bindehaut gehörige Hornhautoberfläche wird leicht in Mitleidenschaft gezogen, wodurch das Leiden eine ernstere Bedeutung gewinnen kann (s. Hornhautinfiltrat S. 51).

Der Tierversuch lehrt, daß die Phlyktänen einer Immunitätsreaktion ihr Dasein verdanken, indem ein im Aufbau einer aktiven Immunisierung begriffener Organismus in eine Periode von Überempfindlichkeit gerät und eine lokale Entzündung entsteht, wenn er von neuem mit dem Eiweißderivat in Berührung kommt, gegen das er immunisiert ist. Bringt man in den Bindehautsack eines hochwertig gegen Pferdeeiweiß immunisierten Kaninchens eine minimale Menge Pferdeserum, dann entwickelt sich rasch der Symptomenkomplex der menschlichen Phlyktänulose.

Gemeinhin handelt es sich um Kinder, die eine nur an dem positiven Ausfall der PIRQUETschen Hautreaktion auf Tuberkulin und meist auch an der Verbreitung des Hilusdrüsenschattens im Röntgenbilde merkbare Infektion mit Tuberkulose durchgemacht haben. Unter dem Einfluß dieser Vorgänge erwirbt das Kind allmählich eine aktive Immunität, die soweit gehen kann, daß die Periode der Überempfindlichkeit einsetzt. Nun wissen wir, daß vorzüglich die äußere Haut die Trägerin der Abwehrfunktion ist, und begreifen, daß die zu ihr gehörige, aber besonders zarte und empfindliche Conjunctiva mit einer lokalen, aber biologisch nicht etwa infektiös bedingten Entzündung antwortet, sobald zufällig mit dem Staube Derivate des tuberkulösen Antigens auf ihrer feuchten Oberfläche zum Haften kommen. Nie finden wir in den Eruptionen der Phlyktänen Bacillen, auch fehlt im mikroskopischen Bilde, das ein Gewebe von „tuberkuloidem" Bau erkennen läßt, die zur tuberkulösen Infektion gehörige Verkäsung. Somit ist die phlyktänuläre Conjunctivitis ihrem Wesen nach grundverschieden von einer Tuberkulose (s. S. 49).

Außerdem sehen wir aus dem geschilderten Tierversuche, daß die Entstehung einer Phlyktänulose durchaus nicht an die Einwirkung von Giftstoffen des Tuberkelbacillus allein gebunden ist, sondern jedes körperfremde Eiweiß (Antigen) dieselben Folgen nach sich ziehen kann. Tatsächlich kommt auch hin und wieder die Beobachtung von Phlyktänen vor, ohne daß die uns zu Gebote stehenden diagnostischen Hilfsmittel den Tatbestand einer geschehenen Ansteckung mit Tuberkulose erweisen.

Klinisch zeigt sich die *Phlyktäne* als eine miliare knötchenförmige Erhabenheit, die im frischen Zustande auf

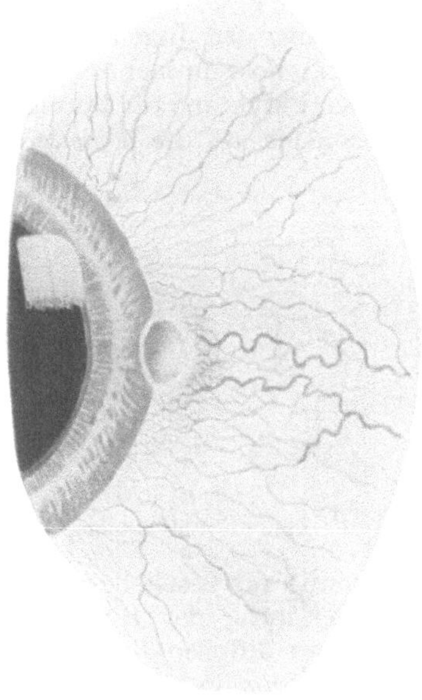

Abb. 50. Kleines Geschwürchen am Hornhautrand, hervorgegangen aus einer Randphlyktäne.

ihrer Spitze eine wasserklare kleine Blase zu tragen scheint. Rings um diese klare Kuppe herum liegt ein Kranz erweiterter hellroter Gefäße. Auf Druck ist das Gebilde nicht im mindesten schmerzhaft, wenn es auch heftige Reizerscheinungen (Blendung, Tränenträufeln) verursacht. Schon am 2. bis 3. Tage schmilzt die Kuppe der Phlyktäne ein, und nun wird aus ihr ein kleines, von erhabenen Rändern umgebenes Geschwürchen (Abb. 50). Bald verschwindet die Phlyktäne, ohne eine Spur zu hinterlassen; doch tauchen oft neue Eruptionen auf, die denselben Verlauf nehmen.

Mit Vorliebe finden wir die Phlyktäne am Hornhautrande noch im Gebiete der Bindehaut. Sie tritt als Solitärphlyktäne, dann meist etwas größer, oder als eine Reihe von „Sandkornphlyktänen" in Gestalt ganz feiner Körnchen in die Erscheinung (Abb. 51). Manchmal entsteht eine Phlyktäne auch weiter ab vom Limbus mitten in der Conjunctiva bulbi.

Solange sich die skrofulösen Eruptionen auf die Bindehaut beschränken, ist der Prozeß harmlos. Ganz anders wird aber die Sachlage, wenn sich Hornhautphlyktänen oder Hornhautinfiltrate bilden (s. S. 51). Am gefürchtetsten ist das skrofulöse Hornhautgeschwür (s. S. 58).

Die Behandlung sucht durch Massage des Auges mit Noviformsalbe (Noviform 0,5; Paraff. liq. 0,5; Vaselin ad 10,0) die schnelle Resorption der Infiltration zu fördern, während die Reizerscheinungen und die Lichtscheu am besten mit kalten Borwasserumschlägen bekämpft werden. In Berücksichtigung des allgemeinen Zustandes verordnet man außerdem Lebertran, möglichst gute Ernährung und Salzbäder. Wir wenden auch gern Körperbestrahlungen mit künstlicher Höhensonne an. Dank der Besserung der hygienischen Verhältnisse und der gesunden Abhärtung der Jugend werden mit der Skrofulose auch die Fälle von Phlyktänulose immer seltener.

Der Phlyktäne oft täuschend ähnlich, ihrem Wesen nach aber grundverschieden ist die *Episcleritis*. Auch sie erzeugt eine buckelförmige

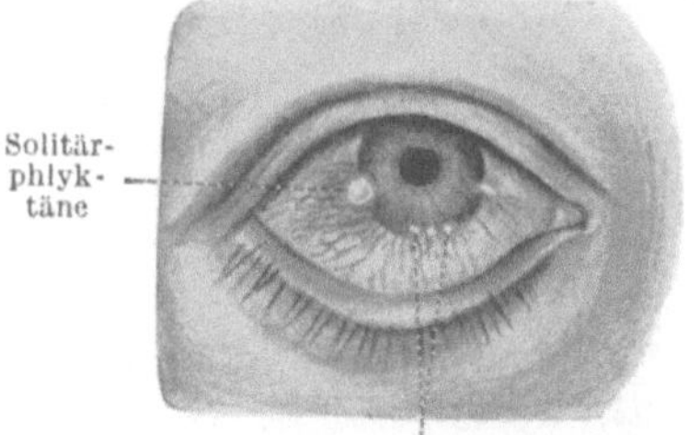

Abb. 51. Phlyktänen.

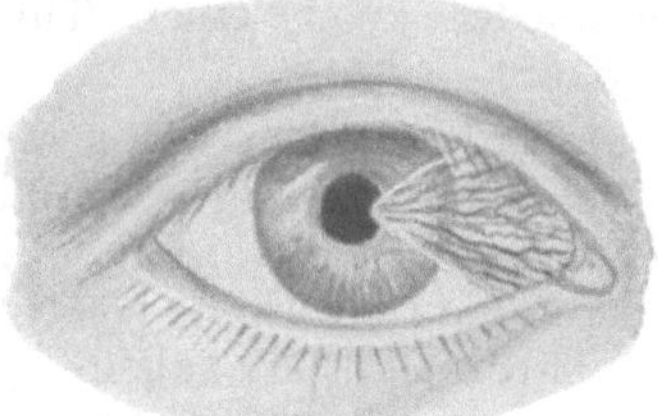

Abb. 52. Flügelfell.

Erhebung mit Vorliebe am Limbus, doch ist der Knoten infolge seiner Bildung unter der Bindehaut, also im episcleralen Gewebe von einer blauroten diffusen (ciliaren) Injektion umgeben. Es kommt kaum zu geschwürigen Prozessen, wohl aber ist die Episcleritis eine langwierige Erkrankung, deren Ursache Lues, Tuberkulose, Gicht und Rheumatismus sein können. Im Gegensatz zur Phlyktäne ist sie auf Druck empfindlich, weil die ciliaren Nerven in der befallenen Schichte verlaufen, entbehrt aber dafür der begleitenden Reizzustände (Tränenträufeln, Lichtscheu), die die skrofulösen Affektionen kennzeichnen.

Therapeutisch kommen warme Umschläge, außerdem antiluische oder antituberkulöse Kuren in Betracht. Bei rheumatischer Grundlage gibt man gern Salicylsäurepräparate, Aspirin usw.

Der Frühjahrskatarrh. Bei Kindern mit lymphatischer Diathese, vor allem Knaben, verändert die Bindehaut des Tarsus ihr Aussehen, als wenn eine milchige Trübung die Membran durchtränkt hätte. Auch am Limbus innerhalb der Lidspaltenzone können flache milchige Erhabenheiten auftreten. In schwereren Fällen treibt die Bindehaut des Tarsus förmlich Auswüchse von milchig-roter Farbe, die durch das Hin- und Hergleiten des Lides abgeplattet werden, so daß sogenannte „pflastersteinförmige Wucherungen" die Lidinnenfläche bedecken. Im Gegensatz zum Trachom sind die Erhabenheiten hart. Sie bestehen aus einem derben Gerüst von Bindegewebsfasern, die sich baumartig verzweigen. Auffallend ist der große Gehalt des Bindehautsekrets und der Wucherungen an eosinophilen Zellen.

Die Erkrankung tritt periodenweise auf; sie flackert mit Eintritt der warmen Jahreszeit heftig auf und geht mit Beginn des Herbstes zurück, um im nächsten Frühjahr wieder vermehrte Ausdehnung zu gewinnen. So vergehen mehrere Jahre, bis mit Abschluß der körperlichen Entwicklung das Leiden von selbst erlischt. Die Ursache ist unbekannt. Vielleicht wirken innere Veranlagung (lymphatische Diathese) und Sonnenlicht zusammen. Unter Lichtabschluß sieht man jedenfalls manche Fälle abheilen. Sonst verordnet man die auch gegenüber der Skrofulose wirksame Therapie. Vor allem wird das Einstreichen von Salben sehr angenehm lindernd empfunden.

Die Tuberkulose der Bindehaut. Im Anschluß an Lupus faciei, aber auch selbständig bilden sich in der Conjunctiva tarsi und in der Übergangsfalte buchtig geränderte, flache, torpide Geschwüre, die im Grunde weiß-käsig belegt sind. Inseln von Granulationsgewebe geben dem Bilde etwas Zerrissenes. Probeexcision und Einbringen des Materials in die Kaninchenvorderkammer (Entstehung einer experimentellen Iristuberkulose nach 3 Wochen) sichern die Diagnose. Im Gegensatz zur Phlyktäne und den skrofulösen Augenerkrankungen haben wir also hier nicht die Wirkung lediglich der chemischen Stoffe des Tuberkelbacillus, sondern den Erreger selbst als Ursache vor uns. Die Erkrankung führt zu schweren Narbenbildungen mit Schrumpfungen der Conjunctiva, sowie zu Stellungsanomalien der Lider. Tägliches Tuschieren der Geschwüre mit $20^0/_0$iger Milchsäure, Strahlentherapie, Tuberkulinkur und eventuelle Excision der befallenen Partie mit Ersatz der weggenommenen Bindehaut durch Lippenschleimhaut bilden die Behandlung.

Tumoren der Bindehaut. Innerhalb des Conjunctivalsackes kommen Carcinome und Melanosarkome vor, außerdem in seltenen Fällen Gefäßgeschwülste (Angiome). Kleine gelbliche, manchmal mit Haaren versehene Dermoide lokalisieren sich mit Vorliebe am unteren äußeren Limbus corneae.

Flügelfell. Unter dem Einfluß länger anhaltender Reizzustände schiebt sich der Lidspaltenfleck (Pinguecula), eine Anhäufung von hyalinen Schollen, langsam nach dem inneren Limbus zu vorwärts und zieht nach Überschreiten der Hornhautgrenze einen dreieckigen Zipfel der Bindehaut hinter sich her. Dadurch entsteht das Flügelfell (Pterygium) (Abb. 52). Wenn der Prozeß bis in die zentralen Gebiete der Hornhaut hineinragt, erzeugt er Sehstörung. Man muß daher das Flügelfell rechtzeitig von der Hornhaut ablösen und den Zipfel seitlich in eine mit der Schere gebildete Bindehauttasche einnähen.

Die Erkrankungen der Hornhaut.

Normale Anatomie. Die Hornhaut stellt das gewölbte Fenster der Augenhülle dar. Ihre Krümmung ist etwas stärker als die der Lederhaut; deshalb sitzt die Cornea der Sclera wie ein Uhrglas auf. Wo beide Teile der Augenkapsel ineinander übergehen, findet sich eine seichte Rinne (Limbus corneae).

Die Hornhaut ist vorn von einem mehrschichtigen *Plattenepithel* überkleidet, dessen Basalzellen einer *Glashaut, der* BOWMANschen *Membran,* aufsitzen. Auf diese folgen die Lagen der *Hornhautlamellen* (Abb. 53). Die vordersten davon, sowie die BOWMANsche Membran und das

Epithel gehören entwicklungsgeschichtlich zur Bindehaut, resp. äußeren Haut. Ihre Hauptmasse jedoch entstammt dem Mesoderm, welches sich nach Abschnürung der Linsenblase (s. S. 116) zwischen Linse und Ektoderm einschiebt. Zwischen den Hornhautlamellen sind ganz feine Räume vorhanden, in denen die fixen Zellen (Hornhautkörperchen) liegen. Nach der vorderen Kammer zu sind die Hornhautlamellen durch eine zweite Glasmembran, die DESCEMETsche *Haut*, abgeschottet, die wiederum einen Zellüberzug, das einschichtige *Endothel*, trägt. Dieses bildet die Grenze zum Kammerwasser.

Blutgefäße führt die Hornhaut normalerweise nicht. Sie ist daher in ihrer Ernährung auf das Randschlingengefäßsystem angewiesen,

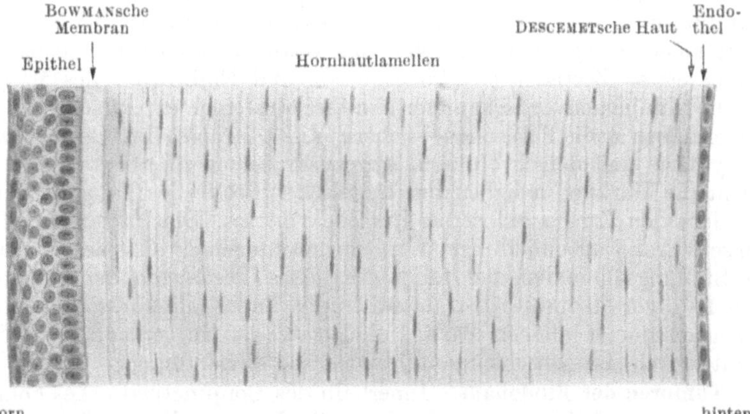

Abb. 53. Durchschnitt durch die Hornhaut.

welches rings um die Hornhautperipherie herum verläuft und von bogenförmig umbiegenden Ästen der Bindehaut- und Lederhautgefäße gebildet wird. Dieses Geflecht gibt die Ernährungsstoffe ab, welche in ganz allmählichem Austausch in das Hornhautgewebe eindringen.

Ein System sensibler frei endigender Nerven durchzieht die Hornhaut. Sie sind Äste des vom Trigeminus versorgten Ciliarnervengeflechtes.

Obwohl die Hornhaut wenigstens zum Teil die Fortsetzung der äußeren Haut darstellt, steht sie in bezug auf die Teilnahme an Lebensvorgängen im Gesamtorganismus auffallend isoliert da. Als Beispiel mag genügen, daß nach der Impfung zwar die ganze Körperdecke gegen das Pockenvirus immun wird, die Hornhaut aber infizierbar bleibt. Der Grund liegt in dem Mangel der Hornhaut an Blutgefäßen und in ihrem sehr trägen Stoffwechsel. Das kennzeichnet die Schwierigkeit, mit innerlich gegebenen Medikamenten die Hornhaut zu beeinflussen.

Fremdkörper der Hornhautoberfläche verdienen besondere Beachtung. Sie kommen als kleine Eisensplitterchen, oft umgeben von einem Rostring, vor allem bei Metallarbeitern vor. Auch Staubpartikelchen setzen sich hier gern fest und verursachen ein starkes Unbehagen mit reichlicher Tränenabsonderung. Bei Vernachlässigung des Zustandes schließen sich leicht ernstere Komplikationen, z. B. Hornhautgeschwüre (s. S. 58) an. Deshalb ist baldige und gewissenhafte Entfernung nötig. Sie geschieht nach Einträufelung von Novocain in den Bindehautsack mittels einer kleinen lanzenförmigen Nadel, deren Spitze ausglühbar ist. Leicht kratzende und hebelnde Bewegungen am Rande des hineingeratenen Partikelchens führen ohne Schädigung der Hornhaut zum Ziele; doch ist dringend zu raten zur Vermeidung einer sekundären Verunreinigung der entstandenen Lücke im Epithel für einen Tag einen Verband anzulegen.

Das Hornhautinfiltrat. Herdförmige Ansammlungen von Wanderzellen stellen sich im klinischen Bilde als grauweiße, verwaschene Fleckchen dar, über denen das Hornhautepithel seinen Glanz verliert, nicht „spiegelt". Das feste Gefüge der Epithelzellen ist über dem Herde gelockert. Ferner zeigt uns die vermehrte Füllung der Gefäße an dem benachbarten Abschnitte des Limbus, daß ein entzündlicher Prozeß in der Hornhaut im Gang ist. Je nach Lage des Herdes gestaltet sich die Injektion der Gefäße am Limbus verschieden. Sitzt das Infiltrat im Epithel oder in den vordersten Hornhautschichten, dann überwiegt die krankhafte Füllung der Bindehautgefäße. Bei tiefer Lokalisation herrscht die ciliare Injektion vor (s. S. 37 und Abb. 44, S. 38). Somit läßt sich ein Infiltrat von einer weißlichen Hornhautnarbe durch das Vorhandensein der „Stippung" des Hornhautepithels und der Injektion am Rande sofort unterscheiden.

Die Infiltrate kommen meist durch Schädlichkeiten zustande, welche im Organismus selbst liegen. Namentlich gilt dies für die bei Skrofulose zu beobachtenden oberflächlichen Infiltrate (s. Abb. 59, S. 55), die den Bindehautphlyktänen (s. S. 46) gleichzusetzen sind und auch Hornhautphlyktänen genannt werden. Nur selten können wir ihren Ursprung auf Kräfte, die von außen wirken, zurückführen (so z. B. nach kleinen Verletzungen, infektiösen Prozessen im Bindehautsack usw.). Man unterscheidet oberflächliche und tiefe Hornhautinfiltrate. Zwar besteht zwischen beiden kein prinzipieller Gegensatz in bezug auf Entwicklung und Aussehen des Herdes, wohl aber hinsichtlich der Folgeerscheinungen an den tiefer liegenden Teilen des Auges. Die entwicklungsgeschichtlich begründete Zugehörigkeit der vorderen Hornhautschichten zur Bindehaut prägt sich auch klinisch insofern aus, als die oberflächlich gelegenen Infiltrate die Symptome auslösen, welche wir bei Conjunctivitis sehen. Es besteht Lichtscheu, Tränen, conjunctivale Injektion. Je tiefer das Infiltrat liegt, desto mehr macht sich eine ciliare Injektion der tiefliegenden Gefäße geltend und desto geringer sind zumeist die allgemeinen Reizerscheinungen. Kommt es, was sehr häufig eintritt, zur Gefäßversorgung *(Vascularisation)* des Infiltrates im späteren Verlaufe, dann sprießen bei oberflächlichen Infiltraten die neugebildeten Gefäße aus dem Bindehautgefäßsystem hervor *(Pannus)*, so daß man jedes einzelne aus einem erweiterten Bindehautgefäße hervorgehen sieht. Die Ästchen gehen vielfache Verbindungen untereinander ein (Abb. 54). Beim tiefen Infiltrat entstammen die Gefäße jedoch dem Ciliargefäßnetz. Sie verschwinden am Limbus, ohne daß sie hier weiter verfolgt werden können, in der Sclera. Auch zeigen sie zumeist eine „besenreiserförmige Teilung", aber keine Anastomosen untereinander. Mit dieser Mitbeteiligung des Ciliarkreislaufes hängt es auch zusammen, daß wir beim tiefen Infiltrat recht häufig eine Reizung der Iris sehen, die mit ihrem Gefäßnetz dem Ciliargefäßsystem eingegliedert ist. Ein oberflächliches Infiltrat bewirkt aber nur in den seltensten Fällen iritische Prozesse.

Die Ursache der Gefäßentwicklung nach länger bestehenden Infiltraten ist klar: da die in der Ernährung so außerordentlich schlecht gestellte Hornhaut sich nicht selbst helfen kann, schafft der Organismus durch die Ausbildung einer Gefäßbahn zu dem gefährdeten Bezirk die Möglichkeit besserer, von den Gefäßen direkt gelieferter Ernährung. Somit ist die Vascularisation der Hornhaut in solchen Fällen Ausdruck

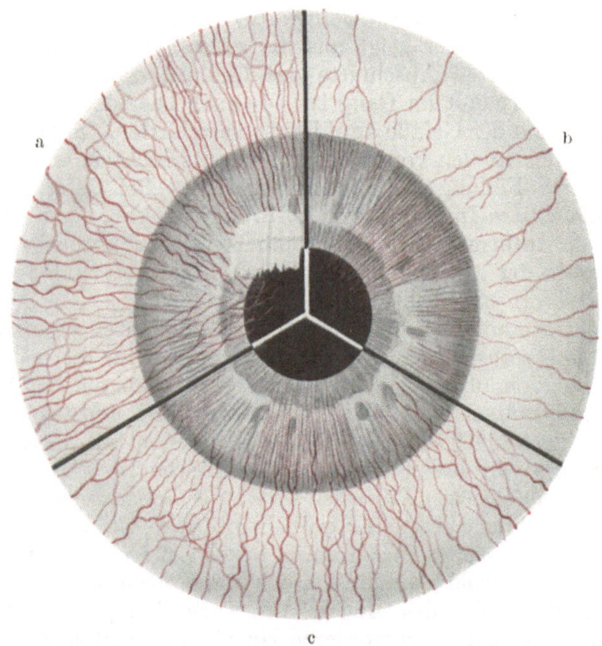

Abb. 54. Schema von Pannus und tiefer Vascularisation. a Pannus. Bindehautgefäße wuchern auf die Hornhaut. b Tiefe Vascularisation. Die Bindehautgefäße enden, wie normalerweise stets, am Limbus. Die tiefen Gefäße kommen erst am Limbus zum Vorschein. c Pannus mit gleichzeitig vorhandener tiefer Vascularsation.

einsetzender Heilung und daher willkommen. Nach vollendeter Hilfeleistung ziehen sich die Gefäße wieder zurück und sind später nur noch mit stärksten Vergrößerungen als zarte Schatten im Hornhautgewebe sichtbar.

Dann ist auch das Infiltrat selbst zu einer Narbe geworden, das Epithel über ihm spiegelt wieder und die Injektion am Limbus ist verschwunden. Von der Ausdehnung und Dichtigkeit, sowie der Dauer des Infiltrates hängt es ab, wie die zurückbleibende Narbe ausfällt. Sie kann alle Schattierungen vom zartesten Wölkchen bis zum grell porzellanweißen Fleck durchlaufen (s. S. 63). Stößt sich im Laufe der Erkrankung das Epithel über dem Infiltrat ab, dann ist es in ein Ulcus übergegangen (s. S. 58).

Die Ursache des ganzen Prozesses ist recht häufig Skrofulose (Abb. 55), in seltenen, schweren Fällen auch direkt die Tuberkulose (manchmal mit Bildung eines kleinen, gelblich-käsigen Zentrums innerhalb des

Infiltrates). Die Lues erzeugt viel seltener Infiltrate, sie ist dafür
die Ursache der noch zu besprechenden Keratitis parenchymatosa.

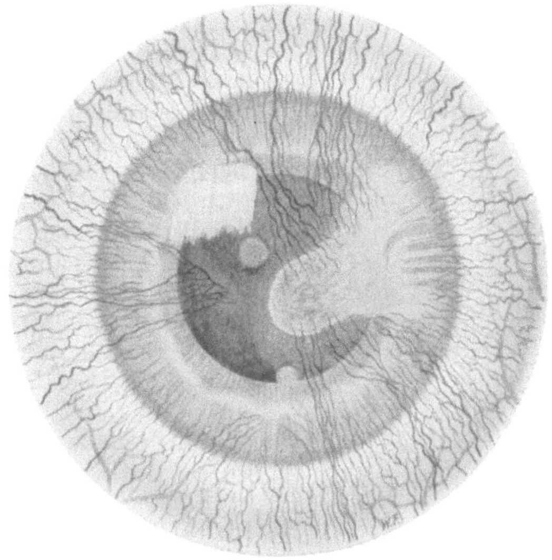

Abb. 55. Skrofulöse fleckförmige und zungenförmige Hornhautinfiltrate mit starkem
Pannus scrophulosus.

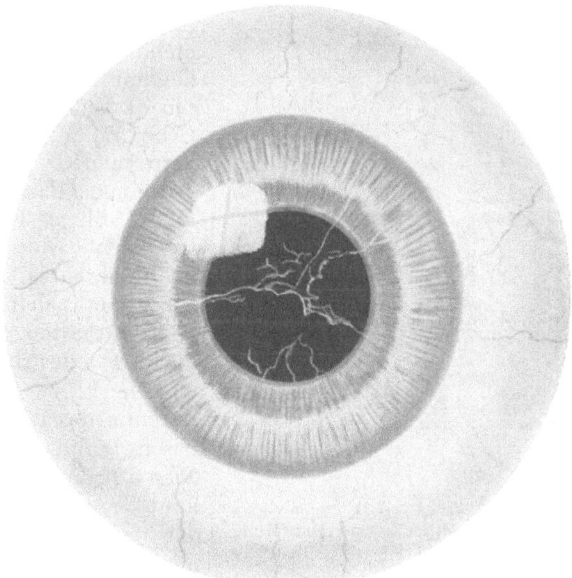

Abb. 56. Herpes corneae simplex in Form feinster Risse im Epithel.

Die Behandlung der Erkrankung geschieht am besten durch Einstreichen und leichte Massage mit Atropinsalbe (Atropin. sulf. 0,1; Cocain

mur. 0,2; Aqu. q. s.; Vaselin ad 10,0). Außerdem roborierende Diät und antiskrofulöse resp. antituberkulöse Therapie.

Eine besondere Form des Infiltrates ist das *Gefäßbändchen (Keratitis fascicularis)*. Es ist dadurch gekennzeichnet, daß es die Neigung hat über die Hornhaut hinwegzuwandern (daher auch Wanderphlyktäne genannt) und hinter sich ein schmales Band von neugebildeten Gefäßen herzuziehen. Das Infiltrat frißt sich gewissermaßen in der Hornhautoberfläche vorwärts, so daß der Pannus ihm folgen muß. Kommt der Prozeß unter Behandlung mit Atropinsalbe nicht zum Stillstand, dann muß man die Spitze des Gefäßbändchens mit einem Galvanokauter abbrennen oder die Gefäße dort durchtrennen, wo sie den Limbus überschreiten.

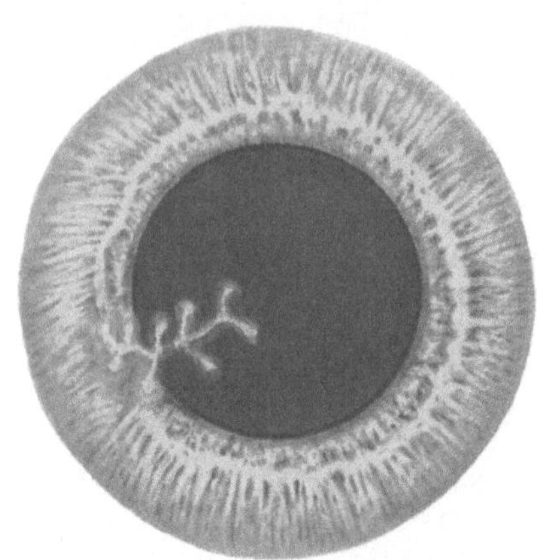

Abb. 57. Herpes corneae febrilis (Keratitis dendritica).

Herpes corneae (Keratitis dendritica). Ohne besondere Ursache (manchmal nach leichten Verletzungen) entwickelt sich eine Gruppe ganz oberflächlich unter dem Hornhautepithel gelegener Infiltrate, die kleine Bläschen bilden und miteinander durch feine Risse (Abb. 56) im Epithel zusammenhängen, so daß sie Ähnlichkeit mit Knospen haben, die an einem Zweige sitzen (Abb. 57). Berührt man die betreffende Hornhautstelle mit einem Glasstab, so findet man völlige Empfindungslosigkeit. Die Ursache ist ein filtrierbares, unbekanntes Virus, das auch in der Flüssigkeit enthalten ist, welche die Blasen des Herpes febrilis an der Lippe füllt. Überimpfung des Inhaltes solcher frisch aufgeschossener Bläschen auf die Kaninchenhornhaut erzeugt einen Prozeß, der weitgehende Ähnlichkeit mit der Erkrankung der menschlichen Hornhaut hat

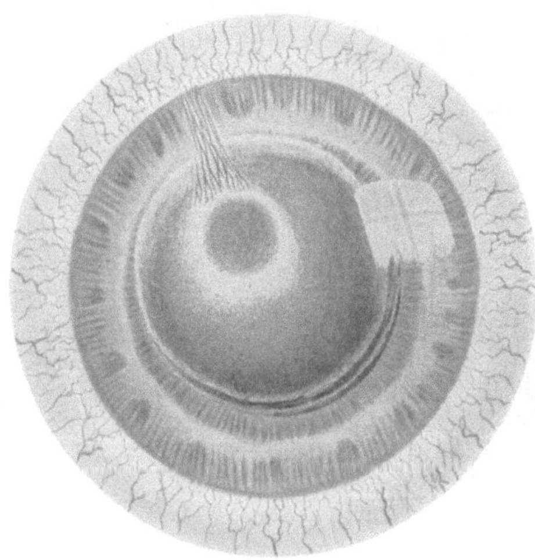

Abb. 58. Scheibenförmige Keratitis. Eine zarte große getrübte Scheibe schließt eine ringförmig umgrenzte zweite Infiltration ein, die von tiefen Gefäßen versorgt wird.

und sich ebenfalls auf Tiere weiter übertragen läßt. Der Verlauf ist ungemein schleppend. Durch Platzen der Bläschen wird leicht die Möglichkeit gegeben, daß sekundäre Infektionen zu Hornhautgeschwüren führen. Das geplatzte Epithel dreht sich manchmal zu Fäden zusammen,

die von der Hornhautoberfläche wie Schleimfäden herabhängen (Fädchen-
keratitis).

Das Herpesvirus kann auch in die Tiefe dringen und eine scheibenförmige Trübung im Parenchym hervorrufen (Keratitis disciformis)
(Abb. 58). Über der oft einem eingedickten Absceß gleichenden Infiltration ist die Hornhautdecke unempfindlich.

Die Behandlung des Herpes corneae geschieht am besten, indem
man die erkrankte Stelle durch vorsichtiges Abschaben vom Epithel
entblößt und den entstehenden Defekt mit Jodtinktur pinselt. Die
Keratitis disciformis ist wegen ihrer tiefen Lage indessen nur der
Behandlung mit Zinkiontophorese zugänglich.

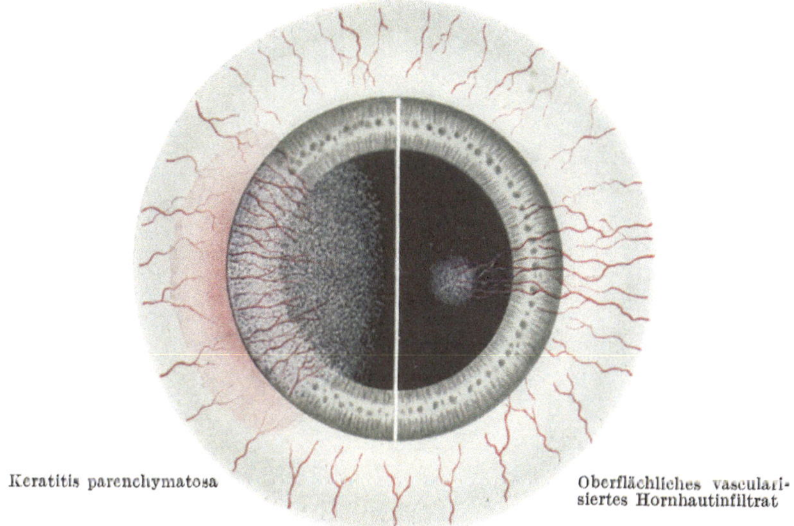

Abb. 59. Links: Infiltration der tiefen Hornhautschichten, wie z. B. bei Keratitis parenchymatosa. Neben ciliarer Injektion ist die tiefe Vascularisation kennzeichnend. Rechts:
Von conjunctivaler Injektion begleitete conjunctivale Vascularisation (z. B. Pannus
scrophulosus) bei einem Infiltrate der Hornhautoberfläche.

Keratitis parenchymatosa (Keratitis interstitialis). Die Erkrankung
setzt mit einer zunächst nur auf einen schmalen Limbusteil beschränkten
conjunctivalen und vor allem ciliaren Injektion ein, hervorgerufen
durch eine zarte wolkige Trübung *in den mittleren und tiefen Hornhautschichten* an dieser Stelle (Abb. 59). Bald läuft diese diffuse Infiltration um die ganze Peripherie der Cornea herum, hie und da kleine
Zungen nach der Hornhautmitte zu vortreibend. Ihr folgt die am Limbus
sich weiter ausbreitende ciliare und conjunctivale Injektion. Über den
getrübten Stellen verliert die Hornhautdecke ihren Glanz. Allmählich
wird die peripher entwickelte Infiltration breiter; sie dringt allseitig
mehr und mehr nach dem Zentrum zu vor. Auf der Höhe der Erkrankung fällt die ganze Hornhaut der in den tiefen Schichten sich
ausbreitenden Infiltration anheim. Ihre Oberfläche wird dann überall
matt, ihr Gewebe sieht gleichmäßig grau aus, umgeben am Limbus von dem breiten, dunkelroten, verwaschenen Hof der ciliaren

Injektion. Bei der Füllung der in der Lederhaut verlaufenden Ciliargefäße
bleibt es jedoch nicht lange; bald sprießen von diesen aus feine, sich
immer wieder in zwei Äste teilende, miteinander nicht anastomosierende
„besenreiserartige“ Gefäße (s. Abb. 54, S. 52) in die mittleren und
tiefen Lagen der Hornhautlamellen hinein und können als *„tiefe Vascularisation“* eine solche Mächtigkeit erreichen, daß die Hornhaut wie
eine graurote Masse aussieht. Stets löst sich der rote Schein aber
bei Lupenvergrößerung in ein System annähernd radiär verlaufender
feiner Gefäße auf, die am Limbus in die intensiv gerötete Sclera untertauchen (Abb. 60). Darüber liegt ein aus den Bindehautgefäßen vor-
geschobenes oberflächlich entwickeltes Gefäßnetz. Hat die Erkrankung

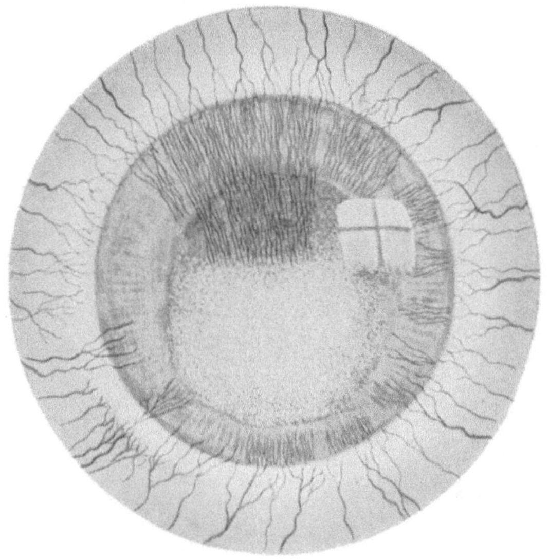

Abb. 60. Keratitis parenchymatosa. Die Trübung hat die ganze Hornhaut überzogen. Das
Stadium des Einsprießens von tiefen Gefäßen ist erreicht. Links unten treten auch
oberflächliche (conjunctivale) Gefäße über den Limbus auf das Gebiet der Hornhaut über.

einige Wochen oder Monate bestanden, dann machen sich Heilungs-
symptome geltend; und zwar sehen wir das Leiden die Hornhaut auf
demselben Wege verlassen, auf dem es gekommen war. Zunächst setzt
in der Peripherie eine leichte Aufhellung ein. Bald findet sich schon ein
halbwegs klarer Gürtel am Limbus, der nun allmählich breiter wird, so
daß in einem späteren Stadium der Heilung die ehemals die ganze
Hornhaut bedeckende Trübung als eine graue Insel in der Mitte liegt.
Auch diese zieht sich nun mehr und mehr zusammen, um allmählich
zu verschwinden, indem gleichzeitig das neugebildete Gefäßsystem
wieder erlischt. Ebenso erlangt die Hornhaut ihren Glanz zurück.

Beobachten wir während der Erkrankung die Iris, dann sehen
wir sie sekundär mitbeteiligt. Unter dem Einflusse des starken
Füllungszustandes der Ciliargefäße verliert sie ihre Kontraktilität; die
Pupille neigt zur Verengerung. Die Farbe der Regenbogenhaut spielt
ins Grünliche, die feine Zeichnung der Bälkchen verschwindet, wird

verwaschen, und bald zeigen sich auch Verklebungen der Irisrückfläche mit der vorderen Linsenkapsel. Die für *Iritis plastica* charakteristischen hinteren Synechien (s. S. 71) setzen ein. Erst mit Nachlassen der schweren Hornhautsymptome weicht auch die Erkrankung der Iris.

Dabei ist die Regel, daß *beide Augen, wenn auch nicht gleichzeitig, so doch nacheinander erkranken.* Was sich auf der einen Seite eben abgespielt hat, setzt auf der anderen Seite ein. Sehen wir daher die ersten Anzeichen der Keratitis parenchymatosa an einem Auge, dann können wir die über viele Monate sich erstreckende Leidenszeit, auch das Geschick des zweiten, vorerst noch ganz gesunden Auges vorausahnen.

Ein gewisses Verständnis vom Wesen des eigentümlichen Prozesses gibt uns die pathologische Anatomie. Sie lehrt uns zunächst, daß wir zwar eine Entzündung aber keine Zerstörung des Hornhautgewebes vor uns haben. Was klinisch als wolkige, oft in kleine Pünktchen auflös-bare Trübung erscheint, ist in Wirklichkeit eine nur vorübergehende Schädigung der Hornhautsubstanz, deren Eiweiß abgebaut wird, um später wieder transparent zu werden. Außerdem lockt die Entzündung Schwärme von Wanderzellen herbei, wie wir das stets sehen, wenn im Organismus zugrunde gehendes Material weggeschafft werden soll. Die hineinsprießenden tiefen Gefäße haben denselben Zweck und bringen außerdem Material zum neuen Aufbau an die erkrankten Stellen. Daher

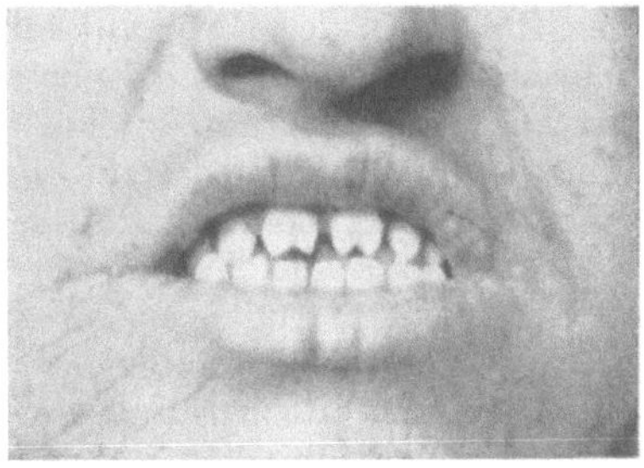

Abb. 61. „Hutchinsonsche" Zähne. Am Mundwinkel abgelaufene hirschgeweih-ähnliche Rhagaden.

sehen wir mit dem Eintritt der Gefäßneubildung klinisch den Umschwung zum Besseren sich vorbereiten. Wir verstehen aber auch, daß diese mit so schweren Trübungen einhergehende Erkrankung einer auffallenden Besserung fähig ist. Im Gegensatz zum Substanzverlust bei geschwürigen Prozessen, die nur unter Anbildung von Bindegewebe ausheilen können, wird hier Baustein für Baustein ausgewechselt. Nur in den aller-schwersten und besonders stürmisch verlaufenden Fällen gesellt sich eine dichte Narbenbildung hinzu. Deswegen sind wir oft erstaunt, daß wir in einer Hornhaut, die noch vor einem halben Jahre direkt grau-rot aussah, Mühe haben die zurückgebliebenen Trübungen zu finden.

Die Prognose ist also relativ gut, wenn auch in einem gewissen Teile der Erkrankungen kein zufriedenstellendes Sehvermögen wieder gewonnen wird, ja unter Umständen dichte Trübungen dauernd zurückbleiben.

Die Ursache ist fast immer *Lues congenita.* Unter ihrem Einflusse erkranken die Patienten im durchschnittlichen Alter von 6—18 Jahren, also in einer Zeit, die besondere Ansprüche an die Entwicklung stellt. In über 90% der Fälle ist die Wassermannsche Reaktion positiv. Die Keratitis parenchymatosa bildet in der für kongenitale Lues wichtigen Symptomentrias von Hutchinson das bemerkenswerteste Kennzeichen. Neben ihr wird eine eigentümlich tonnenförmige Bildung der Schneide-zähne (Abb. 61) und eine auf nervösen Störungen beruhende Schwer-hörigkeit beobachtet. Nur in einem kleinen Prozentsatz der Fälle fällt die Blutprobe negativ, dafür aber die Tuberkulinreaktion positiv aus. Dann weicht auch zumeist der spätere Verlauf vom Typus der Keratitis parenchymatosa ab, vor allem insofern die Erkrankung oft einseitig bleibt.

Eine voll befriedigende Erklärung über den Zusammenhang der Lues congenita mit der Keratitis parenchymatosa läßt sich zur Zeit noch nicht geben. Es werden syphilitische Prozesse an den Wandungen der Gefäße des Randschlingennetzes angeschuldigt, da ihre Unterbindung einen ähnlichen Prozeß auslöst. Jedenfalls entspricht das mikroskopische Bild durchaus nicht demjenigen einer syphilitischen Entzündung des Hornhautgewebes selbst. Vielleicht handelt es sich um komplizierte Vorgänge bei der Immunisierung des Gesamtorganismus gegen die kongenitale Spirochätose.

Da wir keine echt luetische Erkrankung der Hornhaut selbst vor uns haben, sondern nur Begleiterscheinungen, ist unsere Behandlung nicht sofort von einem Erfolge gekrönt. Wir haben nur die Aufgabe, den Prozeß in der Hornhaut möglichst schnell und ohne Hinterlassung schwerer Trübungen zum Ende zu bringen und die Komplikation seitens der Iris hintanzuhalten. Lokal verordnen wir daher Atropin und warme Umschläge. Außerdem setzt eine antiluetische Kur mit Salvarsan und Inunktion ein; bei Tuberkulose die Tuberkulintherapie. Wir machen bei der luetischen Form aber immer wieder die Beobachtung, daß wir das zweite Auge vor der späteren Mitbeteiligung an dem Leiden nicht zu schützen vermögen.

Wenn der Reizzustand vorüber ist, beschleunigt man die Aufhellung der Trübungen durch Massage mit $1^0/_0$iger gelber Quecksilberpräzipitatsalbe, bei empfindlichen Augen zunächst mit $1^0/_0$iger Cocainsalbe (Cocain. mur. 0,1; Aq. q. s.; Vaselin ad 10,0).

Das Hornhautgeschwür (Ulcus corneae). Ein Hornhautgeschwür kann auf zwei verschiedenen Ursachen beruhen. Es kann sich gewissermaßen von innen heraus und von außen nach innen entwickeln. Das eine Mal kommt es dadurch zustande, daß die über einem Infiltrat liegenden Hornhautlamellen samt Epithel und BOWMANscher Membran sich abstoßen *(gewöhnliches, z. B. skrofulöses Hornhautgeschwür)*, und das andere Mal dringen Bakterien vom Conjunctivalsack aus in die Hornhaut hinein und bringen durch Einschmelzung des Gewebes eine Ulceration zuwege *(z. B. Ulcus corneae serpens, Pneumokokkengeschwür)*. Man kann auch sagen, daß das gewöhnliche Geschwür nicht infektiöser Natur ist, während das Ulcus serpens stets durch die Wirkung von Infektionserregern hervorgerufen wird.

Das gewöhnliche Hornhautgeschwür (Ulcus corneae scrophulosum). Der Beginn ist das Infiltrat (s. S. 51). Schon über diesem ist die Hornhautoberfläche matt; das feste Gefüge der Epithelzellen ist gelockert. Da bedeutet es nur einen Schritt weiter, wenn sich die Epithelzellen abstoßen und die nunmehr der schützenden Decke beraubten, über dem Infiltrat liegenden Hornhautlamellen absterben oder abgestoßen werden. Wir haben dann einen Substanzverlust an der Hornhautoberfläche, dessen Grund von dem ehemaligen Infiltrat gebildet wird. Sonst hat sich an dem Bilde nichts geändert. Diese Geschwüre haben wenig Neigung zum Fortschreiten, andererseits aber auch oft ebensowenig zur Heilung. Meist tritt erst dann ein Umschwung ein, wenn eine ausreichende Vascularisation das Geschwür erreicht hat und damit die Aussichten besserer Ernährung gestiegen sind. Die Heilung geschieht durch Bildung von Bindegewebe, das zunächst noch nicht in voller Höhe den Substanzverlust ausgleicht. In einem solchen Stadium erscheint das Geschwür durch Hinüberwachsen des Hornhautepithels zwar schon wieder mit glatter Oberfläche, doch findet sich eine Facette (spiegelnde Delle), die erst allmählich durch weitere Zunahme des Bindegewebes bis zum Niveau der übrigen Hornhautoberfläche gehoben wird. Solange das Geschwür in den vorderen Lagen der Hornhaut sitzt, wird die Iris nicht in Mitleidenschaft gezogen.

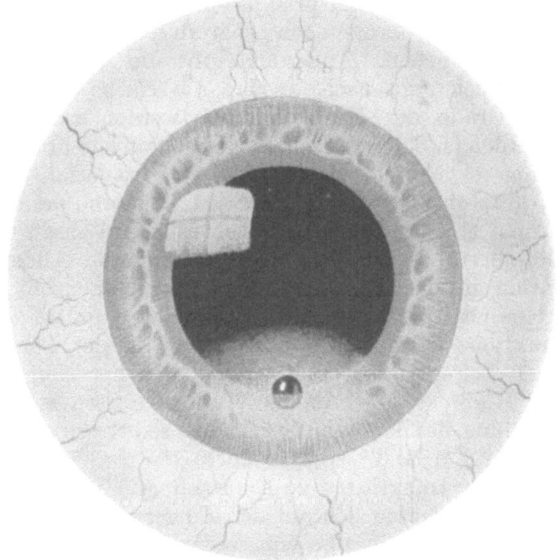

Abb. 62. Keratocele innerhalb eines in Abheilung befindlichen ehemaligen Ulcus corneae.

Greift es aber in die Tiefe, dann wird die Iris mit gereizt und antwortet mit Entzündung. Es kommt zu Iritis mit hinteren Synechien (s. Abb. 76, S. 71.)

In schweren Fällen kann das Geschwür durch die ganze Dicke der Hornhaut durchbrechen. Allmählich wird der Boden des Ulcus immer dünner, bis schließlich nur noch die widerstandsfähige hintere Glashaut, die DESCEMETsche Membran stehenbleibt. Durch ihre Elastizität kann diese Haut sich wie ein *Bruchsack* in das Geschwür vorwölben *(Keratocele)* (Abb. 62), bis auch sie endlich erliegt und platzt. Dann stürzt das Kammerwasser heraus und die vordere Kammer fließt ab. Nach geschehener Perforation kommt die Irisvorderfläche, eventuell auch die Linsenvorderfläche (im Pupillarbereich) mit der Hornhauthinterfläche in Berührung. Je nach der Lage der Lochbildung sind verschiedene Folgen zu erwarten. Bricht ein Geschwür in der Peripherie der Hornhaut durch, dann besteht die Möglichkeit, daß die Iris in die Öffnung vorfällt *(Irisprolaps)* und dort einheilt. Sie kann auch, ohne wirklich wie ein

Bruchsack sich vorzustülpen, nur an der sich bildenden Narbe festhängen bleiben *(vordere Synechie)*. Zentral gelegene Durchbruchstellen wiederum vermögen durch Übergreifen des entzündlichen Prozesses auf die vordere Kapsel der nach Abfluß des Kammerwassers an die Hinterfläche des Hornhautgeschwürs zu liegen kommenden Linse eine Verdickung dieser Haut in Gestalt einer Cataracta polaris anterior (s. S. 116) herbeizuführen. Wir haben dann nach Abheilung und Wiederherstellung der Vorderkammer in der Mitte der Pupille einen grellweißen Fleck auf der Linse.

Von allen diesen Komplikationen ist der Irisprolaps die schlimmste Folge; denn das Hineinlegen der Iris in die Durchbruchsöffnung verhindert einen guten Schluß der Hornhautlücke durch Bindegewebsneubildung. Ein eingeheilter Irisprolaps bildet immer einen Ort geringerer Widerstandskraft und kann noch späterhin Anlaß zum spontanen Platzen der Narbe geben. Außerdem gibt die vorgefallene Iris dem intraokularen Druck gern nach, so daß die Narbe vorgebuckelt wird. Die einzelnen Grade der Narbenbildung werden noch weiter unten beschrieben werden (s. S. 63). Wenn ein Hornhautdurchbruch droht, muß die Behandlung so geleitet werden, daß ein Irisvorfall möglichst verhindert wird. Sitzt das Geschwür näher dem Zentrum, dann träufelt man reichlich Atropin ein, damit die Iris sich maximal zusammenzieht und mit ihrem Pupillarrande peripher zu liegen kommt. Andernfalls, wenn eine Perforation in der Peripherie der Hornhaut droht, veranlassen wir durch Eserineinträufelung den Sphincter pupillae zu möglichst fester Kontraktion; dann sind die Irisfasern in der Peripherie durch einen kräftigen Zug gespannt und widerstehen der Neigung, mit dem abströmenden Kammerwasser in die Wunde gerissen zu werden.

Die Behandlung des Hornhautgeschwürs selbst erfordert unter allen Umständen einen Verband. Gilt es doch, die durch die Nekrose entstandene Lücke vor Infektionen zu schützen, wie sie so leicht eintreten können, wenn die Patienten sich mit den Fingern im Auge herum reiben. Wir streichen auch Atropinsalbe ein, wirken damit beruhigend auf die Iris und glätten mit der Salbe die Geschwürsränder, so daß das lästige Reiben an der Lidhinterfläche aufhört. Droht eine Perforation, so legt man den Verband etwas fester mit reichlicher Polsterung als Druckverband an. Bettruhe ist in schweren Fällen unerläßlich. Nach erfolgter Heilung erleichtern wir durch Massage mit Quecksilberpräcipitatsalbe die Aufhellung der Narben.

Das infektiöse Hornhautgeschwür (Ulcus corneae serpens). Durch das intakte Hornhautepithel können nur wenige Erreger hindurchdringen; so z. B. der Gonokokkus und der Diphtheriebacillus (s. S. 43; 44). Ihnen wohnt die Fähigkeit inne, auch die unversehrte Hornhautdecke anzugreifen. Der Erreger des typischen Ulcus serpens ist aber der *Pneumokokkus*, dem diese Eigenschaft abgeht. Minimale Verletzungen des Hornhautepithels müssen ihm erst den Weg bahnen, damit er in das Hornhautgewebe eindringen kann. Bei vielen Fällen von Tränensackeiterung finden sich im Eiter, der in die Lidspalte quillt, Pneumokokken, und doch bleiben die Patienten so lange vor dem Geschwür bewahrt, bis eine geringfügige, oft an sich ganz harmlose Schädigung der Epitheldecke der Hornhaut einsetzt. *Der Zusammenhang des Ulcus serpens mit einer Verletzung oder vorangegangenen Abstoßung des Epithels* *(nach Herpes corneae, Phlyktäne, Ulcus scrophulosum usw.) ist versicherungstechnisch äußerst wichtig.* Stets ist eine genaue Anamnese bei Beginn der Behandlung aufzunehmen, da später oft genug alle möglichen Ursachen geltend gemacht werden, damit ein Rentenanspruch berechtigt erscheint.

Befallen werden mit Vorliebe ländliche Arbeiter, Steinklopfer und andere, die häufig Fremdkörper ins Auge bekommen. Bevorzugt ist das höhere Alter, wohl infolge der geringen Widerstandsfähigkeit der Hornhaut. Wie die Hornhautverletzungen, so liegt auch das Ulcus serpens fast stets in der unteren Hälfte, entsprechend der Beziehung zur Lidspalte.

Sehen wir ein eben entstehendes Ulcus serpens, dann erscheint es als ein kleiner weißer Punkt an der Hornhautoberfläche, der leicht gequollen etwas über das Niveau hervorragt. Er ist von einem hauchig getrübten Hofe umgeben und zeigt trotz der geringen Ausdehnung schon die Schwere des Prozesses durch das Auftreten einer heftigen ciliaren Injektion am Hornhautrande, einer zarten Trübung des Kammerwassers und einer deutlichen Iritis an. Bald senkt sich im Kammerwasser ein schmales Eiterexsudat als „*Hypopyon*" zu Boden. Wir erblicken am unteren Kammerwinkel eine oben

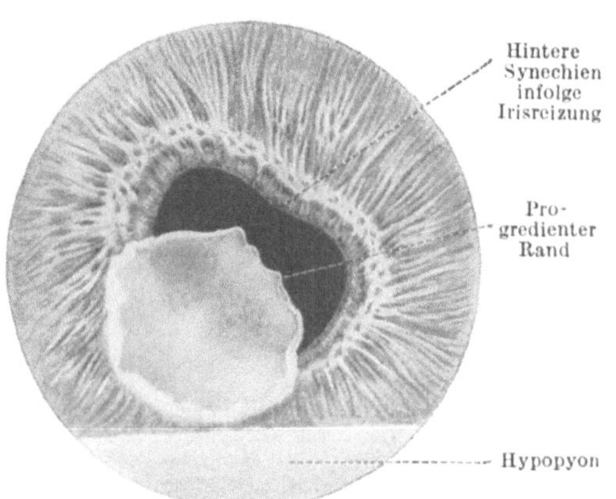

Abb. 63. Ulcus corneae serpens.

wagrecht begrenzte gelbe Masse. Schon am nächsten Tage hat die ehedem punktförmige Infiltration in der Hornhautdecke Fortschritte gemacht. Nach dieser oder jener Richtung ist ein weißgelber Fortsatz in das bislang noch gesund gewesene Gewebe vorgeschoben. In der Mitte hat sich durch Abstoßen nekrotischer Partien ein Substanzverlust gebildet, der schmierig belegt ist. Jetzt ist schon ein richtiges kleines Geschwür vorhanden (Abb. 63). Auch die Ansammlung des Eiters in der Vorderkammer hat zugenommen, das Hypopyon ist gestiegen, die Iritis hat zu einzelnen Verklebungen des Pupillarrandes mit der Linsenkapsel (hinteren Synechien) geführt. Nun können zwei Möglichkeiten eintreten: Entweder setzt sich das Geschwür in der Oberfläche der Hornhaut fort, kriecht also in die Breite, oder es schmelzen die mittleren und tiefen Hornhautlamellen ein, so daß frühzeitig ein Durchbruch der Hornhaut zustande kommt. Meist schreitet es zunächst in den oberflächlichen Schichten weiterwuchernd fort, während die tiefen Schichten erst allmählich hinschwinden. Immer aber können wir mit einer gewissen Bestimmtheit voraussagen, nach welcher Richtung das Geschwür am nächsten Tage Raum gewonnen haben wird; denn dort, wo es eine grellweiße Stelle, sei es als Rand- oder als Bodenbelag, zeigt, liegt ein Ausbreitungszentrum, von dem aus neues Gebiet angegangen wird.

Die pathologische Anatomie gibt' uns über den Zusammenhang vollkommenen Aufschluß. Es ist in der Hornhaut zu einer Kolonienbildung von Pneumokokken gekommen, deren Stoffwechselprodukte einesteils das Gewebe zur Nekrose bringen, andernteils aber in die Hornhautsubstanz diffundieren, auch quer durch die Hornhaut hindurch ins Kammerwasser und damit an die Iris gelangen. Die Folge dieser sich überall hin verbreitenden chemischen Absonderungen der Kolonien ist das Heranziehen von Wanderzellen, die nun in den engen Spalten der Cornea nach dem gefährdeten Bezirk zuwandern und dort,

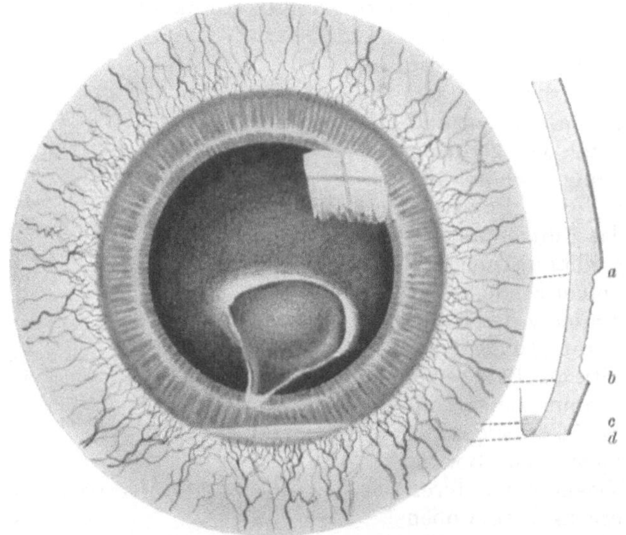

Abb. 64. Ulcus corneae serpens (Pneumokokkeninfektion). Das Geschwür zeigt am rechten und linken Rande eine weiße Begrenzung (Leukocyteninfiltration), ebenso an der Spitze des Fortsatzes unten. An diesen Stellen ist ein Fortschreiten des Prozesses zu erwarten. *a—b* Ausdehnung des Ulcus; *c—d* Ausdehnung des Hypopyons; *d* unterer Umfang des Kammerwinkels.

wo die Pneumokokken liegen, einen dichten Wall bilden. Der Leukocytenring stellt sich klinisch als grellweiße Infiltration dar und verrät uns den Ort der Pneumokokkenansammlung, damit aber auch die Stelle des Ulcus, von der ein Weiterkriechen zu erwarten ist (Abb. 64). Auch aus den Irisgefäßen wandern durch den Reiz angezogen Leukocyten aus, nur gelangen sie nicht an das Ziel, sondern fallen im Kammerwasser als Zellansammlung, d. h. Eiterschichte zu Boden. Das Hypopyon ist also eine Reaktion des Auges auf die Infektion, aber, solange die Hornhaut noch undurchbrochen ist, selbst steril.

Mit der Dauer des Prozesses wird die Hornhaut mehr und mehr zerstört. Wenn die eiterige Einschmelzung des Gewebes in die Tiefe vordringt, droht die Gefahr eines Durchbruchs und Irisvorfalls. Bei mehr flächenhafter Ausdehnung des Ulcus aber führt die Verdünnung der Hornhaut leicht dazu, daß sie dem intraokularen Druck nicht mehr genügenden Widerstand entgegen setzen kann. So kommt es zu einer teilweisen oder vollkommenen Vorbuckelung. An die Perforation der Cornea schließt sich oft eine totale Vereiterung des gesamten Bulbusinhalts an. Wir sehen dann das höchstgradig entzündete Auge von gewulsteter und geschwollener Conjunctiva umgeben und auch die Augenlider ödematös und schwer beweglich. Der Bulbus ist infolge entzündlicher Infiltration des Orbitalfettgewebes vorgetrieben und förmlich eingemauert. Durch die weggeschmolzene Hornhaut wird die Iris zum Teil freigelegt; aus der Pupille schimmert der Eiter des Glaskörpers durch. Das Auge ist unter erheblichen Schmerzen an *„Panophthalmitis"* erblindet (s. S. 129).

Die *Behandlung des Ulcus serpens* ist, wenn sie frühzeitig einsetzt, dankbar, bei weit vorgeschrittenen Prozessen dagegen schwierig und oft vergebens. Alles kommt darauf an, daß man die in die Hornhaut eingedrungenen Pneumokokken abtötet, bevor sie größere Gebiete zum Einschmelzen bringen können. Zunächst gilt es nachzusehen, ob der Tränensack die Quelle einer Eiteransammlung und damit der Pneumokokken ist. Ein Druck auf den Tränensack (Abb. 42a, S. 35) überzeugt uns, ob Eiter aus den Tränenpünktchen quillt. Ist dies der Fall, dann muß der Tränensack unverzüglich exstirpiert werden. Lokal ist Atropin zur Bekämpfung der Iritis nötig. Die Hauptaufgabe unserer Therapie gilt aber dem Geschwüre selbst.

Um die eingedrungenen Keime abzutöten, bedient man sich der Einträufelung des chemotherapeutisch wirksamen Optochin (Äthylhydrocuprein) in 1 %iger salzsaurer Lösung. Meist reicht dieses Vorgehen nicht aus, weil das Mittel die im Gewebe liegenden Pneumokokken nicht erreicht. Zuverlässigere Erfolge gibt die Bestrahlung des Geschwürs mit ultraviolettem Lichte. Wenn trotzdem das Ulcus fortschreitet, muß man die Pneumokokkenherde mit Glühhitze zerstören.

Man benutzt dazu einen feinspitzigen *Galvanokauter,* doch genügt auch eine glühend gemachte Haarnadel. Schonender ist die Abbrennung mit dem Dampfkauter, da bei diesem Gerät die Spitze nur mit heißem Dampf so erhitzt wird, daß es genügt, um die Kokken zu töten, ohne unnötig gesundes Gewebe mit zu opfern. Täglich kontrolliert man das Geschwür. Zeigt sich irgendwo von neuem die Neigung zur Bildung weißer Linien und Herde, dann kommt der Kauter wieder dem Weiterkriechen des Ulcus zuvor. In der Zwischenzeit unterstützt ein feuchtwarmer Verband die zur Heilung erwünschte Hyperämie des Auges.

Ist das Geschwur auch durch Kauterisation nicht zum Stehen zu bringen oder ist es beim Beginn der Behandlung schon fast über die ganze Hornhaut hinweggekrochen, dann kommt man der drohenden Erweichung der Membran durch die *Querspaltung* zuvor. Wo das Geschwür in der Horizontalen die größte Längsausdehnung zeigt, wird an seinem Rande ein Schmalmesser mit der Schneide nach vorn, dem Rücken nach der Iris zu, ein- und am gegenüberliegenden Geschwürsrande wieder ausgestochen. Mit sägenden Zügen wird das vom Geschwür eingenommene Hornhautgebiet von hinten her gespalten. Mit Vollendung des Schnittes klafft also mitten in dem Ulcus ein horizontaler Spalt, durch den das Kammerwasser und mit ihm meist das Hypopyon austritt. Die Hornhaut sinkt ein, die Saftlücken sind von der Spannung befreit und ein regerer Stoffwechselaustausch wird in der Hornhaut angeregt.

Macula, Leukoma, Staphyloma corneae, Panophthalmitis. Heilt ein Ulcus ab, so kommen nachstehende Folgezustände zur Beobachtung. Da der Ersatz des Substanzverlustes nur auf dem Wege der Neubildung von undurchsichtigem Bindegewebe möglich ist, bleibt stets eine Trübung

zurück. Die zarteste ist der *Hornhautfleck (Macula)* (Abb. 65), der bei
porzellanweißer Beschaffenheit *Leukom* genannt wird (s. Abb. 68, S. 65

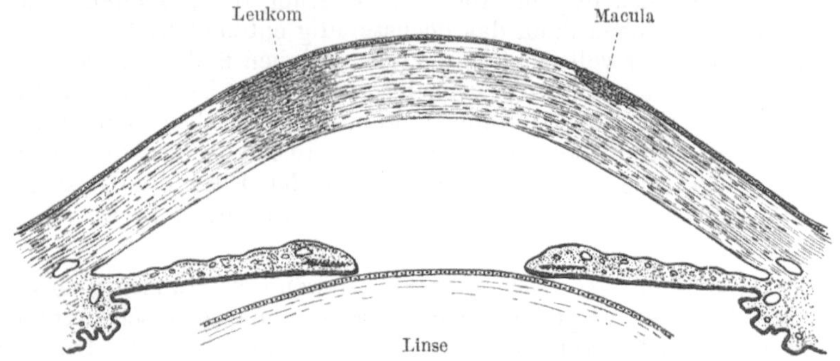

Abb. 65. Leukoma und Macula corneae.

und 71, S. 66).   War an der Stelle des Leukoms eine Perforation
ehedem vorhanden, so sprechen wir von einem *Leukoma adhaerens*

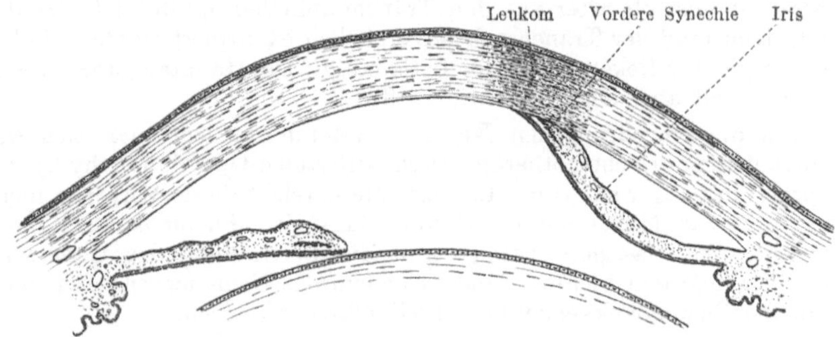

Abb. 66. Vordere Synechie (Leukoma corneae adhaerens).

(Abb. 65 und 68), wenn die Iris an der Hinterfläche der Narbe (Abb. 66)
mit einer vorderen Synechie angeheilt ist.   Dann ist die vordere

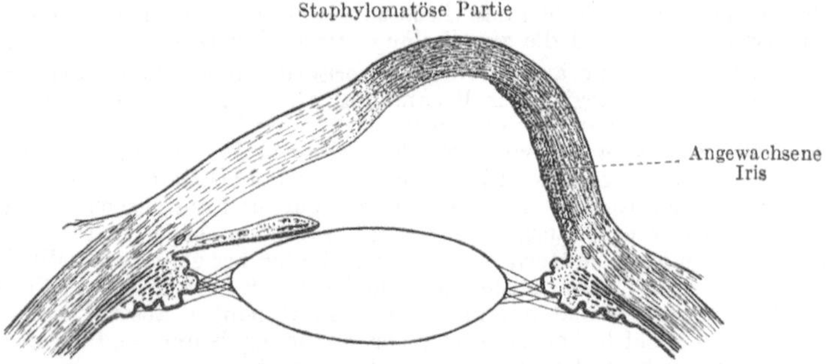

Abb. 67. Partielles Hornhautstaphylom. Rechts ist die Iris an der Hornhautrückfläche
angewachsen. Der Kammerwinkel ist hier verlorengegangen.

Augenkammer hinter dem Leukom abgeflacht, die Iris zipfelförmig nach
vorn gezogen.   Hat ein Irisprolaps (s. S. 60) die Wunde vorgebuckelt,

so entsteht eine *Leukoma adhaerens prominens*. Die Hornhaut trägt in einem solchen Falle einen hinten mit braunem Irispigment ausgekleideten Buckel. Bei größeren Vorwölbungen spricht man auch von partiellen Hornhautstaphylomen (Abb. 67 und 69), und, wenn die ganze Hornhaut durch Ektasie zu einer bläulichgrauen „Weinbeere" geworden ist, von totalem *Hornhautstaphylom* (Abb. 70).

Staphylome können infolge teilweiser Verdünnung ihrer Wand leicht platzen. Auch wirken sie ungemein entstellend. Deshalb werden sie operativ abgetragen, was bei der Gefahr, daß während der Operation das ganze Augeninnere ausfließt, nicht immer nach Wunsch gelingt. Dann bleibt nur Enukleation oder Exenteration des Bulbus als Ausweg.

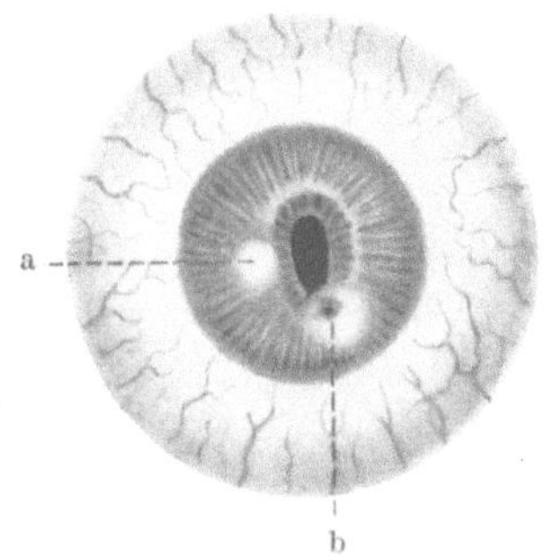

Abb. 68. a Leukoma corneae. b Leukoma corneae adhaerens mit Einheilen des unteren Pupillarrandes.

Bei eingetretener *Panophthalmitis* ist die Vornahme einer Enucleatio bulbi ein Kunstfehler; denn bei der Enukleation müssen wir die Sehnervenscheiden hinter dem Auge durchschneiden und können durch Einimpfung von Eitererregern in den Liquor cerebrospinalis leicht Meningitis purulenta verursachen. Deswegen wird nach Abtragung des vorderen Bulbusabschnittes der Scleralsack ausgelöffelt (*Exenteratio bulbi*), so daß Uvealtraktus, Netzhaut, Glaskörper und Linse restlos entfernt werden (s. auch S. 129).

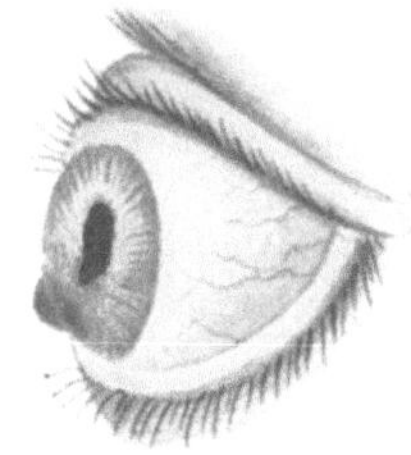

Abb. 69. Partielles Staphyloma corneae (Leukoma adhaerens prominens). Der untere Umfang der Iris ist vorgefallen gewesen und der Hornhautausbuchtung angeheilt.

Ist ein *zentrales Leukom* als Folgeerscheinung eines Ulcus corneae zurückgeblieben, so daß gerade die vor der Pupille liegende Hornhautpartie undurchsichtig geworden ist, so kann man durch eine *optische Iridektomie* helfen (Abb. 71). Indem man gleichzeitig aus kosmetischen und optischen Gründen das Leukom tätowiert, also schwarz färbt und damit den Strahlengang durch das Leukom hindurch völlig verhindert, vergrößert man durch einen Regenbogenhautausschnitt die Pupille so, daß sie mit einem zungenförmigen Fortsatz nicht mehr ganz von dem Leukom beschattet wird. Der Patient kann also nunmehr durch die neugeschaffene Öffnung an dem Leukom vorbeisehen.

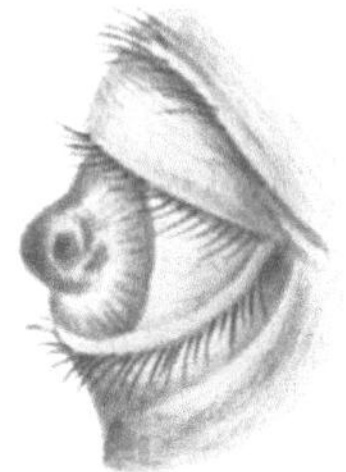

Abb. 70. Totales Staphyloma corneae.

Staphylom. Keratoglobus. Keratokonus. Wir sahen, daß nach Hornhautgeschwüren eine Vorbuchtung der erweichten Hornhaut eintreten kann, die man *Staphyloma corneae* nennt (Abb. 70 u. 72). Ein Staphylom ist stets aus undurchsichtigem Narbengewebe gebildet, durch welches das hinten anliegende pigmentierte Irisgewebe eigentümlich blauschwarz durchschimmert. Im Gegensatz zum Staphylom kommen noch zwei

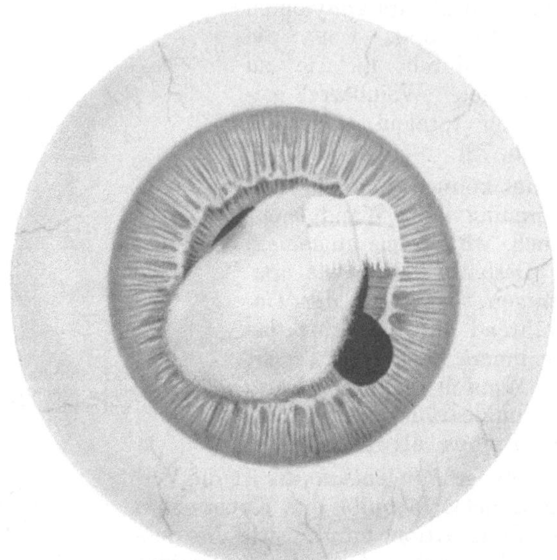

Abb. 71. Optische Iridektomie, seitlich nach unten bei Leukoma corneae, das die Pupille zudeckt.

andere Vorwölbungen der Hornhaut zur Beobachtung, die mit Hornhautgeschwüren nichts zu tun haben. Der *Keratoglobus* (Abb. 73) ist meist eine Teilerscheinung der bei juvenilem Glaukom (Buphthalmus,

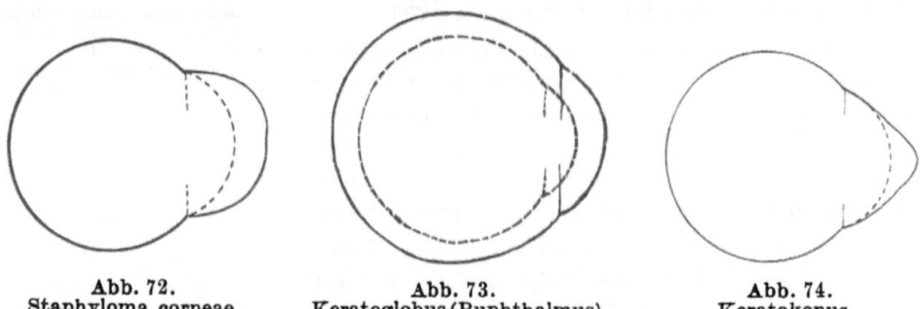

Abb. 72.
Staphyloma corneae.

Abb. 73.
Keratoglobus (Buphthalmus).

Abb. 74.
Keratokonus.

Die punktierten Linien zeigen den Umfang des normalen Auges an.

Hydrophthalmus; s. S. 143) auftretenden Vergrößerung des ganzen Auges nach allen Dimensionen. Wir haben dann eine große, kugelförmige Hornhautoberfläche. Die Cornea bleibt dabei transparent und läßt den Einblick auf die ebenfalls erweiterte und vertiefte vordere Kammer zu. Nur in seltenen Fällen fehlen die Anzeichen dafür, daß der Keratoglobus mit einem Buphthalmus zusammenhängt. Vom Keratoglobus unterscheidet sich der *Keratokonus* (Abb. 74) wiederum dadurch, daß das Gesamtauge seine normale Form behält und nur die

Hornhautmitte durch einen ganz allmählich einsetzenden Verdünnungsprozeß geschwächt dem intraokularen Druck nachgibt. So entsteht an Stelle der früheren Kugeloberfläche ein Kegel, dessen Spitze verdünnt ist, manchmal auch sekundär geschwürig einschmilzt. Man kann dem Prozeß entgegenarbeiten, indem man die Kegelspitze vorsichtig kauterisiert und zum Vernarben zwingt. Ein zufriedenstellendes optisches Resultat läßt sich auch erzielen, wenn man ein vom Fabrikanten künstlicher Augen hergestelltes schalenförmiges Kontaktglas auf die vordere Bulbuswand auflegt und dieses wie ein Glasauge tragen läßt.

Ulcus catarrhale, Randgeschwür. Im Anschluß an katarrhalische Zustände der Bindehaut kommt es zu kleinen *randständigen, halbmondförmigen Geschwürchen*, die in den oberflächlichen Hornhautlagen des Limbus sitzen und wenig Heilungstendenz zeigen. Sie werden bei alten Leuten dadurch begünstigt, daß der im Alter auftretende *Greisenbogen (Arcus senilis)* auf einer fettigen Infiltration der Hornhautschichten am Limbus beruht. Diese entarteten Randgebiete sind wenig widerstandsfähig und neigen manchmal zu rezidivierenden Randgeschwüren. Man behandelt dergleichen Geschwürchen am besten mit Salbenverbänden (Einstreichen von Vaselin, unter Umständen Atropin-Cocain-Salbe in die Lidspalte und Verband).

Degenerative Hornhauterkrankungen. Bei atrophischen kleinen Kindern beobachtet man eine eigentümliche Glanzlosigkeit der Bindehaut *(Xerose)* und einen geschwürigen Zerfall der Cornea, die rasch wegschmilzt, wenn nicht rechtzeitig zugegriffen wird *(Keratomalacie)*. Der Zustand kündet eine schwere Ernährungsstörung des Gesamtorganismus an, die zumeist auf das Fehlen des fettlöslichen Vitamin A, aber auch auf heftige Darmkatarrhe zurückzuführen ist. Zusatz geringer Mengen von Lebertran zur Nahrung, unter Umständen auch nur Einträufeln in den Mund, begünstigt die Heilung.

Ferner erzeugt *Lähmung des Facialis* durch Klaffen der Lidspalte eine Austrocknung der Hornhautoberfläche *(Keratitis e lagophthalmo)*. Sie wird verhütet durch Verengerung der Lidspalte (s. Tarsorrhaphie, S. 31).

Desgleichen kommt bei *Lähmung des 1. Astes des Trigeminus* eine als *Keratitis neuroparalytica* bekannte geschwürige Hornhautdegeneration vor, der man ebenfalls am besten durch Verengerung der Lidspalte entgegenarbeitet. Die Hornhaut ist in solchen Fällen ganz anästhetisch. Bei Alkoholeinspritzungen ins Ganglion Gasseri oder Exstirpation desselben wegen Trigeminusneuralgie kommen dergleichen Zustände leicht zur Beobachtung.

Schließlich sei noch die *bandförmige Keratitis* erwähnt, ein Leiden, dem blinde oder in dem Stoffwechsel geschädigte Augen anheimfallen können. Innerhalb der Lidspaltenzone bedeckt sich die Hornhautoberfläche mit kleinen Kalkplättchen, die zum Teil als Sequester durch das Epithel durchspießen und starke Unebenheiten der Hornhautoberfläche erzeugen können. Wegen ihrer Ausbildung in der horizontalen Linie von einem Limbus zum anderen nennt man die Affektion auch *queres Kalkband*.

Die Erkrankungen des Uvealtraktus.

Iris (Regenbogenhaut), *Corpus ciliare* (Strahlenkörper) und *Chorioidea* (Aderhaut) bilden ein zusammenhängendes Ganzes, den *Uvealtraktus*, der wegen seines Gefäßreichtums auch Tunica vasculosa genannt wird. Die Iris ist die Blende des optischen Systems und läßt am Kammerwinkel das abfließende Kammerwasser hindurchtreten, das Corpus ciliare ist die Quelle des Kammerwassers und Sitz der Akkommodationsmuskulatur, während die Chorioidea einzig der Ernährung der äußeren Netzhautschichten dient. Iris und Corpus ciliare haben sensible Nerven, die Aderhaut nicht, weswegen Erkrankungen der beiden erstgenannten Teile des Uvealtraktus häufig schmerzhaft sind, Erkrankungen der Chorioidea dagegen niemals.

Anatomische und physiologische Bemerkungen über Iris und Pupille.

Die Iris ist ein schwammiges Gebilde, das vom Kammerwasser durchtränkt wird. Ein System zahlloser außerordentlich contractiler Bälkchen von annähernd radiärer Anordnung ist durch vielfache Anastomosen und Verflechtungen zu einer Art Membran geeint und schließt seichtere und tiefere rautenförmig gestaltete Gruben (Krypten) zwischen sich. Die aus feinsten Fibrillen zusammengesetzten Bälkchen sind in steter Bewegung; bald werden sie kürzer und dicker, bald länger und entsprechend dünner. Dadurch ändert sich fortgesetzt die Weite der Pupille und die Gestalt der kleinen Gruben. Das Spiel der Pupille und der Bälkchen wird durch die in den hinteren Irisschichten liegende Muskulatur bewirkt, welche aus dem vom Oculomotorius innervierten Ringmuskel (Sphincter pupillae) und dem vom Sympathicus versorgten Dilatator besteht.

Die Tätigkeit dieser Muskeln ist der Willkür entzogen und wird von der Netzhaut aus durch einen Reflexbogen angeregt, der zunächst der Bahn der Sehnerven und der Tractus optici bis zu den Vierhügeln folgt, hier zu dem Kerne des Oculomotorius abzweigt und vom Boden des Aquaeductus über den Oculomotorius zum Ganglion ciliare und endlich zur Iris führt (s. Abb. 105, S. 114).

Das auslösende Moment sind 1. die Belichtungsschwankungen und Helligkeitsanpassungen der Netzhaut (Lichtreaktion). Der Einfluß dieser reflektorischen Erregung macht sich an beiden Augen in demselben Maße geltend, auch wenn das eine Auge von der Belichtung ausgeschlossen wird. Beide Pupillen sind also normalerweise stets gleich weit (konsensuelle Reaktion). 2. Die Pupillen werden enger, sobald die Konvergenz der Sehachsen beim Nahesehen eintritt (Konvergenzreaktion). 3. Der Füllungs- und Elastizitätszustand der in den feinen Irisbälkchen radiär verlaufenden Gefäße ist ebenfalls maßgebend. Starke Hyperämie (wie bei Iritis) erzeugt Tendenz zur Verengerung. Ebenso bewirkt die rigide Beschaffenheit der Gefäßwandungen im Alter eine Verengerung.

Demnach kommen folgende Störungen vor:

1. Amaurotische Starre. Der Reflexbogen ist durch die Störung der Lichtleitung in Netzhaut oder Sehnerv unterbrochen. Belichtung des blinden Auges bringt weder an diesem, noch an dem anderen eine

Änderung in der Pupillenweite hervor. Dagegen reagiert die Pupille des blinden Auges bei Belichtung des gesunden, da die konsensuelle Reaktion erhalten ist. Über die hemianopische Pupillenstarre s. S. 115.

2. Reflektorische Starre. Die Lichtleitung und damit der aufsteigende Schenkel des Reflexbogens ist zwar erhalten, aber der Bogen ist im Gehirn unterbrochen. Die Konvergenzreaktion wird davon nicht berührt. Die reflektorische Starre ist ein Hauptkennzeichen der Tabes dorsalis.

3. Absolute Starre. Jegliche Reaktion der Pupille ist aufgehoben.

Die Mydriatica (Atropin, Scopolamin) lähmen den Sphincter, die Miotica (Eserin, Pilocarpin) reizen ihn. Cocain bewirkt durch Erregung der sympathischen Fasern Kontraktion des Dilatator und damit Erweiterung der Pupille. Die stärkste Mydriasis kommt daher durch kombinierte Einträufelung von Atropin und Cocain zustande.

Unter *Anisokorie* versteht man den Zustand, daß beide Pupillen eine verschiedene Größe haben. Ebenso wie die öfters festzustellende Entrundung einer der beiden Pupillen ist dieser Befund auf die verschiedensten Ursachen zurückzuführen. Zunächst kommen organische Veränderungen am Auge selbst in Frage, so der Folgezustand einer Iritis, einer Verletzung, eines Glaukoms usw. In zweiter Linie spielen Erkrankungen des Zentralnervensystems eine Rolle, so die Tabes, die Lues cerebri und andere.

Das an der Hinterfläche der Iris in doppelter Lage vorhandene Pigmentepithel schimmert nur durch, wenn das Irisgewebe atrophiert. Es ist aber als der braune Ring am Pupillarsaum normalerweise sichtbar. Außerdem enthält die Iris im Stroma liegende Pigmentzellen (Chromatophoren), deren Reichhaltigkeit die Farbe der Regenbogenhaut bestimmt. Blaue Iris entspricht einem geringen, dunkle Iris einem starken Gehalt an Chromatophoren.

Die ungemein feinen Irisgefäße sind viel reichlicher vorhanden, als man es bei Betrachtung der Iris für möglich hält. Sie entziehen sich selbst bei Anwendung starker Vergrößerungen der Beobachtung, weil sie in die Fasermassen der Bälkchen eingehüllt sind. Bei Entzündungen füllen sie sich stärker und werden dann hie und da schon mit bloßem Auge sichtbar. Die Gesamtmasse des durch die Bälkchen durchscheinenden Blutes gibt dann der entzündeten Iris im ganzen einen grünlichen Schimmer.

Die Iriswurzel am Kammerwinkel ist der Beobachtung unzugänglich, wenn nicht besondere Apparate angewandt werden; denn diese Partie liegt bereits hinter der Sclera. Für die Pathologie ist dieses Gebiet aber deswegen besonders wichtig, weil hier durch das Bälkchensystem des Ligamentum pectinatum das Kammerwasser abfiltriert wird (siehe auch S. 7, Abb. 7), um durch den SCHLEMMschen Kanal das Auge zu verlassen.

An der Vorderfläche der Linse, auf welcher die Rückfläche des Pupillarteils der Iris frei beweglich hin und her gleitet, hat die Iris eine feste Auflage. Lockerung der Linse in ihrem Aufhängeapparat oder Fehlen der Linse hat daher *Irisschlottern (Iridodonesis)* zur Folge.

Erkrankungen der Iris und des Corpus ciliare.

Entzündungen der Iris (Iritis). Die *Entzündungen der Iris* ändern die Gestalt der Pupille, das Aussehen des Gewebes selbst und die Beschaffenheit des Kammerwassers. Der Gefäßreichtum prägt sich auch in den Symptomen der Entzündung aus. Um die Cornea herum läuft ein mehr oder weniger breiter, bläulich-roter Schein als Ausdruck einer Erweiterung der angrenzenden, in den Lederhautlamellen verlaufenden ciliaren Gefäße, welche das Irisgefäßsystem speisen (ciliare Injektion). Diese Injektion kann ringförmig oder stückweise am Limbus auftreten und alle Farbtöne vom zartesten Rosa bis zum dunkelsten Blaurot durchlaufen. Sie wechselt mit der Heftigkeit der Entzündung. (Näheres über den Gefäßverlauf gibt Abb. 4, S. 5.)

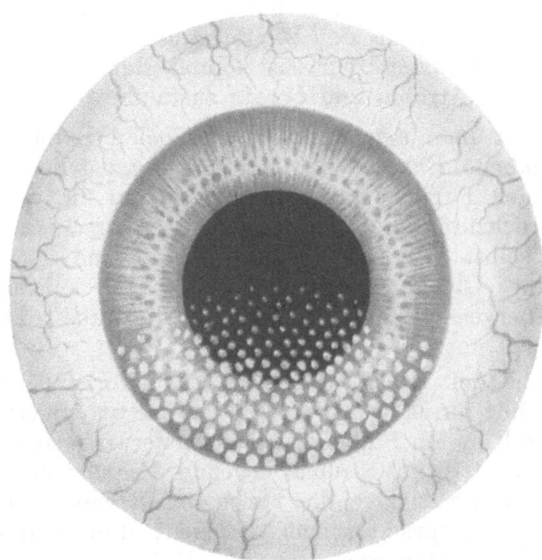

Abb. 75. Iritis serosa. Beschläge (Präcipitate) an der Hinterfläche der Hornhaut.

Die zarten Irisbälkchen verlieren ihre scharfe Zeichnung, werden starr und schwellen an. Dadurch bekommt die Iris ein verwaschenes Aussehen, infolge der Blutüberfüllung außerdem eine schmutzige Farbe, die ins Grünliche schillert. Das rege Spiel der Pupille wird verlangsamt, in schweren Fällen aufgehoben.

Bei Beobachtung mit sehr starken Vergrößerungen erkennt man, daß die Auflockerung des Gewebes regelmäßig von der unmittelbaren Nachbarschaft der Gefäße in den Bälkchen ausgeht. Die Fasern der Bälkchen erscheinen dann verfilzt und aufgetrieben. Vielfach wird die Verdickung des Gewebes später auch schon mit unbewaffnetem Auge sichtbar; es bilden sich kleine Erhabenheiten und Leistchen bis zu wirklichen Knötchen und Buckeln. Einzelne geschwollene Gefäße treten als rote Linien zutage. Als neugebildete Ästchen können sie auch die erkrankten Stellen umspinnen.

Das Kammerwasser bekommt durch die Irisentzündung pathologische Beimengungen. In einer Gruppe von Fällen, die man fälschlich als *Iritis serosa* bezeichnet, treten aus dem Pupillarrand der Iris und aus ihrer Vorderfläche feinste klebrige Absonderungen aus, die nur bei allerstärkster Vergrößerung sichtbar sind. Sie mengen sich dem Kammerwasser als zarter Hauch bei und setzen sich an der Hinterfläche der Hornhaut als ein feiner Nebel fest. Hie und da bilden die Teilchen durch Zusammenlagerung graue Tüpfelchen an der Rückwand der Hornhaut, die bei seitlicher Beleuchtung schon makroskopisch als „*Beschläge oder Präcipitate*" erkennbar sind (Abb. 75). Sie enthalten vielfach dann auch Beimengungen ausgewanderter farbloser oder pigmentierter Zellen des Irisstromas. Der Schwere folgend sitzen die feinsten Klümpchen oben, die größten unten an der Hornhauthinterfläche. Dabei pflegt in typischen Fällen sowohl die ciliare Injektion als auch die Verfärbung und Schwellung der Iris gering zu sein. Charakteristisch ist aber der außerordentlich chronische Verlauf und die Vertiefung der vorderen Augenkammer, die man früher dadurch erklären wollte, daß aus der Iris ausgetretenes Serum sich dem Kammerwasser beimengt. In Wirklichkeit verstopfen aber die klebrigen Klümpchen die Poren am Kammerwinkel und verhindern so den Austritt des Kammerwassers, welches nunmehr sich anhäuft und die Vorderkammer vertieft.

Die Iritis „serosa" hat deshalb auch hie und da sekundäre Steigerung des Augenbinnendruckes (Sekundärglaukom) zur Folge (s. S. 147).

In einer zweiten Gruppe wird das klinische Bild durch Ausscheidung fibrinhaltiger Exsudate aus der Iris beherrscht *(Iritis fibrinosa oder plastica)*. Stets sind die Entzündungserscheinungen dabei heftiger als bei Iritis serosa. Die ciliare Injektion ist ausgesprochen, eine schmutzige Verfärbung und Verwachsenheit der Iriszeichnung, sowie eine sehr charakteristische Tendenz zur Verengerung der Pupille sind die Begleitsymptome.

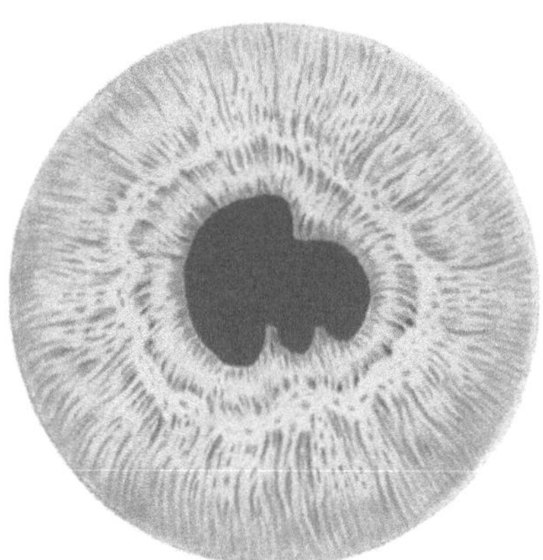

Abb. 76.   Hintere Synechien nach Iritis plastica.

Die Ursache ist eine starke Füllung der Blutgefäße und Schwellung der Iris, so daß die Membran sich in der Fläche ausdehnt und die Pupille sich nicht erweitern will. Selbst, solange die Iris noch keine Verwachsungen mit der Linsenkapsel eingegangen ist, wirkt daher Atropin nur unvollkommen.

Ihren Namen hat die Erkrankung aber von den *Fibrinausschwitzungen in das Kammerwasser*. Graue Wolken quellen aus der Iris heraus. Sie bleiben im Kammerwasser schweben und zeigen wenig Neigung sich zu senken (im Gegensatz zu eitrigen Exsudaten). Als „*Pupillarexsudat*" legen sie sich auf die vordere Linsenkapsel und als Verbindungsbrücken zwischen hinterer Irisfläche und Linsenkapsel heften sie den Pupillarrand auf der Kapsel fest. Zunächst sind diese *hinteren Synechien* noch lösbar (Abb. 76 u. 77). Anwendung von Atropin kann die Verklebungen noch sprengen, wenn auch zumeist Inselchen von festsitzenden Pigmentepithelzellen der Irisrückfläche den Ort der abgerissenen Synechie für immer kennzeichnen. Pigmentierte Beschläge und grauweiße aus organisiertem Fibrin hervorgegangene Tüpfelchen und Leistchen bleiben zurück. Bei längerem Bestehen des Leidens versagt die Wirkung des Atropins ganz; denn die starre Schwellung der Iris verhindert ihre Zusammenziehung. Dann wächst die Membran an den

Stellen der Synechienbildung fest auf der Linsenkapsel an. Das ehedem zarte Fibrin geht in eine derbe bindegewebige Schwarte über und schafft eine organische Verbindung zwischen Iris und Kapsel. Geht der Schwellungszustand der Iris später zurück, dann deckt die nunmehr möglich gewordene Atropinwirkung die Stellen der Synechien

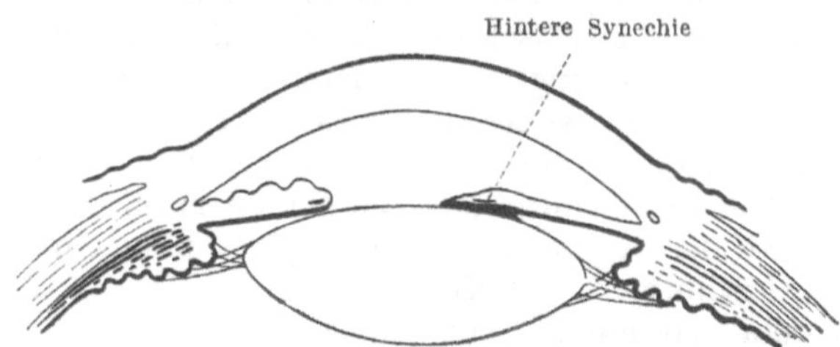

Abb. 77. Hintere Synechie (Pupillarrand links durch Atropinwirkung zurückgezogen).

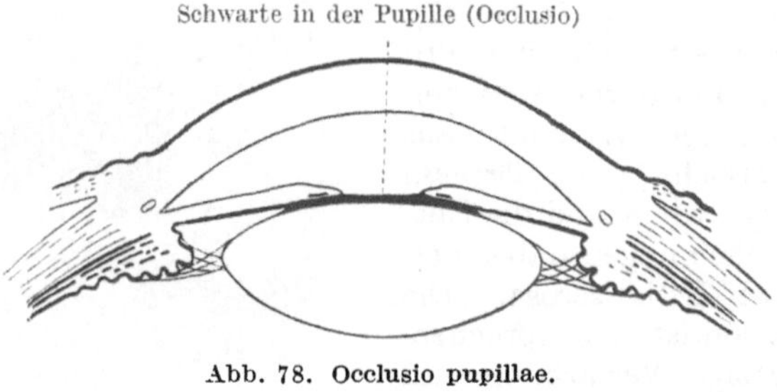

Abb. 78. Occlusio pupillae.

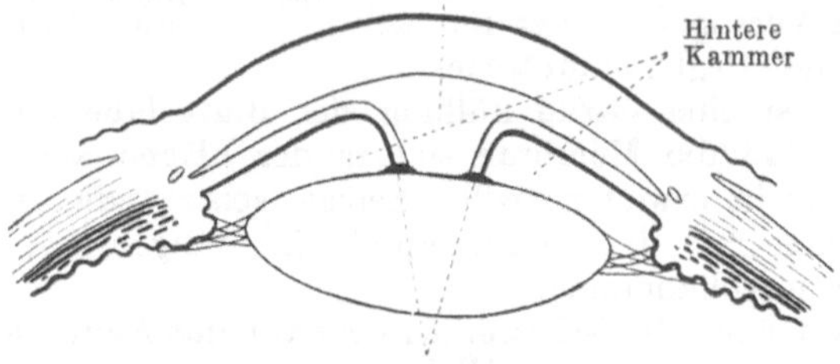

Abb. 79. Seclusio pupillae mit Ansammlung des Kammerwassers in der hinteren Kammer.

leicht auf. Wo sie sitzen, bleibt die Pupille eng; zwischen ihnen aber zieht sich der Pupillarrand zurück, so daß die Pupille eine zackige Gestalt annimmt. Vielfach erscheint die Pupille auch ohne Atropin in dieser für das Überstehen einer Iritis fibrinosa charakteristischen Form (Abb. 76).

Nach schwerer Erkrankung sehen wir häufig den Pupillarrand in seinem ganzen Umfange auf der Linsenkapsel angewachsen; dann ist natürlich die Atropinisierung völlig unwirksam. Nirgends vermag sich das Irisgewebe mehr zurückzuziehen. Der Zustand der *Seclusio pupillae* (Pupillarabschluß) ist eingetreten. Ist auch das im Pupillargebiet als

Pupillarexsudat ergossene Fibrin nicht resorbiert, sondern zu einer Schwarte eingedickt, dann ist die Pupille außerdem von einer grauen Membran zugedeckt, die auf der Linsenkapsel angewachsen ist. Eine solche *Occlusio pupillae* (Pupillarverschluß) ist selbstverständlich mit einer schweren Sehstörung verbunden (Abb. 78), die Seclusio dagegen schließt die Gefahr der sekundären Drucksteigerung und Erblindung durch Glaukom in sich, wenn nicht rechtzeitig die Verbindung zwischen hinterer und vorderer Augenkammer wiederhergestellt wird; denn das Kammerwasser kann nun nicht mehr aus der hinteren Kammer in die Vorderkammer übertreten und staut sich hinter der Iris an (s. Abb. 7, S. 7 und Abb. 79). Sie wird mit der Zeit wie ein Segel vorgebuckelt. Da sie am Pupillarrand mit der Kapsel festhängt, bildet ihr Gewebe um die Pupille herum einen nach hinten sich verjüngenden Trichter (Napfkucheniris).

Bei Seclusio ist daher eine Iridektomie wegen der Gefahr des Sekundärglaukoms angezeigt. Die gleiche Operation verschafft bei Occlusio durch Bildung einer neuen Pupille neben der ursprünglichen, aber zugelegten eine Hebung der Sehschärfe. (Optische Iridektomie, s. S. 66.) Nur ist die Richtung, nach welcher man den Regenbogenhautausschnitt (das „Kolobom") legt, verschieden. Bei der Seclusio pupillae wählt man die obere Irispartie, damit der Defekt unter dem oberen Lide verschwindet und nicht den Anlaß zu unnötiger Blendung gibt, während man bei der Occlusio pupillae natürlich die künstliche Pupille in die Lidspaltenzone setzt.

Als dritte Form der Iritis gilt die *Iritis suppurativa*. Sie ist durch Eiteransammlung in der Vorderkammer gekennzeichnet. Da der Austritt von Eiterkörperchen aus den Gefäßen aber ebensowohl auf Grund einer Anwesenheit von Eitererregern in dem vorderen Bulbusabschnitt als auch infolge Fernwirkung durch Toxine (siehe Ulcus corneae serpens, S. 62) herbeigeführt werden kann, ist die Iritis suppurativa durchaus kein einheitliches Krankheitsbild. Wir sehen sie zustande kommen: 1. nach infizierten durchdringenden Verletzungen der Bulbushüllen und Perforation von Hornhautgeschwüren. 2. Nach Eiterungen an anderen Körperstellen als Metastase in der Iris, so vor allem nach Puerperalfieber, septischen Prozessen und Endocarditis ulcerosa (metastatische Iritis purulenta). 3. Beim Ulcus corneae serpens (s. S. 62). Im Falle 1 und 2 sind die Eitererreger im Gewebe der Iris selbst anwesend, im Falle 3 sitzen die Erreger in der Hornhaut und führen durch ihre in das Kammerwasser diffundierenden Toxine nur die Auswanderung der weißen Blutkörperchen aus den Irisgefäßen herbei, so daß in diesem Falle der Eiter und die Iris selbst frei von Mikroben sind.

Hierdurch wird natürlich die Prognose beeinflußt. Wenn die pathogenen Mikroorganismen in der Iris eine eitrige Entzündung entfachen, dann besteht die Gefahr der Vereiterung des ganzen Auges. Solange aber das Augeninnere selbst von dem Eindringen von Eitererregern verschont bleibt und die Keime nur in der Hornhaut sitzen, ist die Prognose entsprechend besser.

Das Kennzeichen der Iritis suppurativa ist das *Hypopyon*, d. h. die Eiteransammlung am Boden der Vorderkammer (s. Abb. 63, S. 61). Bei erheblichen Entzündungserscheinungen der Iris findet sich in den untersten Teilen der vorderen Augenkammer eine gelbe Eiterschicht.

Die Iritis suppurativa als stärkster Ausdruck der Entzündung ist fast ausnahmslos mit einer Iritis fibrinosa, d. h. mit der Bildung von hinteren Synechien und Fibrinwolken im Kammerwasser verbunden.

Die eben geschilderten Symptome einer Iritis, die nach altem Herkommen als Iritis serosa, fibrinosa und suppurativa bezeichnet werden, sind in Wirklichkeit nur Glieder in einer Kette. Sie gaben in den Zeiten, als man die Iris noch nicht mit mikroskopischen Vergrößerungen in vivo betrachten konnte, wie jetzt mit dem Gerät der GULLSTRANDschen Spaltlampe (S. 8), die Veranlassung, in die Erkrankungen der Iris ein System zu bringen. Jetzt wissen wir, daß Iritis fibrinosa und serosa ohne scharfe Grenze ineinander übergehen, wenn auch noch beim Zustandekommen eines Hypopyons besondere Umstände zugegen sein müssen, und daher die Iritis suppurativa eine Sonderstellung einnimmt.

Fester umgrenzt ist die Einteilung der Iritis nach *ätiologischen Grundsätzen*, wenn auch hervorgehoben werden muß, daß man lediglich dem Aussehen nach niemals einen Schluß auf die Krankheitsursache ziehen darf. Selbst die jetzt mögliche Anwendung mikroskopischer Vergrößerungen bei Untersuchung des Auges gestattet uns nicht ein Urteil zu fällen, ob beispielsweise Lues oder Tuberkulose zugrunde liegen. Maßgebend ist stets die Allgemeinuntersuchung, die Anamnese und das Ergebnis der WASSERMANNschen und Tuberkulinreaktion.

Iritis syphilitica. Die Lues vermag im sekundären und im tertiären Stadium Veränderungen der Regenbogenhaut zu erzeugen. Im sekundären kann die Iritis ebensowohl unter dem Typus der serösen als auch der fibrinösen Form auftreten, ohne daß man wirkliche luetische Eruptionen zu sehen bekommt. In anderen Fällen wiederum finden sich kleine Knötchen (Papeln), die gelblich-speckig erscheinen und von einem feinen Blutgefäßkranze umsponnen sind. Sie können vereinzelt und zu mehreren vorkommen. Ihre Lokalisation im Gewebe ist dem Zufall anheimgegeben, wenn auch vielleicht der Pupillarrand und die unmittelbare Nachbarschaft der Pupille bevorzugt sind.

Im tertiären Stadium werden größere gelblich-schmierige Erhabenheiten, meist in der Einzahl, als Gumma beobachtet.

Die Behandlung im sekundären Stadium geschieht mittels Salvarsaninjektionen, Wismutpräparaten und Quecksilberschmierkur, im tertiären ist das Jod das souveräne Mittel.

Iritis tuberculosa. Auch bei der Tuberkulose sucht man oft vergebens nach wirklichen Knötchenbildungen in der Iris; denn die Herde sind so klein, daß nur das Bild einer Iritis serosa oder fibrinosa entsteht. Freilich kommen auch genug Fälle zur Beobachtung, die sichtbare kleine oder größere Tuberkel in dem entzündeten Gewebe aufweisen. Besonders auffallend sind dicke speckige Beschläge an der Hornhautrückfläche und im Kammerwinkel, die als echte Metastasen (im Kammerwasser wandernde Tuberkel) anzusprechen sind.

Nie ist die Iris Sitz einer primären Tuberkulose. Sie verdankt ihr Dasein vielmehr irgendeinem an einer anderen Körperstelle angesiedeltem Herde (meist in den Hilusdrüsen der Lunge), der selbst so klein sein kann, daß es nicht gelingt ihn aufzudecken. Ausschlaggebend ist daher die negative WASSERMANNsche Reaktion und die allgemeine oder lokale positive Reaktion auf Tuberkulin nach R. KOCH. Immer wieder macht man die Erfahrung, daß schwere tuberkulöse Veränderungen an der Lunge fehlen, ja daß die Patienten sich sonst völliger Gesundheit erfreuen, mithin sich in einem befriedigenden Immunitätszustand gegenüber der tuberkulösen Infektion befinden. Man gewinnt daher den Eindruck, daß gerade im Gebiete der vorderen Augenkammer dieser Schutz versagt.

Die Hauptgefahr liegt in der allmählich eintretenden Schwartenbildung im Pupillargebiet, Seclusio und Occlusio pupillae (S. 72), sekundärer Linsentrübung, sekundärem Glaukom und durch Übergreifen der Entzündung auf die rückwärtige Uvea in Glaskörpertrübungen, unter Umständen Netzhautablösung (S. 96).

Je frühzeitiger die Natur des Leidens erkannt wird, desto größer ist die Aussicht der Heilung, die vor allem dadurch sicherer zu gestalten ist, daß man Eigenblut in die vordere Kammer spritzt und dadurch die mangelnden Immunstoffe an die Herde heranbringt. Die lokale Therapie wird durch die Allgemeinbehandlung, vorzüglich mittels einer vorsichtig dosierten Tuberkulinkur unterstützt.

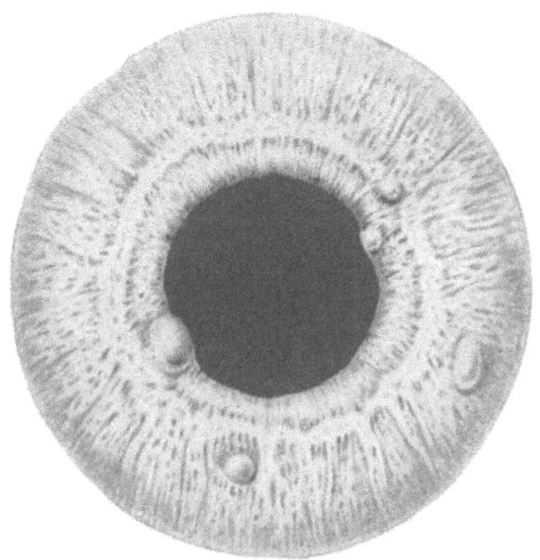

Abb. 80. Iritis mit Knötchen bei Tuberkulose.

Iritis rheumatica. Unter diesem Sammelnamen verbirgt sich wahrscheinlich eine Anzahl verschiedener Infektionen, die wir vorläufig noch nicht klinisch trennen können. So ist es unbestreitbar, daß eine große Zahl der als rheumatische Iritis angesprochenen Fälle anamnestisch eine vorangegangene Gonorrhöe ergibt, die jahrelang zurückliegen kann und in der Urethra längst geheilt ist. Vor allem die mit dichten klumpigen Fibrinergüssen in das Kammerwasser komplizierten Fälle rufen immer den Verdacht auf eine zugrunde liegende gonorrhoische Infektion wach. Sie reagieren am besten auf innerlich gegebene Salicylsäurepräparate.

Darüber hinaus kommen gelegentlich Entzündungen der Iris bei allen möglichen infektiösen Prozessen des Gesamtorganismus vor, so nach allgemeiner Streptokokken- und Staphylokokkeninfektion usw.

Die *lokale Behandlung einer Iritis* richtet sich nach den Symptomen. Immer werden warme Umschläge sehr angenehm empfunden, vor allem dann, wenn eine starke Reizung der Ciliarnerven mitspielt, die ins Auge, in die Stirn und in die Backe ausstrahlende Schmerzen hervorruft.

Ferner gibt man bei der Gefahr einer Synechienbildung, also stets bei Iritis fibrinosa, Atropin. Man darf aber nicht kritiklos bei allen Reizzuständen des vorderen Augenabschnittes die Pupille erweitern wollen; denn ein im Glaukomanfall befindliches Auge (Differential-diagnose, s. S. 147) kann auf den ersten Blick aussehen, als ob eine Iritis vorläge. Und Atropin bei Glaukom ist ungemein schädlich, seine Anwendung ein schwerer Kunstfehler!

Auch die Iritis serosa, bei der das angehäufte Kammerwasser eine Vertiefung der Vorderkammer herbeiführt, macht an sich leicht Drucksteigerung; deshalb ist es angebracht, hier mit Atropin recht vorsichtig zu sein.

Die Verletzungen der Iris durch stumpfe Traumen. Unter der Einwirkung eines Schlages auf das Auge kann der Pupillarrand der Iris einreißen, indem gleichzeitig ein Bluterguß in die Vorderkammer *(Hyphaema)* zustande kommt. Dann zeigt die Pupille eine dreieckige Ausbuchtung. Ferner ist auch eine Trennung der Iris von dem Corpus ciliare möglich (Abb. 81). In einem solchen Falle erblicken wir die Pupille abgeschrägt und an der entsprechenden Stelle in der Peripherie der vorderen Kammer eine dunkle schlitzförmige Lücke. Leuchten wir mit dem Augenspiegel in das Auge hinein, so bekommen wir aus dem schwarzen Spalt rotes Licht heraus, wie aus der Pupille selbst. Mithin hat das Auge zwei Pupillen, von denen die zentral

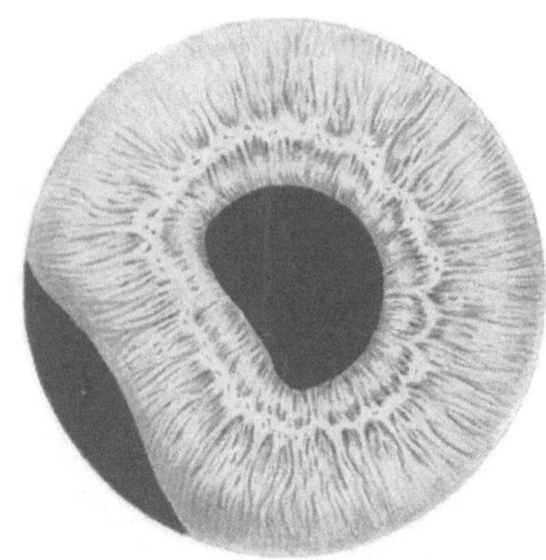

Abb. 81. Iridodialyse.

gelegene ein scharfes, die periphere nur ein unscharfes Bild auf der Netzhaut entstehen läßt. Die Folge ist, daß das Auge doppelt sieht (monokulare Diplopie). Bei sehr lästigem Doppeltsehen muß man unter Umständen die Hornhaut über der Rißstelle *(Iridodialysis)* durch Tätowieren undurchsichtig machen. Nach einem stumpfen Trauma kommen außerdem Lähmungen des Sphincter pupillae (also Pupillenstarre in Mydriasisstellung) und der Ciliarmuskulatur (also Akkommodationsparese) vor.

Die Geschwülste der Iris. Es werden Cysten und solide Tumoren beobachtet. Von letzteren sind es zumeist Melanosarkome, die die Enucleatio bulbi bedingen (s. auch S. 83).

Bezüglich der Iriskolobome siehe das Kapitel der Mißbildungen S. 152.

Die Erkrankungen der Aderhaut.

Die Chorioidea ist die ernährende Haut für die Sinnesepithelien, welche die äußerste Schicht der Netzhaut bilden. Sie sorgt für den Stoffwechsel der Stäbchen und der Zapfen, indem sie von ihrer Capillarschicht aus das Pigmentepithel der Retina mit Flüssigkeit durchdringt und die Außenglieder der Sinneszellen mit dieser benetzt (siehe das mikroskopische Bild der Aderhaut und Netzhaut, Abb. 89, S. 86). Die Glaslamelle (Lamina vitrea, elastica), welche zwischen Pigmentepithel und Chorioidea liegt, muß daher für bestimmte Stoffe durchlässig sein.

Zwei Schichten lassen sich an der Aderhaut unterscheiden: die der gröberen Gefäße, welche außen, also der Sclera zugekehrt, liegt, und die Capillarschichte innen (Abb. 4, S. 5). Das Gefäßnetz wird von dem Ciliargefäßsystem gespeist. An verschiedenen Stellen dringen

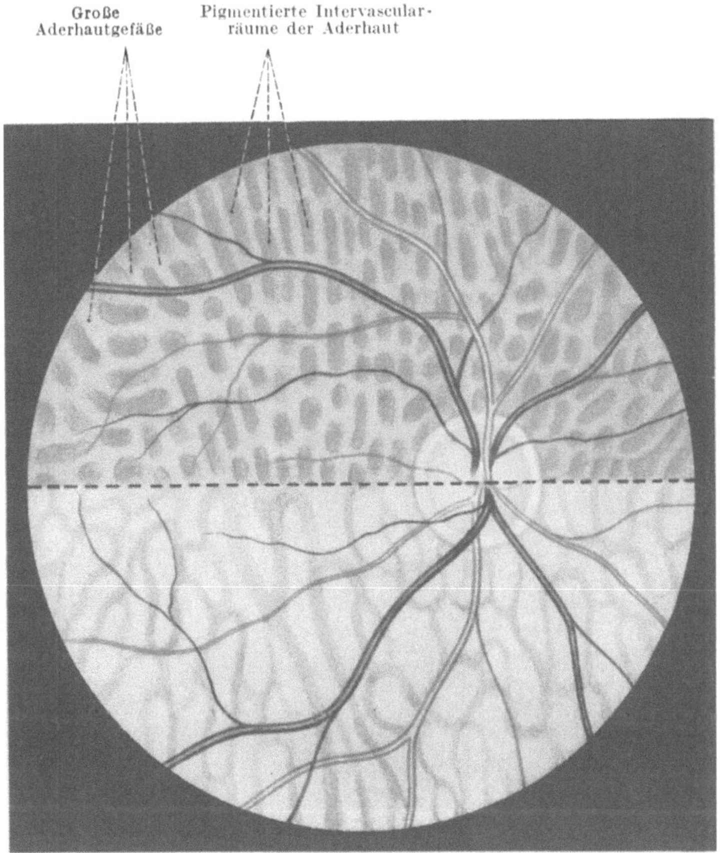

Abb. 82. Getäfelter (pigmentierter) und blonder (pigmentarmer) Fundus.

Ciliararterien durch die Sclera hindurch und verzweigen sich in einem vielfach anastomosierenden in der Fläche ausgebreiteten Netzwerk. Sie lösen sich dann nahe dem Netzhautpigmentepithel in feinste Capillaren auf, deren Blut in gröbere Venenstämmchen abfließt, um durch vier den Bulbus am Äquator verlassende Wirbelvenen (Venae vorticosae) wieder nach außen abgeführt zu werden (Abb. 5, S. 6).

Die Zwischenräume in dem Maschennetz der Schichte der größeren Gefäße heben sich im Augenspiegelbilde als mehr oder weniger hell oder dunkel erscheinende Inseln (Intervascularräume) ab (Abb. 82). Ist die Schichte des vor ihnen liegenden Pigmentepithels der Netzhaut durchsichtig, dann erkennt man die Intervascularräume, wenn

sie viele Farbstoffzellen (Chromatophoren) enthalten, als dunkle
Flächen, die von den rot erscheinenden Blutgefäßen umrahmt sind.
Der Augenhintergrund ist dann getäfelt (Fundus tabulatus). Bei
blonden Personen hingegen sehen die Intervascularräume gelbrötlich
aus (Abb. 82). In denjenigen Fällen wiederum, in denen das Netzhautpigmentepithel reichlich viel Farbstoff enthält, entzieht sich die

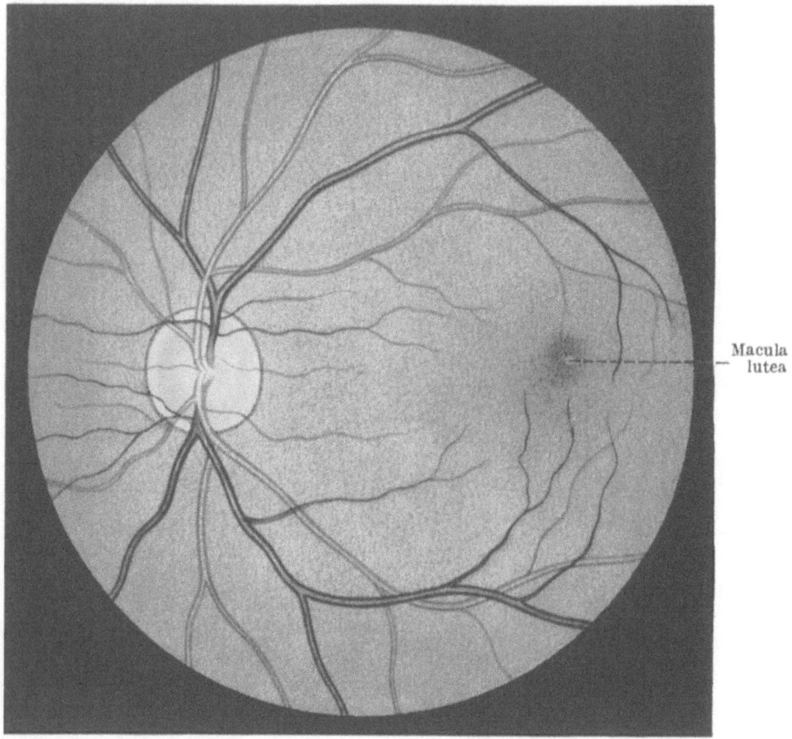

Abb. 83. Normaler Augenhintergrund. Das Pigmentepithel der Netzhaut ist gleichmäßig
entwickelt, so daß Einzelheiten der Aderhaut nicht sichtbar sind.

Aderhaut dem näheren Einblick und leuchtet dann nur als einheitlich rot oder braunrot gefärbte Schichte durch (Abb. 83).

Krankhafte Vorgänge in der Aderhaut geben sich lediglich durch
Sehstörungen kund, die durch die Absperrung des Stoffwechsels für die
Netzhautsinneszellen bedingt sind. Da die Aderhaut sensibler Nerven
entbehrt, können Schmerzen nur dann eintreten, wenn die Erkrankung
nach vorn auf das Corpus ciliare übergreift oder wenn (wie bei Geschwülsten) Drucksteigerung eintritt.

Die Sehstörungen hängen davon ab, an welcher Stelle des Augenhintergrundes die Aderhauterkrankung sich entwickelt. Selbst große
herdförmige Prozesse in der Peripherie werden oft überhaupt nicht
von dem Patienten bemerkt und erst zufällig beim Augenspiegeln

gefunden. Dagegen führt schon ein minimaler Herd in der Maculagegend schwere Sehstörungen durch Vernichtung des zentralen Sehens herbei.

Im Augenhintergrundbilde prägt sich eine Entzündung der Aderhaut (**Chorioiditis**) wie folgt aus. Stets wird die rote Farbe des Fundus, die von dem Geflecht der Blutgefäße herrührt, an den erkrankten

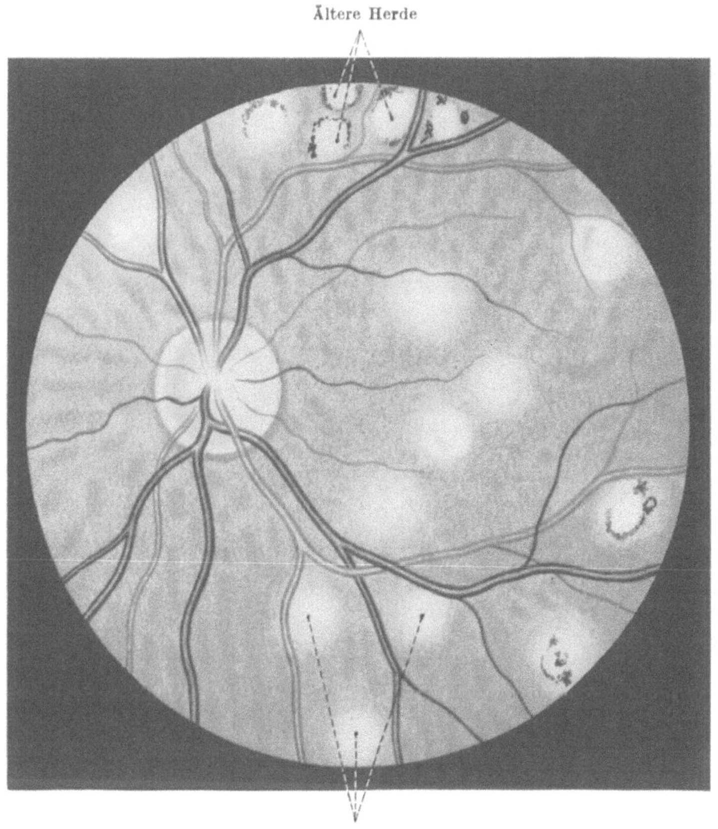

Abb. 84. Frische Chorioiditis disseminata.

Stellen so verändert, daß in frischen Fällen gelbrötliche bis gelbe Inseln auftauchen, die zunächst unscharf begrenzt sind (Abb. 84). Nur sehr selten kommt es zu einer Erkrankung der ganzen Membran auf einmal. Fast immer ist das Leiden herdförmig, wenn auch später die Herde sich aneinander reihen und damit ausgedehnte Gebiete des Hintergrundes entarten können. Vielfach entwickelt sich im Beginne der Erkrankung eine sekundäre Trübung der über dem Herde liegenden Netzhautpartie durch Eindringen entzündlichen Exsudates von rückwärts her. Dann spielt sich der Prozeß, soweit er mit dem Augenspiegel erkennbar ist, zunächst nur in der Netzhaut ab, die inselförmige weiße leicht prominente Flecken mit zart verwaschenen Rändern aufweist und erst nach erfolgter Aufsaugung des Ergusses und damit der Trübung den Einblick auf den eigentlichen Krankheitsprozeß in der Aderhaut freigibt.

Nach einiger Zeit bekommt der Aderhautherd scharfe Grenzen. Allmählich wird seine Färbung immer heller, bis zumeist rein weiße Flecke zustande kommen, die von schwarzem Pigment umrahmt oder mit schwarzen Tüpfelchen durchsetzt sind (Abb. 85). Diese Wandlung

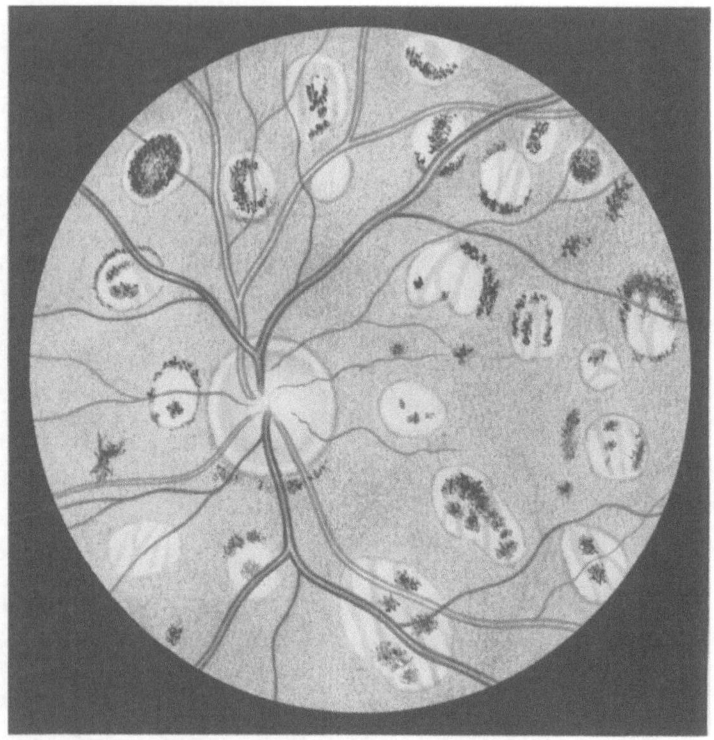

Abb. 85. Alte Chorioiditis disseminata.

verstehen wir, wenn wir die pathologisch-anatomischen Vorgänge überschauen. Wie in der Iris, so geht auch in der Aderhaut eine Entzündung zunächst von der unmittelbaren Nachbarschaft eines oder mehrerer Gefäße aus. Es bildet sich um die Gefäße eine entzündliche Zellinfiltration mit gleichzeitigem lokalen Ödem. Hieraus erklärt sich das Überdecken des roten Bluttones an der Stelle des Herdes durch eine verwaschen gelblichrote Farbe. Durch die Alteration werden aber auch die in den intervasculären Räumen liegenden pigmentierten Gewebszellen (Chromatophoren) teilweise zerstört, so daß ihr Farbstoff frei wird. Die dem Herde nachbarlich anliegenden Zellen des retinalen Pigmentepithels werden entweder auch zum Zerfall gebracht oder zu Klumpen zusammengeschoben. Weiterhin entsteht an Stelle der entzündlichen Infiltration mit der Zeit eine bindegewebige Narbe, die weiße Schwarten und Flecken erzeugt. So bekommt der Herd allmählich zwar scharfe Grenzen, wird

dafür aber immer heller und durch das Ansammeln gelösten und intra-
cellulären Pigmentes schwarz umrandet oder getüpfelt. Daß der Grad
der Pigmentierung mit dem Grade des physiologischen Pigmentreich-
tums des einzelnen Individuums einesteils und der Schwere des Prozesses
andernteils zusammenhängt, ist selbstverständlich. Hellblonde Individuen zeigen daher nur helle chorioiditische Herde mit ganz spärlicher
oder fehlender Pigmentierung.

Eine relativ häufige Komplikation sind *Glaskörpertrübungen,* meist
als zarter Hauch vor dem Herde. Sie sind auf eine Fortsetzung der
entzündlichen Exsudation durch die Netzhaut hindurch zurückzuführen,
manchmal auch auf ein Übergreifen des Prozesses auf das Corpus ciliare
und Bildung von Exsudatwolken in dem vorderen Glaskörperabschnitt
von hier aus. Bei allen Veränderungen am Fundus müssen wir ja immer
dessen eingedenk sein, daß wir mit dem Augenspiegel den Hintergrund
nur bis an den Äquator des Bulbus untersuchen können, während alle
Vorgänge an der Rückfläche des Corpus ciliare und in den vorderen Fundusabschnitten sich der Beobachtung entziehen. Glaskörpertrübungen, die die zentralen Netzhautpartien beschatten, sind natürlich mit erheblichen Sehstörungen verbunden und beunruhigen die
Patienten durch ihre fortwährende Lageveränderung und das Hin- und
Herflottieren kleiner Schatten. Manchmal gesellt sich hierzu durch
die Reizung der in Mitleidenschaft gezogenen Netzhaut ein recht lästiges
Flimmern.

Wenn wir also nach dem Aussehen der Herde die Chorioiditisfälle
in frische und veraltete einteilen können, so unterscheiden wir ferner
nach dem Orte der Herde eine *Chorioiditis disseminata* von einer
Chorioiditis centralis. Im ersten Falle kommt es zur Bildung regellos
verstreuter Herde auf dem ganzen Fundus, im letzten zu Erkrankung
in der Hintergrundmitte. Beide Formen können einseitig und doppelseitig auftreten.

Die chorioidealen Veränderungen im Gefolge der hohen Kurzsichtigkeit sind durch die Dehnung der Aderhaut veranlaßt. Sie sind auf
S. 18 geschildert.

Mit vorstehender Ausnahme sind die Fälle von herdförmiger Chorioiditis
wohl durchgängig als *Ausdruck einer Infektion* aufzufassen, die von den
Aderhautgefäßen aus das Gewebe befällt. Ob allerdings stets Mikroben
selbst anwesend sind oder ob auch eine bloße Toxinwirkung die herdförmige Erkrankung erzeugen kann, steht dahin. Wiederum wie bei
den entzündlichen Erkrankungen des vorderen Abschnittes des Uvealtraktus bietet uns auch in der Aderhaut das Bild der Veränderungen
an und für sich nie eine Möglichkeit, über die Ätiologie ins klare zu
kommen. Vielmehr ist auch hier die Überprüfung des Allgemein-
zustandes, bzw. der Ausfall der WASSERMANNschen und Tuberkulinreaktion maßgebend. Ebenso tritt uns auch im Gebiete der Chorioidea
die ätiologische Rolle der *Lues und Tuberkulose* beim Zustandekommen
von Erkrankungen des Uvealtraktus entgegen. Das Erscheinen von
Knötchen, wie dies bei Iritis vorkommt, ist allerdings in der Aderhaut
selten zu sehen. Der Druck des Glaskörpers bedingt eben eine Entwicklung in die Fläche und verhindert das Zustandekommen einer

wirklichen Erhabenheit. Eine Ausnahme macht die akute Miliartuber-
kulose, die recht häufig eine Mitbeteiligung der Chorioidea herbeiführt.
Oft genug sichert dann die Untersuchung mit dem Augenspiegel die
Diagnose.

Neben den eigentlichen chorioiditischen Herden kann die Lues und
Tuberkulose auch in Gestalt von Gummata und Konglomerattuberkeln

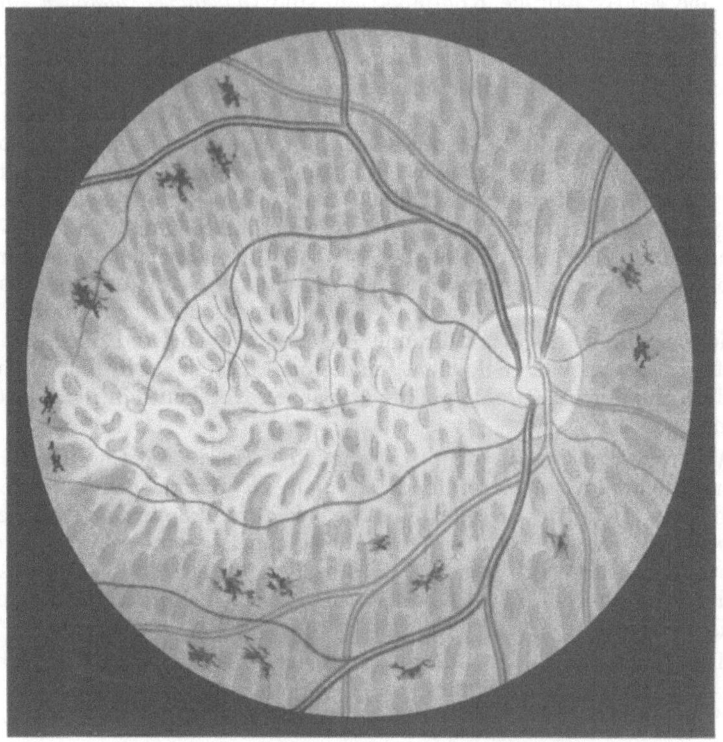

Abb. 86. Sklerose der Chorioidealgefäße (Bezirke links neben der Papille).
Sekundäre Einwanderung von Pigment in die Netzhaut.

tumorartige Bildungen in der Aderhaut erzeugen, die von echten Tumoren
(s. S. 83) oft nur schwer zu trennen sind.

Sonst kommen gelegentlich noch entzündliche Veränderungen der
Aderhaut bei den verschiedensten Infektionskrankheiten vor (Pneumonie,
Scharlach usw.). Sie treten aber an Häufigkeit gegenüber den luetischen
und tuberkulösen Erkrankungen ganz in den Hintergrund. Daß auch
bei genauester Untersuchung des Gesamtorganismus usw. immer noch
eine Gruppe von Fällen übrigbleibt, deren Ursache wir nicht aufzudecken vermögen, ist bei der Lückenhaftigkeit unserer Kenntnisse von
Infektionsmöglichkeiten und -formen wohl verständlich.

Von den entzündlichen Prozessen in der Aderhaut sind die rein
degenerativen Veränderungen der Aderhautgefäße streng zu trennen.

Mögen sie auch teilweise auf dem Umwege einer durch Infektion bedingten Erkrankung des Gefäßrohres selbst zustande kommen, so unterscheiden sie sich doch dadurch wesentlich von chorioiditischen Herden, daß die perivasculäre Infiltration und das lokale Ödem ganz fehlt. Es ändert sich lediglich das Aussehen der gröberen Gefäße, welche die intervasculären Räume begrenzen (Abb. 86); sie erscheinen nicht mehr als rote, sondern als weißgelbe Linien und heben sich dadurch scharf von dem roten Fundus ab. Die Ursache ist Arteriosklerose teils von allgemeiner, teils nur örtlicher Ausdehnung. Auch als sekundäre Erscheinung schließt sich das Krankheitsbild an eigentliche Chorioiditis, sowie an Glaukom, Retinitis pigmentosa, albuminurica und an Verletzungen des Ciliargefäßsystems an.

Als *Chorioretinitis* werden diejenigen Erkrankungen bezeichnet, welche zwar ihren eigentlichen Sitz in der Aderhaut haben, die Netzhaut aber sekundär und dauernd in Mitleidenschaft ziehen, indem eine Degeneration des Pigmentepithels und der äußeren, schließlich auch der inneren Schichten der Netzhaut Platz greift. Zunächst macht sich, mit Vorliebe in der Peripherie des Fundus, eine Unregelmäßigkeit des Pigmentepithelbelags geltend, die sich in einer feinen Marmorierung des Fundus, wie „Pfeffer und Salz", kundtut. Diese Veränderungen sind immer suspekt auf kongenitale Lues. In schweren Fällen kommt es mit der Zeit zu Einwanderung von schwarzem Farbstoff des Pigmentepithels und der Chromatophoren der Aderhaut in die Netzhaut hinein, die dann ähnliche schwarze Sternchen zeigt wie bei Retinitis pigmentosa (s. S. 94). Darunter schimmert die diffus gelblich gefärbte oder weißschwarze Herde einschließende Aderhaut durch, oft mit ausgedehnten Gebieten von sklerosierten Gefäßen (siehe die schwarzen Netzhautherde auf Abb. 86). Auch diese Formen haben meist Beziehungen zu Lues, manchmal auch zu Tuberkulose. Sie sind nicht selten, wie die echte Pigmentdegeneration der Netzhaut, mit Nachtblindheit und Gesichtsfeldeinschränkungen verbunden. Scharfe Grenzen gegenüber der Retinitis pigmentosa bestehen nicht.

Die Behandlung der Erkrankungen der Aderhaut berücksichtigt stets die zugrunde liegende Ursache. Dies gilt namentlich für die luetischen und tuberkulösen Formen, die entsprechende Salvarsan-, Wismut- und Inunktionskuren resp. eine Tuberkulinkur bedingen.

Örtlich gilt es die exsudativen Prozesse der Aderhaut zur Aufsaugung zu bringen. Man regt den intraokularen Stoffwechsel durch subconjunctivale Einspritzungen von 1 ccm 2%iger Kochsalzlösung an und gibt dazu gern innerlich Jodpräparate.

Glaskörpertrübungen, die nicht zur Resorption neigen, werden durch Anwendung von Wärme (durch warme Umschläge, am besten durch Diathermie) günstig beeinflußt. Man kann auch vorsichtig in mehreren Wiederholungen 0,1—0,2 ccm Glaskörperflüssigkeit mit der Pravaz- schen Spritze absaugen, die man durch die Augenwandung einsticht.

Abgesehen von den schon erwähnten tumorartigen syphilitischen und tuberkulösen Bildungen, die nicht häufig sind, kommen als **maligne Geschwülste** nur Melanosarkome (Abb. 87) (als große Seltenheit auch metastatische Carcinome) in der Aderhaut vor. Sie erzeugen durch ihr Wachstum eine buckelförmige Netzhautablösung, die sich von der gewöhnlichen Abhebung dadurch unterscheidet, daß die Netzhaut nicht hin und her schwankt, sondern fest aufliegt (s. auch Abb. 99, S. 100). Erkennt man dann noch unter der abgelösten Netzhaut grauschwarze Massen und Felder oder ein nicht zur Netzhaut gehörendes oberflächliches Gefäßsystem, so ist die Diagnose eines Tumors der Chorioidea gesichert. Liegt die verdächtige Netzhautablösung so weit nach vorn, daß man eine starke Lichtquelle an dem entsprechenden Orte der Sclera außen aufsetzen kann, dann kann man die Diagnose noch dadurch erhärten, daß man im Bereiche des Tumors den aus der Pupille bei diascleraler Durchleuchtung austretenden roten Reflex erlöschen sieht, während bei gewöhnlichen Ablösungen der rote Reflex bleibt.

Im allgemeinen verlaufen *intraokulare Geschwulstbildungen in vier Stadien*. Zunächst wachsen sie mehr oder weniger unbemerkt, dann setzen unter Sehstörungen leichte spannende Schmerzen ein, die sich infolge der Raumbeengung des Augeninnern durch den Tumor bis zu Glaukomanfällen steigern können. Netzhautablösungen mit intraokularer Drucksteigerung

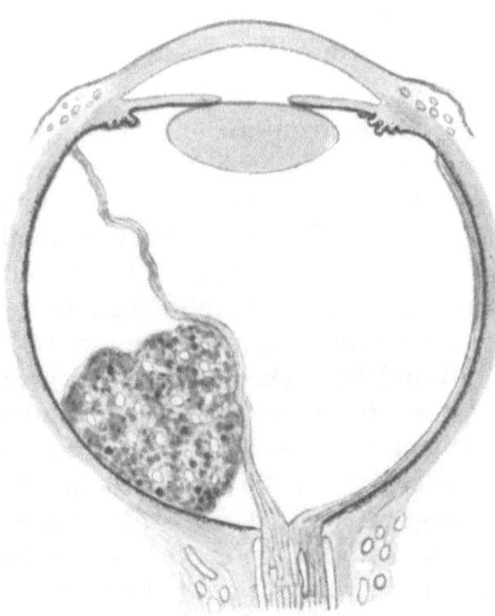

Abb. 87. Netzhautablösung durch ein Melanosarkom der Aderhaut.

sind daher besonders verdächtig auf Tumor. Im dritten Stadium bricht die Wucherung durch die Bulbushüllen durch. Häufig geschieht dies an der Durchtrittsstelle des Sehnerven oder eines größeren Gefäßes durch die Sclera, doch kann sich die Wucherung auch selbst den Weg durch die Lederhaut bahnen. Schließlich treten Metastasen auf, und zwar beim Melanosarkom des Uvealtraktus mit Vorliebe in der Leber. Selbstverständlich kann auch schon in den ersten Stadien durch Abschwemmen von Tumormaterial in die Blutbahn eine Generalisierung im übrigen Körper zustande kommen.

Im ersten und zweiten Stadium genügt die Enukleation des Bulbus; bei Durchbruch in die Augenhöhle kann nur noch die Ausräumung der ganzen Orbita einen Erfolg zur Rettung des Lebens versprechen, während im Falle der Metastasenbildung jede Hilfe zu spät kommt.

Die Erkrankungen der Retina.

Normale Anatomie. Die Retina ist die lichtempfindende Haut des Auges. Sie ist in Wirklichkeit ein in das Gesichtsskelet außerhalb der Schädelkapsel vorgeschobener Gehirnteil. Aus der primären Augenblase, die aus dem Zellbelag des vorderen Medullarrohrs als paariges

Organ hervorwächst (Abb. 88), bildet sich durch Einstülpung der distalen Wandung der Augenbecher die sekundäre Augenblase. Ihr Stiel wird zum Sehnerven, ihre innere (eingestülpte) Epithellage zur Netzhaut, ihre äußere zum Pigmentepithel, das also auch modifiziertes Epithel des Medullarrohrs selbst ist.

Die Netzhaut läßt mehrere Schichten ihrer Organisation erkennen (Abb. 89 und Abb. 90). Außen, unmittelbar dem Pigmentepithel aufliegend, ist das Mosaik der Sinnesepithelien ausgebreitet. In der Peripherie besteht dieses aus Stäbchen und Zapfen, in der Macula lutea nur aus Zapfen. Die Stäbchen haben eine Bedeutung für Erkennen von Bewegungen und Sehen bei herabgesetzter Beleuchtung, die Zapfen vermitteln das scharfe zentrale Sehen, versagen aber bei ungenügender Beleuchtung rascher als die Stäbchen. Stäbchen und Zapfen sind schlanke, eng aneinander geschmiegte Zellen, deren Zellkerne die äußere Körnerschichte bilden. Sie durchbohren die äußere Grenzschicht der Netzhaut (Membrana limitans externa), welche den kernhaltigen Bestandteil der Neuroepithelien von dem eigentlichen Zelleibe

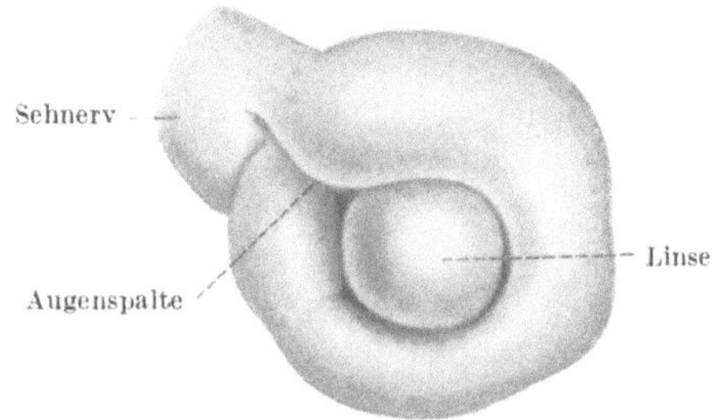

Abb. 88. Sekundäre Augenblase.

trennt. Das Neuroepithel bildet das 1. Neuron der Sehbahn. Von den Kernen aus erstrecken sich Fasern als Fortsätze nach den inneren Netzhautschichten zu. Das 2. Neuron besteht aus den bipolaren Zellen, die als innere Körnerschicht sich schon bei schwacher Vergrößerung abheben. Sie haben je einen Fortsatz, der sich denjenigen der Sinnesepithelien entgegenstreckt und mit diesen die äußere granulierte Schicht bildet. Ein zweiter zentripetal gerichteter sucht in der inneren granulierten Schicht Anschluß an die Fortsätze der Ganglienzellenschicht. Diese liegt samt Nervenfasern an der Innenfläche der Netzhaut und stellt das 3. Neuron dar. Es reicht mit den Fasern des Sehnerven bis in die Gegend der primären Opticusganglien in dem Corpus geniculatum laterale. Die Gliederung in die drei Neurone geschieht nun so, daß in der Macula als dem Orte des schärfsten Sehens jede Sinnesepithelzelle ihre eigene bipolare Zelle und diese wieder ihre besondere Ganglienzelle und Nervenfaser als Fortsetzung nach dem Gehirn besitzt, während weiter nach der Peripherie zu immer mehr Sinnesepithelzellen und Bipolare in die Leitung durch eine einzige Ganglienzelle einmünden. Nur die nervöse Erregung der in der Netzhautmitte gelegenen Sinneszellen wird also isoliert zum Gehirn durchgeführt, die die Peripherie treffenden Lichtreize können aber infolge der Zusammenfassung vieler Sehzellen zu einer einzigen Leitung nur ganz verschwommene Eindrücke geben, selbst wenn das auf diese Netzhautteile fallende Bild genau so scharf wäre, wie das auf der Macula entworfene.

Die *Ernährung der Netzhaut* geschieht von der inneren und äußeren Seite her. Mit den Sehnervenfasern dringen die Zentralgefäße in das

Auge ein, um sich in der Nervenfaserschichte der Netzhaut zu verzweigen (siehe Abb. 6, S. 7). Sie versorgen mit ihren Ästen die Retina bis in die Schichte der äußeren Körner. Arterie und Vene bilden ein Endgefäßsystem; d. h. sie sind bei etwaigen Verstopfungen usw. sofort ausgeschaltet, weil sie mit anderen Gefäßen keine Kollateralen haben. Die Sinneszellen

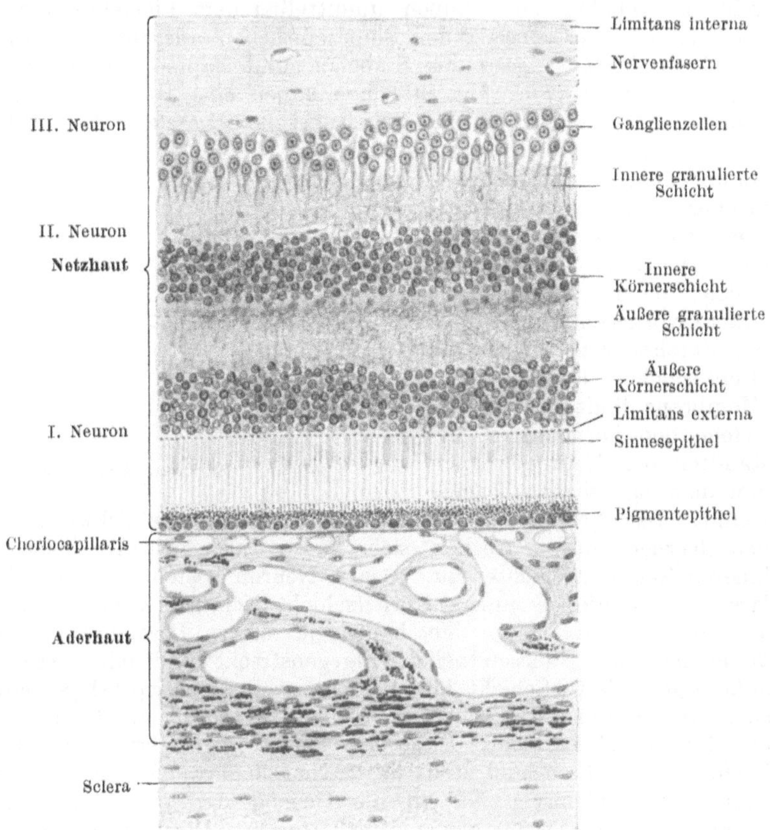

Abb. 89. Schnitt durch Aderhaut und Netzhaut.

der Netzhaut hingegen tauchen mit ihren Außengliedern zwischen die Pigmentepithelzellen und werden dort von Ernährungsmaterial durchfeuchtet, welches ihnen von seiten der Aderhaut zugeführt wird.

Außer den nervösen Elementen hat die Netzhaut in den radiär angeordneten, die Netzhaut von der Limitans externa zur Limitans interna durchziehenden MÜLLERschen Stützfasern und in den die nervösen Elemente und Gefäße umspinnenden Netzen noch ein Gerüst von Neuroglia. Die Netzhaut kann nur Lichtreize weitergeben. Schmerzempfindende Nerven hat sie nicht.

Die Erkrankungen des Netzhautgefäßsystems. Da das Zentralgefäßsystem keine Kollateralen hat, bringt ein Verschluß des Lumens einer Netzhautarterie oder -vene die völlige Ausschaltung des versorgten Gebietes zustande. Sitzt das Hindernis in der *Arterie*, so sprechen wir von einer *Embolie*, ist eine Vene verstopft, von einer *Thrombose* des Retinalgefäßes. Nach dem Ort der Störung wird das Krankheitsbild verschieden sein müssen, wenn der Zentralstamm oder

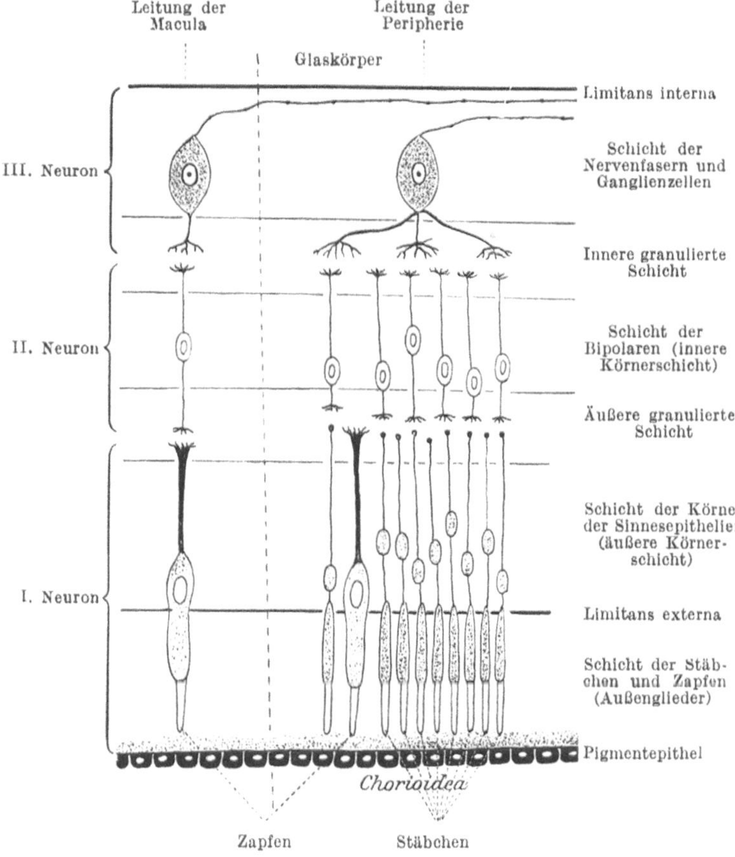

Abb. 90. Schema der Netzhautleitung im Zentrum und in der Peripherie.

nur einer seiner Äste betroffen ist. Im ersten Falle wird sofort die Funktion der ganzen Netzhaut, im letzten nur die eines Teilgebietes gestört werden.

Die Ursache des Lumenverschlusses ist nur recht selten ein in das Gefäß hineingelangtes, anderswoher stammendes Gerinnsel, sondern in der Regel eine durch lokale Wandungserkrankung (Endarteriitis, Endophlebitis) entstandene obturierende Bindegewebs- resp. Fibrinmasse. Auch in einem solchen, schon lange an dem Gefäß selbst sich vorbereitenden Prozesse tritt die Katastrophe blitzartig ein; denn, solange das Lumen überhaupt noch einer, wenn auch dünnen Blutsäule Raum gibt, bleibt die Zirkulation aufrecht erhalten. Erst der

Verlust des letzten Auswegs läßt den Kreislauf plötzlich stillstehen. Der Embolie und Thrombose eines Netzhautgefäßes ist daher der schnelle Eintritt der Sehstörung eigen.

Der *Verschluß der Arterie* schafft sofortige Blutleere im Gebiete des betroffenen Gefäßes. Bei Sitz des Weghindernisses im Hauptstamm erscheinen sämtliche Arterien fadendünn. Außerdem prägt sich schon

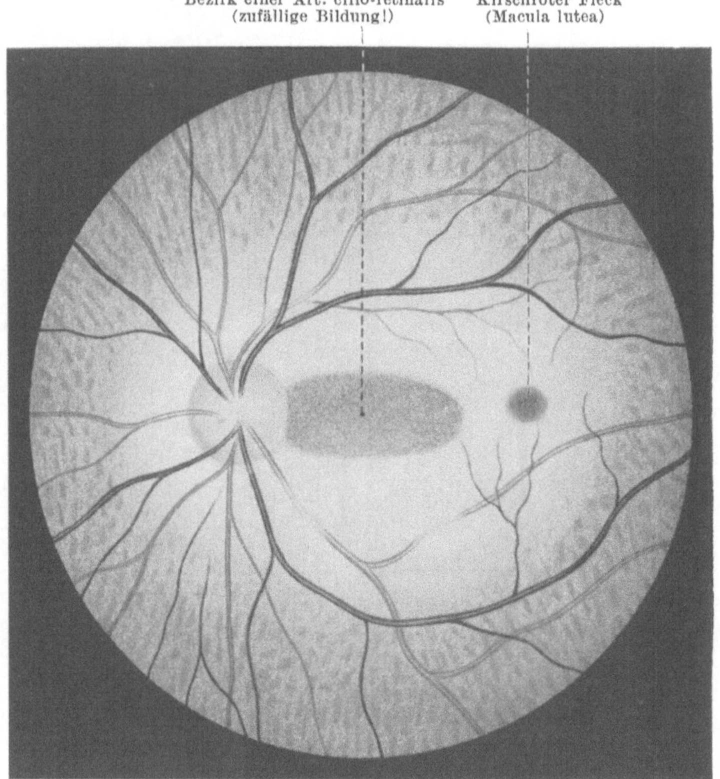

Abb. 91. **Embolie der Arteria centralis retinae.** (Ein kleiner Bezirk temporal von der Papille ist unberührt geblieben, da ihn eine Art. cilio-retinalis versorgt.)

in kürzester Zeit eine ödematöse Trübung der inneren Netzhautschichten aus, so daß die Netzhaut schleierartig milchig-weiß aussieht. Nur an der Stelle der Macula, wo die Netzhaut am dünnsten ist, kommt der rote Augenhintergrundreflex von der Aderhaut unbehindert zum Vorschein. Dadurch entsteht in der Augenhintergrundsmitte ein von der milchig-weißen Umgebung sich grell abhebender „kirschroter" Fleck. Die Netzhautperipherie wird von der Trübung ebenfalls weniger berührt, weil hier die Lagen der Nervenfaserschicht zu wenig dick sind, um durch ihre Trübung den Aderhautreflex zu mildern. Manchmal bleibt unmittelbar neben der Sehnervenscheibe eine Netzhautpartie ungetrübt, wenn das Auge zufällig eine cilio-retinale Arterie hat, die am Papillenrande von der Aderhaut aus die Netzhaut durchbricht und einen kleinen Bezirk derselben versorgt (siehe Abb. 91). Indessen hält die Undurchsichtigkeit der inneren Netzhautschichten nur begrenzte Zeit an. Nach ungefähr 14 Tagen bildet sich der Schleier wieder zurück, ohne daß die Funktion der befallenen Netzhautpartie wiederkehrt; sie ist, wenn das Wegehindernis nicht rasch verschwindet, dauernd verloren.

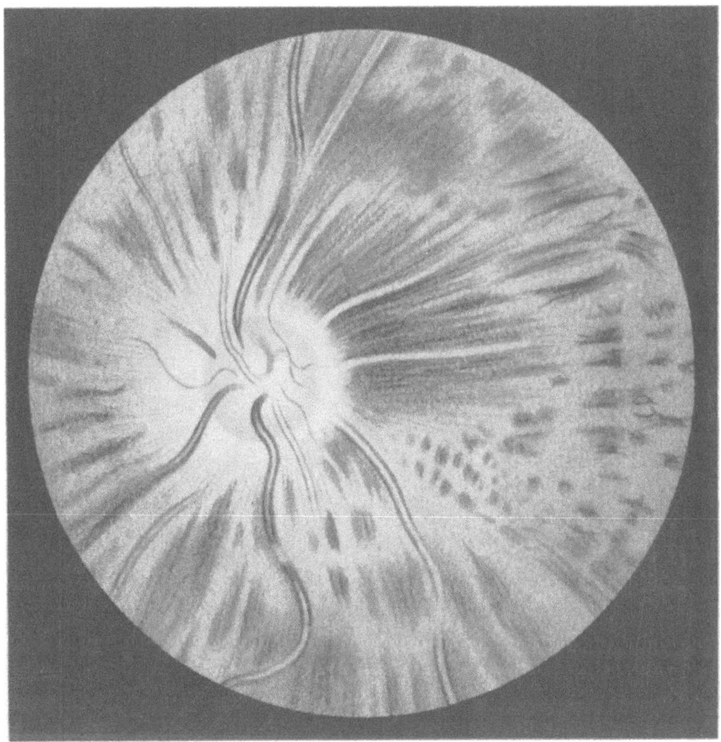

Abb. 92. Thrombose der Zentralvene.

Allmählich prägt sich auch, wenigstens bei Sitz der Behinderung im Hauptgefäß, eine Opticusatrophie aus, indem die unterernährten Nervenfasern zugrunde gehen. Dann haben wir eine weiße Papille mit kaum sichtbaren Arterien vor uns.

Wenn lediglich ein Ast der Zentralarterie in Mitleidenschaft gezogen ist, erstreckt sich die milchige Trübung und die Gefäßleere nur auf den bezüglichen Netzhautabschnitt. Dem entspricht auch ein Ausfall des Gesichtsfeldes, der dem Netzhautbezirk im Außenraum gerade entgegengesetzt ist. Eine Verstopfung des nach innen unten führenden Astes des Zentralgefäßes bringt also einen Sektor des Gesichtsfeldes außen oben zum Erlöschen.

Eine Behandlung der Embolie ist so gut wie unmöglich. Manchmal verursacht die mit einer Punktion der Vorderkammer verbundene

schnelle Herabsetzung des Augenbinnendrucks ein Weitertreiben des
Embolus in mehr peripher gelegene Äste der Zentralarterie und damit
Wiederherstellung eines größeren Teiles des Gesichtsfeldes. Tuberkulöse
und luetische Gefäßleiden sind noch am ehesten durch die Therapie zu
beheben, doch ist die Hilfe meist zu spät, da die Netzhaut entartet.

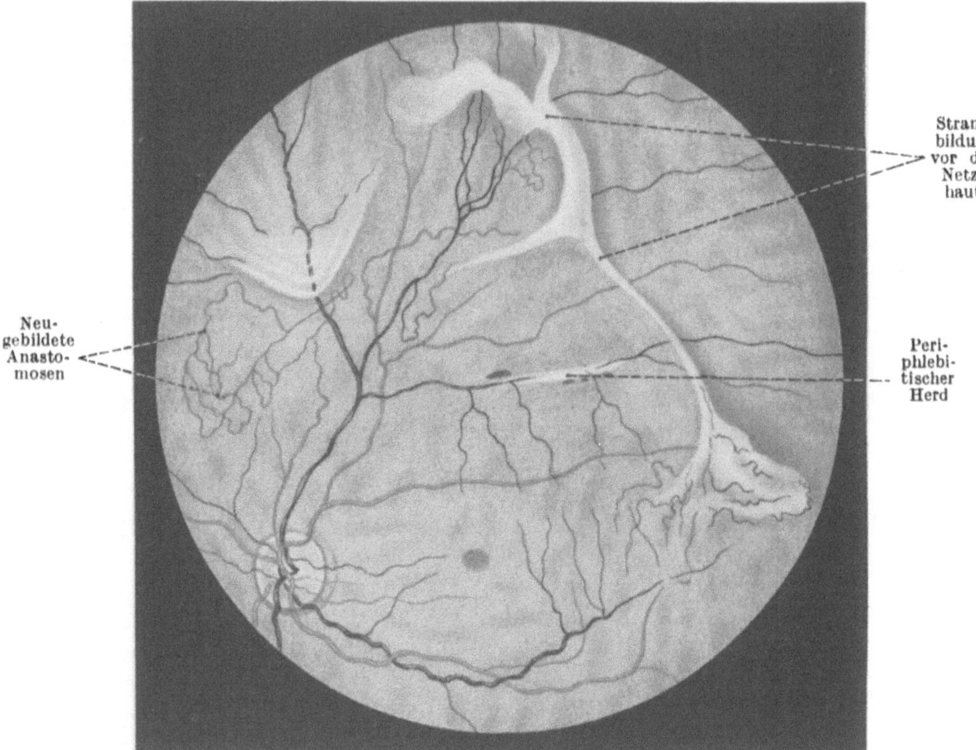

Abb. 93. Periphlebitis retinae tuberculosa mit Retinitis proliferans.

Kommt eine Unwegsamkeit der Zentralvene zustande, dann tritt
das Bild der *Thrombose* zutage (Abb. 92). Das Blut kann das
Netzhautgefäßsystem nicht verlassen und staut sich daher in den
strotzend gefüllten Venen, die zu geschlängelt verlaufenden breiten,
dunkelblauroten Linien anschwellen, hie und da auch in dem ödematösen Netzhautgewebe untertauchen. Flächenhafte und streifig
radiär gestellte dunkle Blutaustritte liegen neben den Venen. Bald
sieht man auch weiße, fettige Entartungsherde in der Retina, so
daß der Fundus vielgestaltige Veränderungen aufweist. Blutungen in
den Glaskörper sind seltener. Später können sich die Hämorrhagien
langsam wieder aufsaugen; auch verschwinden die Fettdegenerationsherde unter Zurückbleiben von Unregelmäßigkeiten des Pigmentepithels.

Die Funktion geht bei der Thrombose zwar auch plötzlich, aber nicht so restlos verloren wie bei der Embolie der Arterie. Meist vermögen die Patienten noch Finger in einigen Metern zu zählen. Bei partieller Thrombose in nur einem Aste der Zentralvene bleibt ein entsprechender Teil des Sehvermögens und des Gesichtsfeldes erhalten.

Die Behandlung ist ebenfalls wenig erfolgversprechend.

Periphlebitis retinae. Bei jugendlichen Personen kann ein Bild auftreten, welches mit der Thrombose der Zentralvene manche Ähnlichkeit hat, sich aber von ihr dadurch unterscheidet, daß immer nur Teile des Augenhintergrundes inselförmig befallen sind. In den betreffenden Gebieten sieht man zarte oder gröbere Einscheidungen die Venen bedecken und in der Nachbarschaft venöse Blutungen, die oft nur ganz vereinzelt, in anderen Fällen wieder mehr flächenhaft und gruppenweise auftreten. Im weiteren Verlaufe dieser sehr chronischen und zu häufigen Rückfällen an den schon von vornherein ergriffenen Stellen oder an neu befallenen Venen neigenden Erkrankung kommt es leicht zur Bildung eigentümlicher netzförmiger Anastomosen zwischen benachbarten Venengebieten (Abb. 93). In der Regel schließen sich größere Blutergüsse und nach erfolgter Aufsaugung Bindegewebsneubildungen auf der Innenfläche der Netzhaut an, die als weiße Stränge und derbe Auflagerungen in den Glaskörperraum vorspringen. Vielfach ergießt sich das Blut aus den durchlässig gewordenen Venen in den Glaskörper hinein, so daß dieser in der ganzen Ausdehnung oder an vereinzelten Stellen zunächst so trübe wird, daß man den eigentlichen Prozeß an den Venen gar nicht zu erkennen vermag. Erst allmählich wird dies nach Aufhellung des Glaskörpers möglich. Mit den Strangbildungen im Glaskörperraum und auf der Netzhaut (Retinitis proliferans) sind Schrumpfungsvorgänge verbunden, welche die Gefahr der Netzhautablösung durch Zug von der Innenseite in sich schließen. Der meist positive Ausfall der Tuberkulinreaktion klärt die Ursache auf. Nach vorliegenden pathologisch-anatomischen Untersuchungen muß angenommen werden, daß es sich um einen wirklich tuberkulösen Prozeß, ausgehend von den Scheiden der Venen, handelt, der das Gefäßrohr befällt und damit die Blutaustritte ermöglicht.

Die Prognose ist ernst, zumal das Leiden vielfach beide Augen befällt. Auffallend ist dabei, daß die Patienten in der Regel keine sonstigen Erscheinungen von Tuberkulose darbieten. Zwar findet man häufig einen vergrößerten Schatten der Hilusdrüsen der Lungen auf der Röntgenplatte, doch fehlen schwerere Veränderungen. Damit steht im Einklang, daß die Höhe der erlangten Immunität gegen die Tuberkulose auch an den Netzhautvenen nur schwelende, chronische Prozesse, keine fortschreitende Tuberkulose aufkommen läßt. Die Behandlung versucht durch eine vorsichtige Tuberkulinkur helfend einzugreifen, ist aber ziemlich machtlos. Salzfreie Diät ist empfehlenswert.

In seltenen Fällen handelt es sich um eine besondere obliterierende Erkrankung der Blutgefäße auf nicht tuberkulöser Basis.

Retinitis albuminurica. Nierenleiden, welche mit einer pathologischen Blutdrucksteigerung einhergehen (also die diffuse Glomerulonephritis und vor allem die Nephrosklerose), sind häufig mit Netzhautveränderungen beider Augen vergesellschaftet. Diese Erkrankung nennt man der Überlieferung folgend auch heute noch Retinitis albuminurica, obwohl die Ausscheidung von Eiweiß durch den Harn sicher nicht die Ursache ist. Die Blutdruckerhöhung (Hypertonie) allein vermag auch doppelseitige Netzhautprozesse hervorzubringen, die denen bei Nierenleiden verwandt, ja

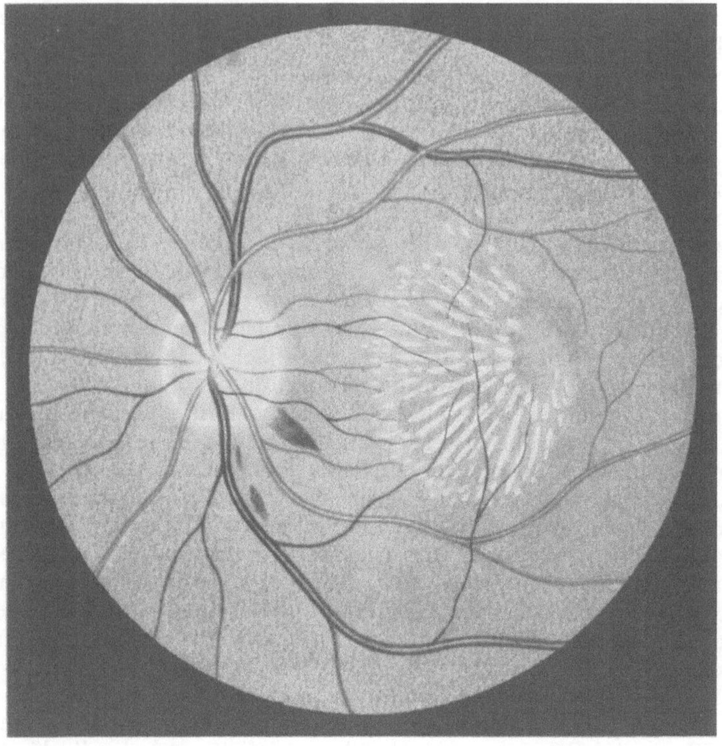

Abb. 94. Retinitis albuminurica. Degenerationsherde in der Nähe der Macula und Blutungen.

oft die Vorboten einer in Entwicklung begriffenen Komplikation seitens der Niere sind. Wahrscheinlich muß noch irgendein bislang unbekannter Faktor hinzutreten, damit das Vollbild der „Retinitis albuminurica" entsteht. Hier gehen die Ansichten auseinander. Die einen schuldigen die Giftwirkung von Stoffwechselschlacken an, mit denen das Blut beladen ist (Reststickstoffzunahme: Retinitis azotaemica). Die anderen sehen in der mit der Hypertonie verbundenen spastischen Gefäßverengerung die Ursache (Retinitis angiospastica). Wieder eine andere Erklärung fahndet auf sklerosierende Vorgänge an den Arteriolen. Ebenso ist die Frage noch strittig, ob die Nierenerkrankung die Retinitis nach sich zieht oder ob das Nieren- und das Netzhautleiden voneinander unabhängig und nur die Folgezustände einer gemeinsamen Grundlage sind.

Im Augenhintergrundsbilde wechseln in verschiedener Kombination miteinander ab: Fettige Entartungsherde, vorzüglich am hinteren Pole des Auges, Kaliberschwankungen der Gefäße (Verengerung und Streckung der Arterien, „Silberdrahtarterien", Erweiterung und Drosselung der Venen), sowie stellenweise, namentlich im Umkreise der Papille lokalisierte Ödeme.

Das als „Spritz- oder Sternfigur" beschriebene Bild von weißen, radiär zur Netzhautmitte gestellten, schmalen Entartungsherden (Abb. 94) ist viel seltener als das regellose Auftreten von kleinen weißgelben Stippchen und streifenförmigen Blutungen, die manchmal erst nach langem Suchen zu finden sind. An der Papille macht sich dabei zumeist eine Verwaschenheit der Grenzen, glasige Auflockerung des Gewebes und Anschwellen der Venen geltend. Das Ödem der Netzhaut in unmittelbarer Nachbarschaft der Papille kann solche Ausmaße annehmen, daß das Bild der Stauungspapille (s. S. 107) entsteht. In solchen Fällen spielen Folgezustände des gesteigerten Hirndrucks eine Rolle mit. Die Sehstörungen richten sich nach dem Sitz der Herde. Schon ein minimaler Prozeß in der Macula vernichtet das zentrale Sehen, während selbst gröbere mehr peripher gelegene Herde weniger störend empfunden werden.

Die Prognose ist nach derjenigen des zugrunde liegenden Nierenleidens zu stellen. Die Veränderungen selbst sind jedenfalls weitgehend besserungsfähig. Das sehen wir vor allem bei der infolge der Schwangerschaftsniere auftretenden Retinitis. Allerdings kann hier das Netzhautleiden, wenn es schon in frühen Schwangerschaftsmonaten auftritt und die Sehschärfe bedrohlich herabsetzt, zur Einleitung des Abortes oder der künstlichen Frühgeburt zwingen. Bei Schrumpfniere ist das Hinzukommen der Retinitis albuminurica immer ein quoad vitam ungünstig zu beurteilendes Symptom.

Therapeutisch kann neben der Behandlung des Nierenleidens nur die Fürsorge für die Herabsetzung des Blutdrucks in Betracht kommen. Lumbalpunktionen und Aderlässe bringen oft erhebliche Besserungen der Retinitis.

Die *eklamptische Amaurose* ist etwas von der Retinitis albuminurica Grundverschiedenes. Wenn die Wöchnerin die Eklampsie übersteht, pflegt regelmäßig die ganz schnell einsetzende und nur einige Tage anhaltende Schwachsichtigkeit oder Erblindung vollständiger Heilung zu weichen. Sie steht in naher Beziehung zu der *urämischen Amaurose*, deren Sitz in das Gehirn selbst zu verlegen ist. Jedenfalls können die geringfügigen hin und wieder in der Netzhaut anzutreffenden Veränderungen allein die Schwere der Sehstörung nicht bedingen.

Retinitis diabetica. Auch diese mit einer Stoffwechselerkrankung zusammenhängende Retinitis äußert sich in dem Auftreten von weißen Degenerationsherden und regellos verstreuten meist punktförmigen Blutungen (Abb. 95). Die Papille ist dabei selten beteiligt. In reinen Fällen fehlen die Kennzeichen des Ödems. Die Maculagegend ist nicht sonderlich bevorzugt; die Spritzfigur wird kaum gefunden. Freilich sind manchmal die Veränderungen nicht ausschließlich Folgen des Diabetes, sondern zum Teil einer gleichzeitig vorhandenen Blutdrucksteigerung.

Die Störungen der Funktion sind genau so wie die bei der Retinitis albuminurica von der jeweiligen Lage der Herde abhängig. Indessen hat das Augenleiden für den Verlauf des Diabetes selbst keinerlei prognostische Bedeutung, wenn auch eine Parallele zwischen Zuckerausscheidung und Schwere der Störungen im einzelnen Falle nicht zu leugnen ist. Es gibt aber viele Diabetiker, die nie eine Netzhauterkrankung bekommen.

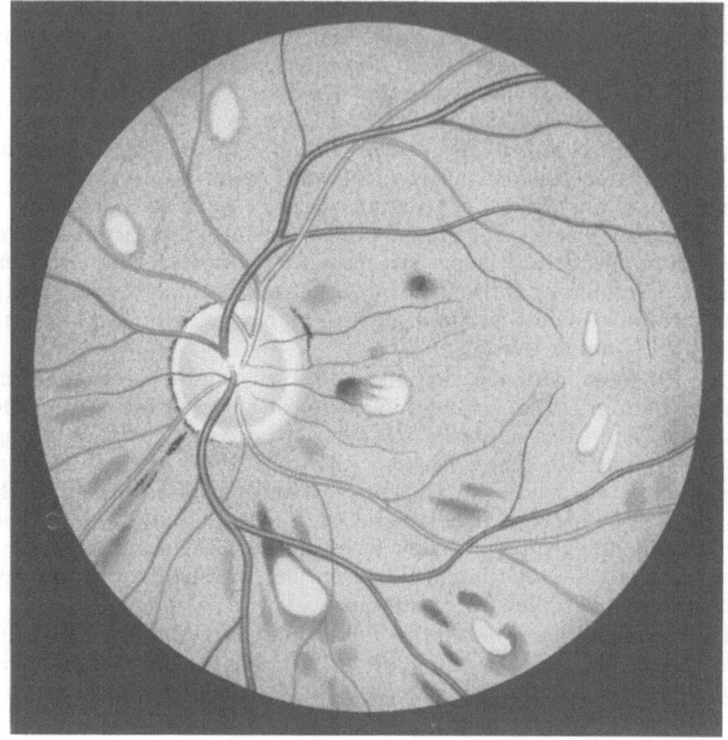

Abb. 95. Retinitis diabetica.

Als Behandlung kommt Diät, Trinkkur usw. in Betracht. Insulinpräparate entfalten nur indirekt durch die Beeinflussung des Diabetes eine Wirkung.

Retinitis pigmentosa (Pigmentdegeneration). Die Pigmententartung der Netzhaut hat mit Entzündungsvorgängen nichts zu tun, sondern gehört zu den erbbedingten Leiden (s. S. 154). Der Name Retinitis ist daher falsch. Es handelt sich auch nicht um einen einheitlichen Krankheitsbegriff, obgleich der Typus des Krankheitsbildes unschwer zu umgrenzen ist.

Schon frühzeitig merken die Patienten eine gegenüber Gesunden sehr auffällige Minderwertigkeit ihres Sehorgans beim Eintritt der Dämmerung (Hemeralopie, Nachtblindheit). Sie sind bei herabgesetzter Beleuchtung hilflos wie Blinde. Allmählich sinkt auch bei Tageslicht ihre Sehfunktion. Die zentrale Sehschärfe nimmt mehr und mehr ab, und vor allem verengt sich das Gesichtsfeld, bis schließlich nur noch ein schmales um den Fixationspunkt herum konzentrisch eingeengtes Areal übrig bleibt. Die Patienten bekommen daher nur ganz kleine Ausschnitte der Außenwelt auf einmal zu Gesicht, als wenn sie durch ein Schlüsselloch sähen. Dadurch verlieren sie die Fähigkeit, sich im Raume rasch zurecht zu finden.

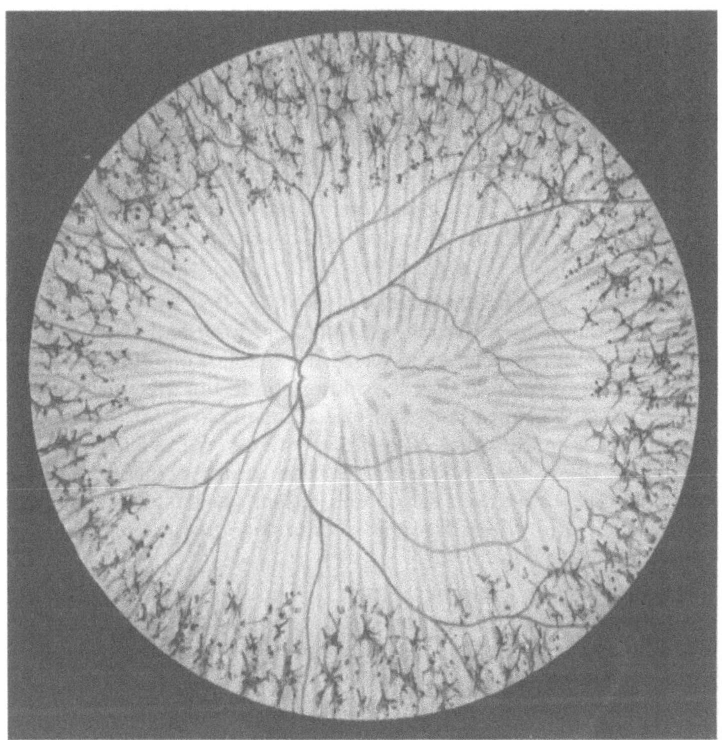

Abb. 96. Pigmentdegeneration der Netzhaut.

Den Namen hat die Erkrankung von der Ansammlung kleinster schwarzer Pigmentklümpchen in der Netzhautperipherie (Abb. 96), die mit zarten Ausläufern untereinander verbunden sind, wie die Knochenkörperchen in den HAVERSschen Kanälen. Allmählich nimmt diese Pigmentierung an Dichte und Ausdehnung zu, so daß die so veränderte Zone immer mehr nach dem Zentrum der Retina zu vorrückt. Eine auffallende Verengerung der Zentralarterie und -vene sowie eine wachsbleiche Verfärbung der Papille ergänzen das Bild des typischen Falles. Doch kommen mannigfache Abweichungen vor, so hinsichtlich der Ausbreitung des Pigmentes, einer Mitbeteiligung der Aderhaut mit Sclerose der Gefäße und Atrophie usw.

Das Leiden ist in der Anlage angeboren, häufig verbunden mit anderen Degenerationszeichen wie Taubstummheit. Nicht selten ist

Blutverwandtschaft der Eltern vorhanden (s. S. 154). Eine Therapie gibt es nicht. In einem Teil der Fälle geht das Leiden unaufhörlich vorwärts, so daß mit den vierziger Jahren Erblindung eintritt, in anderen wieder hält sich ein Rest der Sehfunktion und des Gesichtsfeldes bis ins höhere Alter.

Pathologisch-anatomisch handelt es sich um eine in den äußeren Netzhautschichten einsetzende Degeneration der nervösen Elemente, vor allem der Stäbchen und Zapfen, aber auch der Bipolaren und schließlich der Ganglienzellen und Nervenfasern. Das zugrunde gegangene nervöse Material wird durch Glia- und Bindegewebswucherung ersetzt, wobei das Pigmentepithel mit zerfällt und der frei werdende Farbstoff in die Safträume der Netzhaut einwandert.

Bei einer der Retinitis pigmentosa ähnlichen Erkrankung der Netzhaut im Gefolge der TAY-SACHSschen familiären Idiotie, eines Leidens, welches vor allem in einer Degeneration der Ganglienzellen des Gehirns besteht, setzt der Prozeß pathologisch-anatomisch von der Ganglienzellenschicht der Retina aus ein.

Retinitis durch Allgemeinerkrankungen. Bei einer ganzen Reihe von Erkrankungen des Gesamtorganismus kommen Netzhautentzündungen vor. Wir kennen eine Retinitis nach kongenitaler Lues, die mannigfache Beziehungen zum Krankheitsbilde der Retinitis pigmentosa hat, ferner eine Retinitis septica, die Blutungen und Trübungen der Retina zeitigt, eine Retinitis leucaemica mit starker venöser Hyperämie und Hämorrhagien und noch eine Reihe anderer mehr. Sie sind im allgemeinen außerordentlich selten und haben nur kasuistisches Interesse, wenn sie auch die vielfältigen Beziehungen des Sehorgans zu dem Gesamtkörper klarlegen.

Netzhautablösung (Amotio retinae). Die Netzhaut ist nur vorn an der Ora serrata unmittelbar an der Grenze zum Strahlenkörper und hinten an der Papille mit der Unterlage fest verwachsen. Soweit das Gebiet der Chorioidea reicht, liegt sie nur lose dem Pigmentepithel auf, welches mit der Glaslamelle der Aderhaut fest verwachsen ist. In dieser normalen Lage hält sie einesteils der Druck des Glaskörpers auf ihre Innenfläche, andernteils ein durch capillare Attraktion bedingtes Haften am Pigmentepithel. Druckerniedrigung auf der dem Glaskörper zugewendeten Fläche und Druckerhöhung in dem capillaren Raume zwischen den Neuroepithelien und den Pigmentepithelien können somit die Netzhaut von ihrer Unterlage zur Abhebung bringen. Demnach liegen zwei Möglichkeiten vor: eine Zugwirkung auf die Innenfläche und eine Druckwirkung auf die Außenfläche der Netzhaut.

Die Retina kann also abgezogen und emporgehoben werden. In beiden Fällen entfernt sie sich von der sie ernährenden Aderhaut. Damit hängt eine unmittelbare Störung in der Funktion der äußerst empfindlichen und schnell der Degeneration anheimfallenden Sinnesepithelien zusammen.

Schwere Sehstörungen sind somit unausbleiblich. Sie sind um so ernster, als die Netzhaut die Neigung hat, bei einer einmal in die Wege geleiteten Ablösung ganz und gar sich von der Unterlage zu trennen. Es droht daher die Gefahr der Erblindung.

In einer Reihe von Fällen, die man *sekundäre Formen* der Netzhautablösung nennt, ist das Zustandekommen der Trennung der Retina von ihrem Pigmentepithel leicht verständlich. So beobachten wir z. B. nach durchdringenden Verletzungen der Augenwandung vielfach das Auftreten von Exsudaten im Glaskörperraum, die sich an die Netzhaut anheften und bei der später einsetzenden Schrumpfung sie mechanisch von ihrer Unterlage abziehen. Auch bei starken Glaskörperverlusten und dem damit verbundenen Nachlassen des Glaskörperdrucks auf die Innenfläche der Retina kommen ähnliche Bedingungen in Betracht. Demgegenüber kann der sonst capillare Raum zwischen der Netzhautaußenfläche und dem Pigmentepithel dadurch erweitert werden, daß Ausschwitzungen und Blutungen aus der Aderhaut sich in ihn ergießen oder Aderhautgeschwülste in ihn hineinwuchern. Die hiermit zusammenhängende ebenfalls mechanische Abdrängung der Retina von der Aderhaut löst wiederum den Symptomenkomplex der Ablösung aus.

In der Mehrzahl der Fälle fahnden wir jedoch vergebens auf dergleichen offenkundige Ursachen; denn die sogenannte *idiopathische Amotio retinae* beruht auf mikroskopisch feinen Veränderungen in ihrer Substanz selbst, gleichzeitig auch in Vorgängen innerhalb der Glaskörperstruktur. Schon längst war bekannt, daß vorzüglich das hochgradig kurzsichtige Auge von dem Eintritt einer Netzhautablösung bedroht ist; doch konnte der Schleier von ihrem Zustandekommen erst gelüftet werden, als man inne wurde, daß dann stets eine Rißbildung in der Retina den Prozeß einleitet. Sie wird durch cystische Hohlräume vorbereitet, welche sich in dem Gewebe der Netzhaut in vielen kurzsichtigen, aber auch in alternden Augen mit der Zeit einstellen, während eine zweite Gefahr dadurch heraufbeschworen wird, daß der Glaskörper seine gallertige Beschaffenheit einbüßt und unter Zerreißen seines zarten Stützgewebes verflüssigt wird. Es bedarf dann nur einer Gelegenheitsursache, um aus einer Cyste ein die ganze Dicke der Retina durchsetzendes Loch werden zu lassen, durch das nun der wäßrige Inhalt des Glaskörperraums den Weg unter die Retina findet und sie von hinten her emporhebt.

Diese Bedingungen spielen natürlich eine wichtige Rolle bei der Entscheidung der Frage über die Abhängigkeit einer Netzhautablösung von einer traumatischen Einwirkung. Wenn ein Schlag das Auge trifft und heftig erschüttert, dann ist ein Zusammenhang zwischen beiden Ereignissen wohl stets anzunehmen. Hingegen liegen die Verhältnisse viel schwieriger, sobald nur eine allgemeine Körpererschütterung oder eine übermäßige Kraftanstrengung mit Blutandrang zum Kopf geltend gemacht werden. Hier hat die augenärztliche Erfahrung unter sorgsamer Abwägung aller Nebenumstände das letzte Wort zu sprechen.

Die Patienten bemerken den Eintritt der Erkrankung an einer Beschattung des Gesichtsfeldes, in der Regel von oben her, weil die Ablösung sich mit Vorliebe in der unteren Hälfte der Netzhaut zuerst einstellt. Auch wenn sie anfänglich oben einsetzt, senkt sich die hinter der Ablösung befindliche Flüssigkeit der Schwere folgend gern nach abwärts, womit die Ablösung von oben nach unten gelangt. Gleichzeitig werden die Kranken

von subjektiven Lichtempfindungen (durch Netzhautreizung), Flimmern
und Verzerrtsehen der Außenwelt geplagt, weil das auf der Netzhaut
entstehende Bild auf eine faltige Fläche fällt, die sich außerdem bei
Augenbewegungen in ihrer Oberflächengestaltung fortwährend ändert.
Die Größe der Gesichtsfeldbeschränkung stellen wir am besten fest,
wenn wir bei der Gesichtsfeldaufnahme das Zimmer leicht verdunkeln;

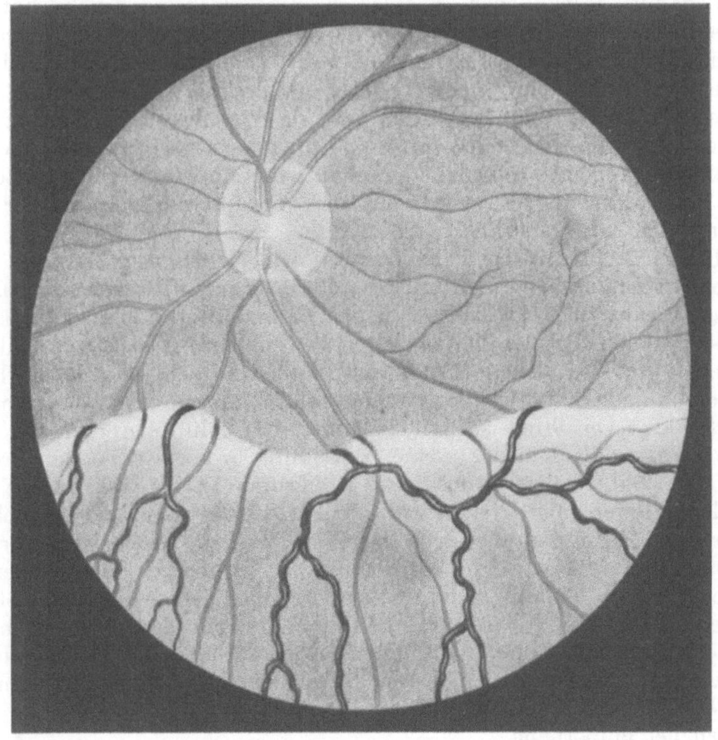

Abb. 97. Frische Netzhautablösung.

dann reicht das verminderte Licht nicht mehr zur Erregung der abgelösten Netzhautpartie aus.

Auch die zentrale Sehschärfe sinkt gemeinhin schon frühzeitig,
da die Ablösung sich mit ihren äußersten Ausläufern gern bis zur
Maculagegend erstreckt und Glaskörpertrübungen die Netzhaut beschatten.

Mit dem Augenspiegel ist eine *frische Netzhautablösung* nur an dem
Verlaufe der Gefäße kenntlich (Abb. 97); denn im Anfang behält die
Netzhaut trotz der Trennung von der Unterlage noch ihre Durchsichtig-
keit, weil die subretinale Flüssigkeit, die in dem Raum hinter der
Ablösung sich sammelt, zunächst noch eine gewisse Ernährung der äußeren
Netzhautschichten gewährleistet. Wie jedes zerfallende nervöse Gewebe
aber schließlich durch Glia ersetzt werden muß, so auch bei den
nervösen Elementen der Netzhaut. Das führt zu einem allmählichen

Verlust der Durchsichtigkeit. Infolgedessen sieht eine Amotio im frischen Stadium ganz anders aus als im späteren. Anfänglich fällt nur auf, daß die Netzhautgefäße eigentümlich zackig und wellig verlaufen. Noch vermögen wir die Falten, die diese Veränderungen bedingen, nicht zu sehen; aber schon merken wir an den Gefäßen, daß sie dem Hintergrund nicht mehr glatt aufliegen. Sie erscheinen auch von dunkler

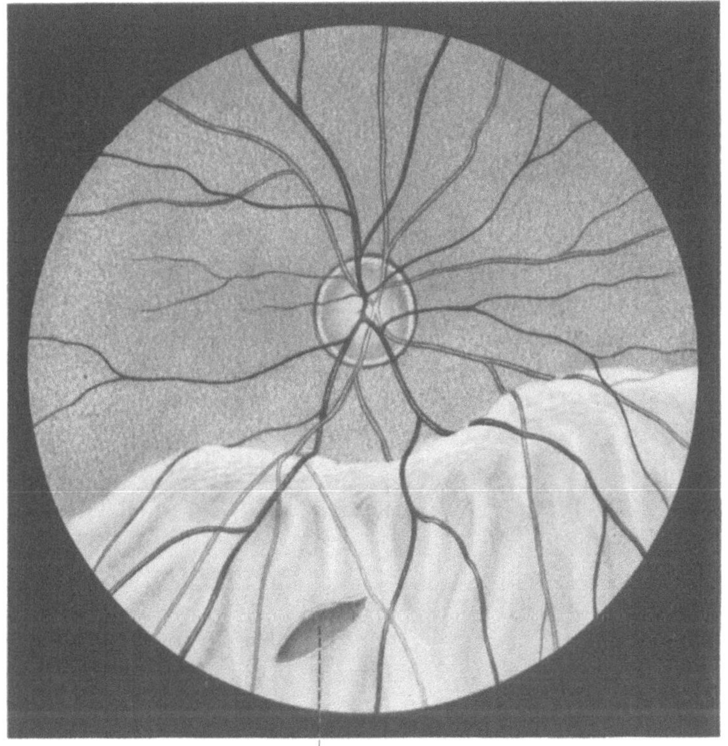

Abb. 98. Alte Netzhautablösung mit Lochbildung in der abgelösten Partie.

Farbe, weil sie von dem von der roten Aderhaut zurückkehrenden roten Lichte von rückwärts beleuchtet werden, gleichwie der gegen den Himmel gesehene fallende Schnee dunkel aussieht. Später (Abb. 98) heben sich mit der Ersetzung des nervösen Gewebes durch Stützsubstanz die Falten als weißliche Kuppen, ihre Zwischenräume als grauweiße Schatten ab. Die Netzhaut läßt kein Licht mehr durch, sondern reflektiert es nun selbst und leuchtet als eine weißliche in Berg und Tal verlaufende Membran auf. Deswegen heben sich die Gefäße von der hellen Unterlage sehr deutlich als rote gewellte Linien ab.

Außer den im Gewebe der Netzhaut sich abspielenden und zeitlich bedingten Vorgängen beeinflußt selbstverständlich auch die Beschaffenheit der hinter der abgelösten Partie befindlichen Massen ihr Aussehen im Augenspiegelbilde. Ein glasklarer flüssiger Erguß wird anders durchschimmern als eine Schicht geronnenen Blutes, welche eine dunkle Unterlage bildet. Wiederum wechselt das Aussehen bei Vorhandensein einer Geschwulst der Aderhaut, insofern man dabei den Eindruck gewinnt, daß eine starre, an einzelnen Stellen marmoriert erscheinende Substanz die Retina emporhebt (s. Abb. 99). In solchen Fällen vermißt man die sonst nachweisbare und vorzüglich die idiopathische

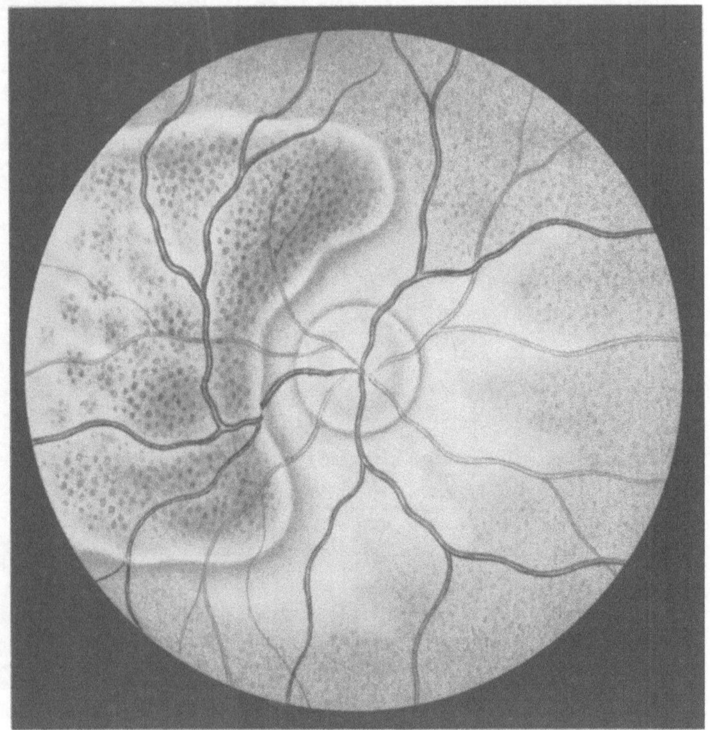

Abb. 99. Netzhautabslösung durch ein Melanosarkom der Aderhaut.

Netzhautablösung auszeichnende Herabsetzung des intraokularen Drucks, welche mit der Verflüssigung des Glaskörpers zusammenhängt.

Je nach der Verschiedenheit der Ursache ist die Behandlung zu wählen. Ausschwitzungen und Blutungen unter die Netzhaut sucht man durch Anwendung von Wärme zur Aufsaugung zu bringen, unter Umständen auch durch eine Punktion zu verkleinern. Sobald ein Tumor festgestellt ist, sind wir zur Enukleation gezwungen. Handelt es sich aber um eine idiopathische Ablösung, so richtet sich unser ganzes Bestreben darauf, die Rißbildung durch genauestes und wiederholtes Absuchen des Augenhintergrundes ausfindig zu machen. Gelingt der Nachweis, dann setzt die operative Therapie nach GONIN ein, welche den Zweck verfolgt, mittels Glühhitze, Elektrokoagulation usw. das Loch zu schließen und das weitere Absickern der Glaskörperflüssigkeit hinter die Retina unmöglich zu machen. Die Erfolge dieser Methoden sind selbst bei der hochgradigen Kurzsichtigkeit außerordentlich ermunternd.

Eine besondere Bedeutung haben unter der Retina zur Entwicklung gelangende *Cysticerken.* Die oft recht schwierige Entbindung der Parasiten durch Einschnitt in Sclera und Aderhaut wird nur selten durch Wiederkehr einer nennenswerten Funktion gelohnt; denn die mit den Cysticerken verknüpften Schwarten hindern meist eine Wiederanlegung der Sinnesepithelien der Netzhaut an die ernährende Aderhaut.

Die Geschwülste der Netzhaut. Die gemeinhin in Betracht kommende Geschwulstform der Retina ist das *Gliom.* Die vielfach hereditär bedingte Erkrankung (s. S. 155) beruht wahrscheinlich auf Keimverlagerung bei der Entwicklung des Auges und tritt in den ersten vier Lebensjahren in die Erscheinung. Man erblickt dann eine Ablösung, hinter oder auf welcher träubchenähnliche Auswüchse sitzen. Differentialdiagnostisch kommen Glaskörperexsudate in Betracht, die infolge metastatischer Prozesse im Uvealtraktus zustande kommen können. Dann haben wir ebenfalls hinter der Linse gelbliche Massen, die entweder den ganzen Glaskörperraum oder nur Teile desselben ausfüllen. Die Entscheidung ist oft nicht leicht, zumal es außer den Gliomen, die in den subretinalen Raum wuchern und auf deren Oberfläche dann das Zentralgefäßsystem der Netzhaut sichtbar bleibt (sog. Glioma exophytum), auch andere gibt, die in den Glaskörperraum einbrechen und die Netzhaut in eine unregelmäßig gestaltete Masse aufgehen lassen (Gl. endophytum). Man bezeichnet daher Glaskörperexsudate, die ein Gliom vortäuschen, auch als *Pseudogliome.* Solche sind in der Regel aber durchleuchtbar, wenn man eine helle Lichtquelle außen auf die Sclera aufsetzt und beobachtet, ob die Pupille Licht austreten läßt. Kommt es trotzdem vor, daß man nach Enukleation ein Pseudogliom vorfindet, so ist der Schaden nicht sehr groß; denn Augen mit Pseudogliom sind stets blind und pflegen mit der Zeit zu schrumpfen, so daß sie früher oder später doch der Enukleation anheimfallen.

Die Gliome sind außerordentlich schnell wachsende Tumoren, vor allem dann, wenn sie die Bulbushüllen durchbrochen haben und frei in die Augenhöhle hineinwuchern.

Doppelseitiges Auftreten wird beobachtet. Wenn man sich in solchen Fällen nicht dazu verstehen kann, beide Augen zu enukleieren, ist dies begreiflich. Fälle, die nach Röntgenbestrahlungen Besserungen zeigten, sind beschrieben. Immerhin kommt die Strahlentherapie nur bei doppelseitigem Auftreten in Frage.

Äußerst seltene Gebilde sind die nicht ausschließlich an die Kinderjahre gebundenen cystischen *Hämangiome (Angiomatosis retinae;* v. HIPPELsche Erkrankung), die auf angeborener Grundlage entstehen und vielfach mit gleichen Tumoren des Gehirns vergesellschaftet sind (s. S. 155).

Die Erkrankungen des Sehnerven.

Normale Anatomie. Der Nervus opticus ist eigentlich eine Gehirnbahn, wie die Netzhaut ein vorgeschobener Gehirnteil ist. Das zeigt sich daran, daß er von den drei Gehirnhäuten umgeben und vom Liquor cerebrospinalis umspült ist. Ebenso ist es eine falsche Vorstellung, daß man gemeinhin den Sehnerven erst dort beginnen läßt, wo seine Fasern sich zur Sehnervenpapille vereinigen; denn die Sehnervenfasern haben ihre zugehörigen Zellen in den Ganglienzellen der Netzhaut. Das 3. Neuron der Sehleitung erstreckt sich von den Ganglienzellen der Netzhaut durch den Sehnerven und Tractus opticus bis ins Gehirn, wo es in den primären Opticusganglien endigt, die in dem Corpus geniculatum laterale zu suchen sind. Eine solche Überlegung verschafft uns einen besseren Einblick in die Pathologie des Sehnerven; denn wir werden ohne weiteres verstehen, daß ein die inneren Netzhautschichten zerstörendes Leiden die Sehnervenfasern genau so angreift wie eine intrakranielle Erkrankung. Damit kommen wir zu dem Schlusse, daß es *aufsteigende und absteigende Sehnervenerkrankungen* geben muß. Zu diesen gesellen sich noch die Läsionen des Opticus selbst.

Ophthalmoskopisch sehen wir vom Sehnerven nur die Papille, den blinden Fleck des Augenhintergrundes. Wir erblicken die Sehnervenscheibe scharf umgrenzt, umgeben von dem roten Fundus, nicht deswegen, weil etwa die Fasern sich mit scharfer Linie gegen die Netzhaut absetzen (im Gegenteil ist der Übergang zu der Nervenfaserschicht der Netzhaut natürlich ein ganz kontinuierlicher!), sondern weil die normalen Fasern durchsichtig sind und wir deshalb das für den Durchtritt des Nerven in der Aderhaut ausgesparte scharflinig begrenzte Loch deutlich erkennen können. Hat die Papille „verwaschene Grenzen", dann hat die Durchsichtigkeit der Nervenfasern gelitten, und die Begrenzung der Aderhaut schimmert nur noch undeutlich oder gar nicht mehr durch. Außer der Beschaffenheit der sogenannten Papillengrenzen erwecken noch die Farbe des Gewebes und der Füllungszustand der Gefäße unsere Aufmerksamkeit. Eine normale Papille sieht bei Gasoder nicht zu weißem elektrischen Licht gelblichrot aus. Den gelblichen Ton liefert die Gesamtmasse der Nervenfasern, den rötlichen ein feines die Papille durchziehendes Netz kapillarer Gefäße. Tritt Atrophie des Nerven ein, dann wird der Farbton infolge Schwindens der Fasern und Capillaren weiß, bei Entzündungen hingegen beobachten wir eine Rötung infolge von Gefäßerweiterung. Die größeren auf der Sehnervenscheibe frei werdenden Äste der Zentralarterie und -vene liegen klar auf der Oberfläche der Nervenfaserbündel. Bei entzündlichen Prozessen schwellen die Venen an, während die Arterien schmäler werden. Die Venen verlaufen dann auch leicht geschlängelt. In der Mitte der Papille, manchmal nach der temporalen Seite zu verschoben, liegt die „physiologische Exkavation" (s. S. 148, Abb. 141). Hier ist in den einzelnen Fällen die Stelle mehr oder weniger sichtbar, wo die Nervenfasern trichterförmig auseinanderweichen und unter Umständen ein schmaler Bezirk der Siebplatte als weißer, grau getüpfelter Fleck zutage tritt.

Die Neuritis nervi optici. Entzündliche Vorgänge im Sehnerven können sich ophthalmoskopisch durch zweierlei Symptome kundtun; bei Lokalisation am peripheren Ende durch das Bild der sogenannten Neuritis nervi optici und bei Befallensein einer mehr proximal gelegenen Stelle des Nerven durch den Ausfall der unterbrochenen Nervenfasern, der sich durch partielle oder totale weiße Verfärbung der Papille mit der Zeit meldet.

Die entzündliche Veränderung der Papille äußert sich vorzüglich in einer Verwaschenheit ihrer Grenzen, Verdünnung der Arterien (Abb. 100), Stauung und Verbreiterung der Venen, Rötung und Trübung des Gewebes. In schweren Fällen können Blutungen aus den Venen und weiße im Gebiete der Papille und ihrer Nachbarschaft gelegene Fettdegenerationsherde der zerfallenden Nervensubstanz hinzutreten. Geht

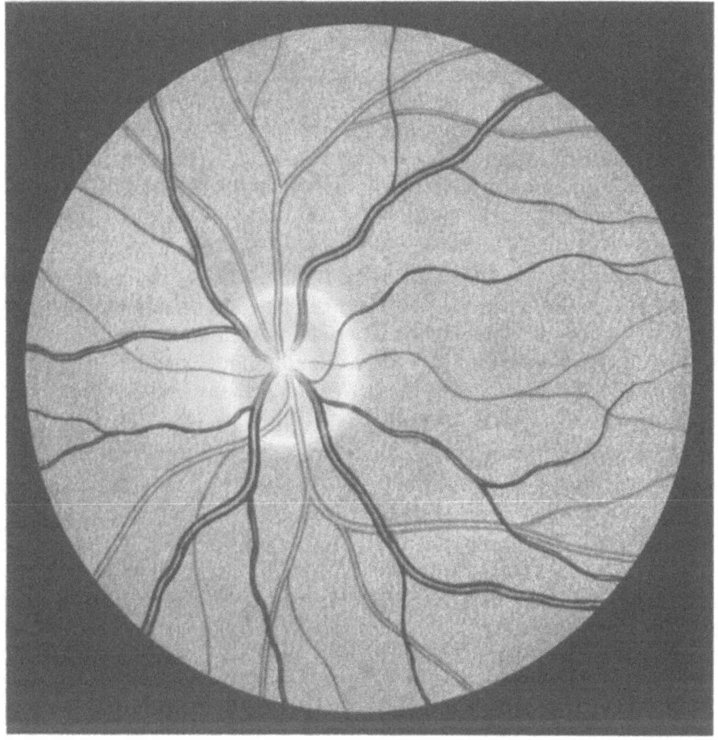

Abb. 100. Neuritis nervi optici. (Papillengrenzen unscharf. Venen gestaut.)

der Prozeß nicht bald zurück, so fängt das Stützgewebe an das zugrunde gegangene nervöse Material durch Wucherung zu ersetzen. Allmählich veröden unter fortschreitendem Schwinden der Nervenfasern die feinen Capillaren der Papille, und damit geht ein Abblassen der ganzen Sehnervenscheibe, oft bis zu einem kreidigen Weiß, Hand in Hand. Der Zustand der Neuritis nervi optici weicht schließlich dem Krankheitsbilde der *neuritischen Atrophie*. Einer solchen Papille sehen wir noch nach Jahren an, daß sie durch eine in ihr selbst zustande gekommene Entzündung zur Atrophie gebracht worden ist; denn sie behält trotz ihres weißen Aussehens die trübe, undurchsichtige Beschaffenheit, die unscharfe Begrenzung, die Stauung der Venen und die Verengerung der Arterien. Insonderheit ist die Siebplatte, die bei nicht mit Entzündung verbundenem einfachen Sehnervenfaserschwund deutlich sichtbar wird, nicht kenntlich; denn die darüber gelagerte Masse des gewucherten Stützgewebes deckt sie zu.

Die Funktionsstörung ist ganz verschieden. Sie ist durch den Umstand bestimmt, wie viele Nervenfaserbündel durch die Entzündung zum Entarten gebracht werden und zu welchen Stellen der Netzhaut die betreffenden Bündel gehören. Sind die Maculafasern beteiligt, dann empfindet der Patient eine entsprechend schwere Herabsetzung der zentralen Sehschärfe. Bei Befallensein der die Peripherie der Netzhaut versorgenden Nervenfasern machen sich entsprechende Einsprünge und Einschränkungen des Gesichtsfeldes geltend. Tritt Atrophie hinzu, dann leidet zuerst das Gesichtsfeld für Grün, später für Rot, Blau und Weiß.

Die Ursachen der Neuritis nervi optici sind ganz verschiedene. Die Erkrankung kann durch ein Netzhautleiden bedingt sein. So sehen wir bei schwerer, die Netzhaut in Mitleidenschaft ziehender Chorioiditis manchmal die Entzündung des Sehnervenkopfes. Ferner beobachten wir Reizung der Papille nach intraokularen Verletzungen, die mit Infektionen kompliziert sind, wenn auch hier die Trübung des Glaskörpers die Möglichkeit der Augenspiegeluntersuchung bald nimmt.

Auch Erkrankungen der Orbita können eine Neuritis nervi optici auslösen, wenn entzündliche Prozesse auf die Sehnervenscheiden übergreifen. Desgleichen kann natürlich eine absteigende in dem Zwischenscheidenraum weiter kriechende Meningitis das Leiden hervorrufen. Hinzu kommen luetische und tuberkulöse Herde im Nerven selbst oder in seinen Scheiden.

Wir haben daher die Aufgabe, die Ursache der Neuritis in jedem Falle aufzudecken und unsere Behandlung danach einzurichten. Eine direkte Beeinflussung des Leidens durch lokale Therapie ist kaum erfolgversprechend.

Die Neuritis retrobulbaris. Die im Sehnerven zum Gehirn ziehenden Nervenfasern sind in ihrer Funktion und Wertigkeit insofern verschieden, als die von der Macula lutea ausgehenden Fasern als Vermittler des zentralen Sehens höhere Leistungen zu tragen haben und deswegen auch an die Ernährung die größten Anforderungen stellen. Die Tatsache, daß jeder Zapfen des Sinnesepithels der Macula mit einer eigenen Nervenfaser seinen Reiz zum Gehirn leitet, während die Sehzellen der Netzhautperipherie in größerer Zahl an eine Faser gekoppelt sind, bringt es außerdem mit sich, daß das „papillomaculäre Bündel" ungefähr die Hälfte aller Nervenfasern umfaßt. Über seinen Verlauf sind wir hinreichend unterrichtet. Auf der Sehnervenscheibe selbst nimmt es fast die ganze temporale Hälfte ein. Daher führt die Atrophie dieses Bündels zur „temporalen Abblassung der Papille". Nach dem Durchtritt des Nerven durch die Siebplatte liegt das Bündel im temporalen Sektor des Querschnittes, senkt sich aber bald in den zentralen Abschnitt des Nerven ein, so daß wenige Millimeter hinter der Siebplatte schon das Bündel den axialen Bezirk des Nerven einnimmt. Auch im knöchernen Kanal liegt es völlig in der Mitte, von den peripheren Fasern rings umschlossen. Nach der Halbkreuzung im Chiasma finden wir die Fasern im Traktus wieder in zentraler Lage.

Es ist nun eine Erfahrungstatsache, deren letzte Erklärung noch nicht völlig gegeben werden kann, daß bei Schädlichkeiten, die den Nerven in seinem Verlaufe vom Bulbus bis zum Chiasma treffen, *das papillomaculäre Bündel vor allem gefährdet ist.* Daraus ergibt sich eine typische Störung im

Gesichtsfeld derart, daß seine Mitte von einem dunklen Fleck eingenommen
wird. Wir nennen diese Erscheinung *zentrales Skotom* (Abb. 101). In
leichten Fällen ist das Skotom ein *relatives*; d. h. im Bereiche der Gesichtsfeldmitte verliert die zur Untersuchung benutzte Marke nur ihre Helligkeit. Weiß erscheint etwas grautrübe, Blau verwaschen blau usw. Auch
zeigt sich bei den zentralen Skotomen wiederum, daß die Farbenempfin-
dung eher leidet als die Weißempfindung und daß unter den Farben
Grün am leichtesten angegriffen wird, später die Rotempfindung und
noch dann erst die Blauempfindung. Wird in der Mitte des Gesichtsfeldes eine Farbe oder Weiß überhaupt nicht mehr erkannt, dann spricht
man von einem *absoluten zentralen Skotom* für Grün oder Weiß usw.

Die Ausdehnung des Skotoms ist ganz
verschieden. In chronischen Fällen
pflegt es im Gesichtsfeld ein liegendes
Oval in der Ausdehnung von 20 zu
30 Grad zu bilden. Bei akuten Erkrankungen und besonders schweren
Fällen kann das Skotom so groß sein,
daß es nur noch die äußerste Peripherie
des Gesichtsfeldes frei läßt, ja es kann
auch völlige Erblindung Platz greifen.
Dann sehen wir aber bei eventuellem
Rückgang des Leidens die Funktion
auch zuerst seitens der Netzhautperipherie wieder eintreten, so daß
allmählich das zentrale Skotom deutlich wird. Wenn der Patient den Ausfall in dem Gesichtsfelde als dunklen

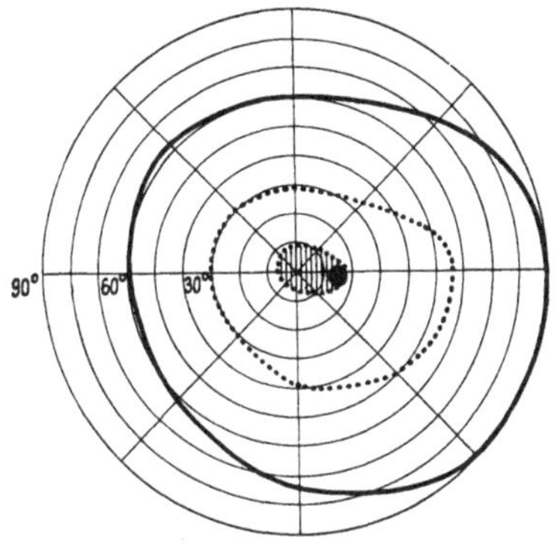

Abb. 101. Zentrales Skotom im Gesichtsfeld des rechten Auges bei Alkohol-
Tabak - Amblyopie. (Der Ausfall ist
schraffiert. Der schwarze Punkt ist der
blinde Fleck.) (Nach H. Rönne.)

Schatten spontan empfindet, spricht man von einem „positiven" Skotom,
dagegen von einem „negativen" dann, wenn die Lücke erst bei der Aufnahme
des Gesichtsfeldes mittels des Perimeters zum Bewußtsein gebracht wird.

Wir unterscheiden *akute und chronische Erkrankungsformen. Die
akute retrobulbäre Neuritis* setzt meist mit einem rapiden Verfall der
Sehschärfe ein, indem gleichzeitig dumpfe Schmerzen in der Stirn,
manchmal auch bei Bewegungen des Auges in der Tiefe der Augenhöhle empfunden werden. Drückt man bei geschlossenen Lidern den
Augapfel sanft in die Orbita zurück, dann werden heftige Schmerzen
hinter dem Auge geäußert. In anderen Fällen wiederum fehlt jede Empfindlichkeit. Das Sinken der Sehschärfe kann sich in kurzer Zeit bis
zum Eintritt völliger Blindheit steigern, wobei die Pupille auch bei einseitiger Erkrankung sich maximal erweitern und starr sein kann. Sonst
ist äußerlich und mit dem Augenspiegel nichts Krankhaftes an dem Auge
sichtbar. Kommt es nur zu hochgradiger Schwachsichtigkeit, dann pflegt
im Gesichtsfelde das zentrale Skotom nachweisbar zu sein. Auch in
schweren Fällen bleibt jedoch die Sehstörung nur selten in voller Ausdehnung bestehen; nach Verlauf einiger Zeit pflegt eine Erholung ein-
zutreten, die selbst trotz vorhanden gewesener Amaurose bis zur Her-
stellung der vollen Sehschärfe führen kann, wie es überhaupt das
Kennzeichen fast aller Formen der retrobulbären Neuritis ist, daß
sie weitgehend rückbildungsfähig sind.

Erst nach einigen Wochen prägt sich bei längerem Anhalten des Leidens die charakteristische Abblassung der temporalen Papillenhälfte aus (Abb. 102), deren Diagnose Übung in der Beurteilung des Augenhintergrundbildes voraussetzt; denn manche Papille, deren Nervenfasertrichter sich nach der temporalen Seite zu öffnet, erscheint temporal blasser als nasal und ist trotzdem frei von Erkrankung. Die Grenzen der Papille können in äußerst schweren Fällen unscharf, die umgebende Netzhaut trübe werden.

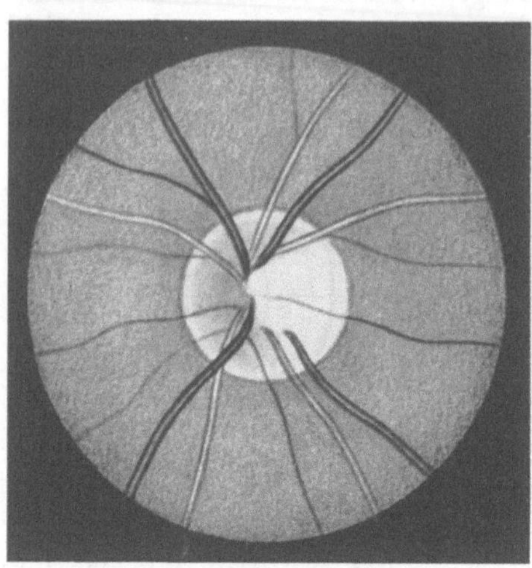

Abb. 102. Temporale Abblassung der Papille infolge retrobulbärer Neuritis bei multipler Sklerose. (Nach KÖLLNER.)

Die chronische (meist doppelseitig auftretende) Form beginnt schleichend und entwickelt sich allmählich. Sie führt wohl zu Schwachsichtigkeit und zentralem Skotom, aber nicht zu so großen Skotomen, daß Erblindung erreicht wird. Bei der chronischen Neuritis retrobulbaris ist die temporale Abblassung der Papille immer ausgesprochen.

Die ähnlich verlaufende „familiäre Opticusatrophie" gehört zu den vererbbaren Augenleiden (s. S. 155).

Die *Ursachen* der retrobulbären Neuritis sind mannigfaltig. Zunächst ist darauf hinzuweisen, daß eine akute einseitige oder doppelseitige retrobulbäre Neuritis ein *Frühsymptom der multiplen Sklerose* sein kann. Und zwar sind Fälle beobachtet, in denen die Sehnervenerkrankung bis zu 14 Jahren dem Manifestwerden der anderen Zeichen vorauseilte. Namentlich die flüchtig verlaufenden Fälle von retrobulbärer Neuritis sind immer verdächtig auf multiple Sklerose, wenn es sich um jugendliche Individuen handelt. Andere akute retrobulbäre Sehnervenerkrankungen wollte man früher auf rheumatische Schädlichkeiten zurückführen; indessen ist dies ein Irrtum, wenn auch Erkältungen auf dem Umwege über eine *katarrhalische oder eiterige Affektion der Schleimhaut der pneumatischen Nasennebenhöhlen, insonderheit der Siebbeinzellen und der Keilbeinhöhle* eine solche Neuritis auslösen können. Es hat sich nämlich herausgestellt, daß die Siebbeinzellen und die Keilbeinhöhle vielfach unmittelbar an den knöchernen Kanal des Opticus angrenzen und von ihm nur durch papierdünne Knochenplättchen getrennt sind, die noch dazu mitunter Defekte aufweisen. So ist es leicht verständlich, daß entzündliche Veränderungen an der Schleimhaut der Nebenhöhlen auf den Sehnerven übergreifen können. Sowohl bei multipler Sklerose als auch bei Nebenhöhlenerkrankung kann die Erkrankung ein- und doppelseitig, mit und ohne Schmerzhaftigkeit auftreten.

Auch die *Myelitis* vermag eine akute retrobulbäre Neuritis auszulösen.

Ferner kommen als Ursache *Vergiftungen* in Frage. Manche Gifte, wie vor allem *Methylalkohol*, sind in dieser Hinsicht für das Sehorgan ungemein gefährlich. Sie führen binnen wenigen Tagen unter Umständen zu irreparabler Erblindung. Ähnlich verhalten sich die *Toxine bei septischen Prozessen* anderer Körperteile, ohne daß es sich dabei um wirkliche Metastasen der Eiterung handelt. Auch *Filix mas, Blei* und andere Gifte wirken in gleicher Weise. Eine besondere Stellung nimmt die retrobulbäre Neuritis als Folge des Mißbrauchs von *Alkohol* und *Nicotin* ein. Diese „*Intoxikationsamblyopie*" verläuft stets chronisch und bringt ein doppelseitiges zentrales Skotom von mäßiger Ausdehnung hervor, das außerdem meist nur ein relatives ist. Trotzdem können erhebliche Grade von Sehstörung verursacht werden. Nie sind bei dieser Form Schmerzen vorhanden.

Kachexie bei Diabetes, Unterernährung z. B. bei zu lange fortgesetztem Stillen bringen ähnliche Bilder zustande. In ganz seltenen Fällen sind *tuberkulöse oder luetische Prozesse im Nerven* an der Sehstörung schuld. So ist die Erscheinungsweise wie die Ursache der Erkrankung ungemein mannigfaltig.

Unsere Behandlung muß darauf Rücksicht nehmen. Untersuchung des Nervensystems, der Nebenhöhlen, genaue Nachforschung betreffs etwaiger Intoxikationsmöglichkeiten usw. sind nötig. Bei multipler Sklerose ist eine Behandlung des Grundleidens möglichst anzustreben. Liegen Erkrankungen der Nebenhöhlen vor, so ist die Mithilfe des Nasenfacharztes notwendig. Bei Intoxikationen ist strengste Enthaltsamkeit von den schädlichen Stoffen unerläßlich; außerdem verordnet man zur Anregung des Stoffwechsels gern Jod und Schwitzbäder.

Die Stauungspapille. Die Stauungspapille ist in mancher Hinsicht zwar dem Bilde der Neuritis nervi optici ähnlich, ihrer ganzen Bedeutung und Entwicklung nach jedoch von dieser grundverschieden. Im Vordergrunde steht das *Ödem des Sehnervenkopfes;* eine *Entzündung der Papille fehlt*, wenigstens in den ersten Stadien der Erkrankung. Sie kann später unter gleichzeitiger Proliferation des Stützgewebes hinzutreten, wenn die das Ödem bildende, im Gewebe liegende Flüssigkeit sich zersetzt und damit reizt.

Die *Ursache der Stauungspapille* sind *raumbeengende Prozesse im Schädelinnern,* die eine erhöhte Produktion von Liquor oder eine Verdrängung des Liquor cerebrospinalis veranlassen. In erster Linie sind es die *Gehirngeschwülste,* die vor allem dann eine Stauungspapille erzeugen, wenn sie nahe der freien Gehirnoberfläche liegen. Deswegen machen selbst große Tumoren des Vorderhirns, wenn sie in die Gehirnmasse eingebettet sind, nur selten Stauungspapille, dagegen Tumoren an der Gehirnbasis und im Kleinhirn schon verhältnismäßig früh. Auch *Reizungen der Meningen nach infektiösen Prozessen* des Mittelohrs, nach Meningitis serosa tuberculosa, syphilitica usw. können auf dem Wege übermäßiger Flüssigkeitsproduktion Stauungspapille machen. Die gleiche Rolle spielen Cysticerken in der Schädelkapsel. Wie wir bereits kennen gelernt haben (S. 92), vermag auch eine allgemeine Blutdrucksteigerung auf dem Wege der Erhöhung des intrakraniellen Drucks eine Papillenschwellung hervorzurufen, so daß sich zu dem Bilde der Retinitis albuminurica das der Stauungspapille hinzugesellt. In allen diesen Fällen pflegt die Papillenschwellung doppelseitig aufzutreten. *Einseitige Stauungspapille* kommt zustande, wenn ein Prozeß

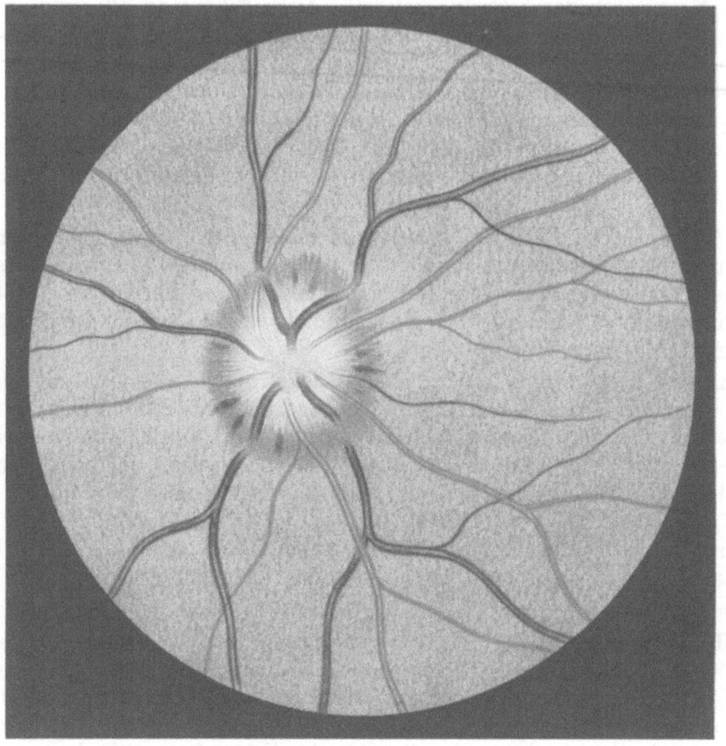

Abb. 103. Stauungspapille.

vorhanden ist, der lediglich die eine Seite der Schädelbasis nahe der Orbita in Mitleidenschaft zieht. So können Tumoren in der Umgebung eines Sehnerven oder schwere von den Siebbeinzellen und der Keilbeinhöhle ausgehende entzündliche Schwellungen einseitige Stauungspapille erzeugen.

Mit der Neuritis nervi optici hat die Stauungspapille die Unschärfe der Grenzen, die hochgradige venöse Hyperämie und die Trübung des Gewebes, später auch das Hinzutreten von Blutungen und fettigen Entartungsherden auf und neben der Sehnervenscheibe gemeinsam (Abb. 103). Was sie aber von der Neuritis trennt, ist die charakteristische *Vortreibung der Papille in den Glaskörper* und ihre *starke Verbreiterung auf Kosten der umgebenden Retina.* In diesen Zuständen zeigt sich der Einfluß des das Wesen des ganzen Prozesses bedingenden Ödems. Man

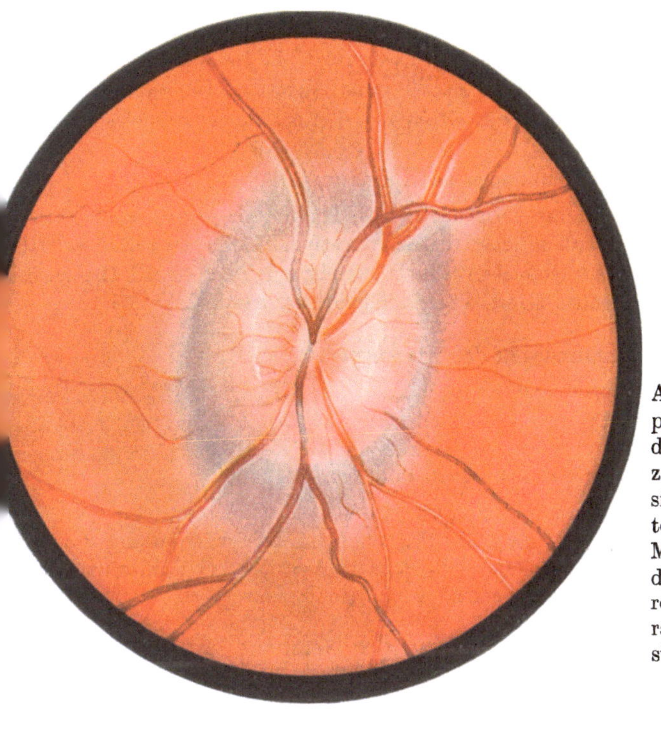

Abb. 288. Beginnende Stauungspapille. Wulstartige flache Vorwölbung
der Papille (Prominenz 2,5 dptr), auf der
zahlreiche kleine Gefäße und Kapillaren
sichtbar sind. Gefäßtrichter noch erhalten, nicht durch Exsudat ausgefüllt.
Mäßige Erweiterung und Schlängelung
der Netzhautvenen, die ebenso wie die
regelrecht gefüllten Arterien am Papillenrand abknicken und zum Teil durch das
streifige Ödem der angrenzenden Netzhaut verdeckt sind.

spricht von einer „pilzförmigen Vortreibung" der Papille in den Glaskörperraum.

Da es sich anfänglich nur um eine Flüssigkeitsdurchtränkung des Sehnervenkopfes handelt, können selbst bei hochgradig entwickelter Stauungspapille die zentrale Sehschärfe und das Gesichtsfeld längere Zeit intakt bleiben. Mit der sekundären Reizung des Gewebes und der allmählichen druckatrophischen Degeneration der Nervenfasern sinkt allerdings auch die Sehschärfe, und in dem Maße, in dem sich die bei lang dauernder Stauungspapille unausbleibliche *Atrophie des Sehnerven* ausbildet, schränkt sich auch das Gesichtsfeld ein. Zuerst leidet, wie bei allen Atrophien, die Empfindung von Grün, später von Rot, dann Blau, zuletzt Weiß. Mit dem Augenspiegel erkennen wir den Eintritt der Atrophie an dem Nachlassen der rötlichen Verfärbung und ihrem Ersatz durch einen mehr und mehr durchkommenden weißlichen Schimmer, bis endlich die Papille die typische Weißfärbung des atrophischen Stadiums aufweist. Die ophthalmoskopischen Symptome der Atrophie nach Stauungspapille erlauben auch später noch die Diagnose der Entstehung; denn die Papillengrenzen bleiben verbreitert und unscharf, die Schwellung geht infolge starker Wucherung der Stützsubstanz nicht völlig zurück, das Gewebe erlangt die normale Durchsichtigkeit nicht wieder, und deswegen ist die Tüpfelung der Lamina unsichtbar. Die Venen zeigen noch spät Verbreiterung, manchmal auch Einscheidung.

Je nach der Natur des zugrunde liegenden Leidens gesellen sich noch andere Symptome hinzu: Kopfschmerzen, Schwindel, Erbrechen, Druckpuls bei raumbeengenden Prozessen in der Schädelkapsel, Gesichtsfeldausfälle und Augenmuskellähmungen bei Sitz der Erkrankung in der Nähe der Sehbahn oder der Kerne und der Bahn des Oculomotorius, Trochlearis, Abducens. Ferner können sich bei einseitigen, in der Orbita selbst lokalisierten Prozessen Vortreibungen und Verdrängungen des Augapfels zugleich mit der Stauungspapille geltend machen.

Die Stauungspapille kommt dadurch zustande, daß der aus dem Schädelbinnenraum verdrängte oder vermehrte Liquor cerebrospinalis eine Erhöhung des Flüssigkeitsdrucks in dem Zwischenscheidenraum des Sehnerven herbeiführt. Dadurch gelangt ein Ödem des peripheren Endes des Opticus, also der Papille zur Entwicklung. Dieser Zustand wird auch dadurch begünstigt, daß innerhalb der Nervenfaserbündel ein Saftstrom normalerweise gehirnwärts fließt, der gestaut wird. Pathologisch-anatomisch findet man vor allem die Gefäßscheiden der Zentralgefäße mit Flüssigkeit angefüllt. Sie sind entwicklungsgeschichtlich Einstülpungen der weichen Hirnhaut, die die Gefäße kanalartig umhüllen und dem Liquor den Weg in die Papille bahnen.

Die Behandlung berücksichtigt einesteils das Grundleiden, muß aber andernteils darauf ausgehen, daß der Zustand der ödematösen Schwellung des Sehnervenkopfes nicht so lange bestehen bleibt, daß eine Atrophie eintritt. Deswegen müssen wir vom augenärztlichen Standpunkt aus auf eine Druckentlastung der Schädelkapsel in solchen Fällen dringen. Dank den Fortschritten der Hirnchirurgie geschieht diese heute zumeist durch die Exstirpation des Tumors, der Cyste usw., so daß die früher angewandte Palliativtrepanation des Schädels nur noch selten ausgeführt wird.

Bei gelungener Entlastung geht die Stauungspapille meist vollkommen zurück, ohne Spuren zu hinterlassen. Sonst richten sich die Folgezustände nach dem Grade, in dem schon eine Atrophie eingesetzt hatte. Bei luetischer Meningitis z. B. sehen wir die Schwellung nach spezifischer Behandlung restlos abklingen. Ebenso steht es bei den cerebralen Komplikationen nach Ohroperationen, wenn die Meningitis heilt.

Die Sehnervenatrophie. Was sich an den Hintersträngen des Rückenmarks bei Tabes, an den peripheren Nerven bei Leitungsunterbrechung, bei Verletzungen und bei degenerativen Prozessen nach Systemerkrankungen abspielt und durch besondere Untersuchungsmethoden erst festgestellt werden muß, liegt am Auge klar vor uns: wir erkennen mit dem Augenspiegel das Absterben eines Nerven; denn die Papille wird weiß.

Allerdings dürfen wir dabei eines nicht vergessen. Die Papille kann schließlich kein anderes Licht reflektieren, als welches sie von der Lichtquelle erhält. Infolgedessen muß eine Papille bei rotfreiem Licht z. B. grellweiß erscheinen. Demgemäß ist die Wertung der Papillenfarbe daran gebunden, daß man mit einigermaßen gleichbleibenden Lichtquellen untersucht, damit das Urteil über die Papillenfarbe genügend gesichert ist. Nichts ist schwieriger, als mit unbekannten Lichtquellen spiegeln und ein Urteil abgeben zu müssen, ob eine Papille blaß oder rötlich, also normal ist.

Pathologisch-anatomisch ist das Leiden durch den Zerfall der Sehnervenfasern gekennzeichnet. Wenn keine entzündlichen Prozesse mitspielen, dann wird entsprechend dem Schwinden der Sehnervenfasern auf der Papille die Siebplatte mit ihren feinen Löchern sichtbar. Infolgedessen verliert die Papille mit der Zeit ihre ursprünglich gelbrötliche Farbe, die einem weißlichen Tone Platz macht. Allerdings wird die Farbänderung nur in denjenigen Fällen durch die freiliegende Siebplatte selbst bedingt sein, in denen die Nervensubstanz ohne entzündliche Neubildung von Stützgewebe schwindet. Das ist die Regel bei *einfacher* (genuiner) *Opticusatrophie*, z. B. bei Schädelbasisfraktur, wobei der Sehnerv im knöchernen Kanal abgequetscht wird und demzufolge eine absteigende Degeneration ohne jede Entzündungserscheinungen an der Papille Platz greift.

Ganz anders sieht die Papille aus, wenn die *Atrophie im Gefolge von Erkrankungen des Sehnerven oder der Netzhaut* zustande kommt. Dann zeugt das Bild der abblassenden Sehnervenscheibe noch spät von der im Sehnerven selbst dagewesenen Entzündung. Eine Neubildung von Stützsubstanz, wie sie bei Ersatz entzündlich geschwundenen Nervengewebes stets zu finden ist, trübt das Bild; die Grenzen der Papille bleiben unscharf, der Einblick auf die Lamina cribrosa ist behindert, und infolgedessen gewährt die Papille in ihrer Gesamtheit das Bild einer trübweißen, unscharf begrenzten Scheibe. Dann sprechen wir von einer *neuritischen Atrophie* (s. S. 103), an der noch lange Zeit die starke Füllung der Venen und die Schmalheit der Arterien als Folgezustand der dagewesenen Entzündung auffällt. Ja, wenn sich

die *Atrophie nach Stauungspapille* (s. S. 109) einstellt, bleibt sogar eine Verbreiterung und mäßige Vortreibung der Sehnervenscheibe zurück, die uns die Entstehung noch nach Jahren verrät. Eine andere Form ist wiederum die *retinitische Atrophie,* wie sie sich im Gefolge von Retinitis pigmentosa (s. S. 95) entwickelt. Dann haben wir eine wachsbleiche Papille mit verengten Arterien und Venen bei gleichzeitiger Unschärfe der Papillengrenzen.

Mithin sehen wir, daß wie bei den entzündlichen Veränderungen, so auch bei der Atrophie des Sehnerven die verschiedensten Ursachen vorliegen und die Bilder recht wenig einheitlich sind. Sie haben nur die Entfärbung der Papille als Kennzeichen gemeinsam.

Wie fast alle Augenleiden darf man daher eine Sehnervenatrophie nur im Lichte des Zustandes des Allgemeinorganismus beurteilen. Hier prägt sich das Nervensystem in sichtbarer Form als krank aus, mögen nun die Störungen lokal oder allgemein-organisch bedingt sein.

Die Symptome richten sich nach der Ursache. In der Regel leidet zuerst der Sinn für Grün. Im Gesichtsfeld fehlt die Grünempfindung oder die Außengrenze für Grün ist wenigstens eingeschränkt. Bald stellt sich auch für Rot und Blau-Gelb ein ähnliches Verhalten ein, und schließlich leidet die Grenze für Weiß. Die Einschränkungen zeigen oft den Typus von sektorenförmigen Einsprüngen, die bis nahe an den Fixationspunkt reichen.

Indessen ist gerade bei Sehnervenatrophie das Gesichtsfeld vielgestaltig, je nach der zugrunde liegenden Ursache. Bei Atrophie nach Glaukom (s. S. 149) kommt es vor allem zu Einsprüngen von der Nasenseite her. Bei Retinitis pigmentosa schwindet das periphere Gesichtsfeld konzentrisch. Wiederum bei Schädigung des papillomacularen Bündels fehlt vor allem die Gesichtsfeldmitte (zentrales Skotom!). Und so gibt es unzählige Varianten der Gesichtsfeldstörung in den einzelnen Fällen.

Eine besondere Würdigung verlangt noch die sogenannte *genuine, durch Entzündungserscheinungen nicht komplizierte Atrophie,* die also sich auf dem Fundus und in der Funktion geltend macht, ohne daß man am Auge vorher etwas Krankhaftes bemerken konnte.

Sie ist durch die weiße, scharf begrenzte Papille und durch die Unversehrtheit der Zentralgefäße gekennzeichnet. Mithin ist sie der Ausdruck einer Leitungsunterbrechung, die mehr zentral ihren Sitz hat. Der absteigende Charakter vieler genuiner Atrophien wird uns nach Verletzungen des Nerven klar, wie sie durch Fremdkörperverwundungen der Orbita, durch Schädelbasisfrakturen (Abquetschung des Nerven im knöchernen Kanal) zustande kommen. Es bedarf unter diesen Bedingungen eines Zeitraumes von mehreren Wochen, bis die Abblassung der Sehnervenscheibe eintritt, d. h. bis die Degeneration der Nervenfasern im Auge selbst anlangt. Ähnliche Verhältnisse liegen bei Tumoren an der Basis cranii vor. Ferner steht die genuine Opticusatrophie auch häufig in enger Beziehung zur *Tabes und Paralyse,* und zwar prägt sich wie an den Hintersträngen so auch an der Papille eine eigentümlich grau erscheinende Entfärbung aus. *Lues cerebri* kann ebenso die Atrophie nach sich ziehen.

Die Behandlung ist natürlich bei denjenigen Fällen, in denen es sich um eine Kontinuitätstrennung der Nervenfasern handelt, ausgeschlossen. Sonst richtet sie sich nach den ursächlichen Zeichen. Die üblichen Methoden, den Opticus mit schwachem faradischen oder galvanischen Strom oder mittels Diathermie beeinflussen zu wollen, sind in ihrer Wirksamkeit fraglich.

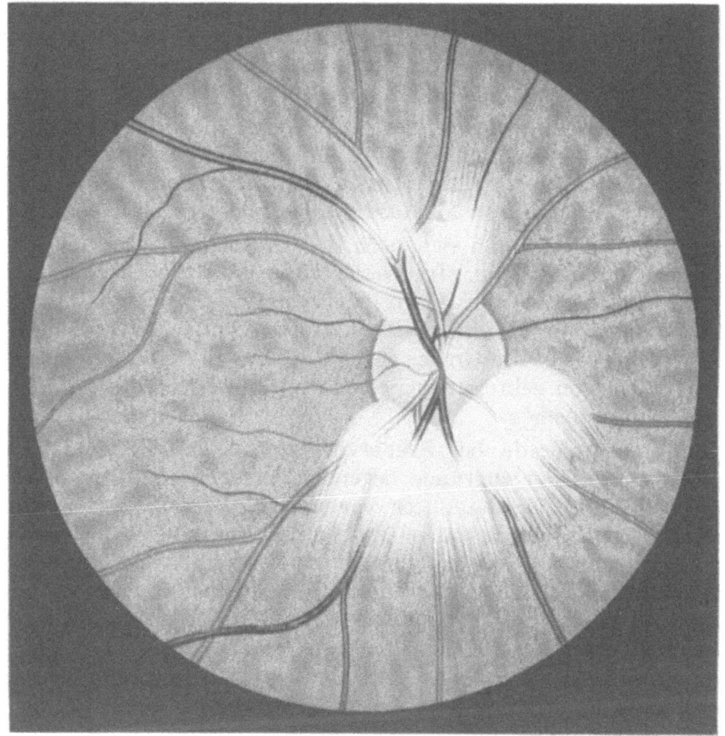

Abb. 104. Markhaltige Nervenfasern.

Markhaltige Nervenfasern. Die Nervenfasern streifen beim Durchtritt durch die Siebplatte ihr Mark ab und liegen als nackte Fasern auf der Innenfläche der Retina (Abb. 6, S. 7). Ab und zu umgeben sich aber auch die Nervenfasern der Netzhaut mit Mark, sei es in unmittelbarer Nachbarschaft der Papille (Abb. 104) oder sei es weiter peripher. Dadurch entstehen flammig begrenzte hellweiße Flächen, die teilweise die Äste der Zentralgefäße zudecken. Der Befund hat nur kasuistisches Interesse; man muß ihn aber kennen, damit man nicht etwa eine Krankheit des Fundus diagnostiziert.

Geschwülste des Sehnerven. *Opticus-Tumoren* sind außerordentlich selten. Es sind Geschwülste, welche auf der Grenze von Myxomen zu Myxosarkomen stehen, sehr langsam wachsen, aber natürlich mit der Zeit Sehnervenatrophie herbeiführen. Gleichzeitig wird der Bulbus langsam nach vorn getrieben. Temporäre Resektion der äußeren Orbitalwand nach

Krönlein ermöglicht die Stellung einer exakten Diagnose und unter Umständen Entfernung des Sehnerven samt Tumor unter Erhaltung des Bulbus. (Siehe auch Erkrankungen der Orbita, S. 130.)

Die Erkrankungen der Sehbahn.

Die Erkrankungen der Sehbahn vom Chiasma aufwärts lassen sich selbstverständlich nur aus bestimmten Funktionsausfällen der Leitung diagnostizieren. Mit dem Augenspiegel sind die Veränderungen nur selten festzustellen; vorzüglich dann, wenn die Störung innerhalb der intracerebralen Leitungsstrecke liegt, ist das Augenhintergrundsbild ganz normal.

Um die Bedeutung der Funktionsausfälle voll ermessen zu können, bedarf es der Kenntnis des *Verlaufs der Sehbahn.*

Da die *Halbkreuzung der Sehnervenfasern im Chiasma* dazu führt, daß im rechten Tractus opticus diejenigen Fasern zusammengefaßt sind, welche die rechte Netzhauthälfte des rechten und des linken Auges versorgen, und der linke Traktus alle zu den linken Netzhauthälften ziehenden Bahnen enthält, ist die rechte Gehirnhälfte den beiden rechten, die linke Gehirnhälfte den beiden linken Netzhauthälften zugeteilt. Weil das Gesichtsfeld sich wie ein Spiegelbild der Netzhautbezirke verhält, kann man auch sagen, daß die rechte Gehirnhälfte die linken Gesichtsfeldhälften bestreitet, die linke entsprechend die rechten Gesichtsfeldhälften.

Die anatomischen Beziehungen können wir uns somit durch einen einfachen Vergleich merken: Die Hirnhälften sind durch die Traktus, die Halbkreuzung und die Optici mit den Netzhauthälften verbunden, wie die Pferdemäuler eines Doppelgespanns durch die Kreuzzügel mit der Hand des Kutschers. Der rechte Zügel regiert die beiden rechten, der linke Zügel die beiden linken Maulwinkel.

Das 3. Neuron der Sehleitung findet in den primären Opticusganglien an der Rückfläche des Gehirnstamms sein Ende. Diese werden von Zellen im äußeren Kniehöcker, im Pulvinar thalami optici und in den vorderen Vierhügeln gebildet (Abb. 105).

Wichtig ist, daß sich hier diejenigen Nervenfasern von der Sehleitung trennen, die von der Netzhaut aus den Lichtreiz zur Pupille leiten. Die *Pupillenbahn* zweigt hier zu dem Kerngebiet des Oculomotorius an dem Boden des Aquaeductus Sylvii ab und kehrt von hier über die Oculomotoriusfasern und das Ciliarganglion in den Bulbus zurück, wo dann in der Iris die Pupillenmuskulatur eine dem Lichtreiz sofort antwortende Steuerung erfährt, so daß wir mit dem Moment der Änderung der Belichtung eine Änderung der Pupillenweite feststellen.

Die eigentliche *Sehbahn* geht aber weiter nach rückwärts in die Gratioletsche Sehstrahlung hinein, welche in die *Rinde des Hinterhauptlappens* führt. Hier liegt das *Sehzentrum* (Abb. 106). Wir finden es an der der Falx cerebri zugekehrten Innenfläche des Hinterhauptlappens, und zwar in unmittelbarer Nachbarschaft der *Fissura calcarina.* Die oberhalb der Fissur liegenden Rindengebiete versorgen die obere Netzhauthälfte; d. h. eine Läsion der Gegend oberhalb der rechten

Fissura calcarina würde einen Gesichtsfelddefekt auf beiden Augen nach links unten zur Folge haben. Die Begrenzung der Fissur entspricht

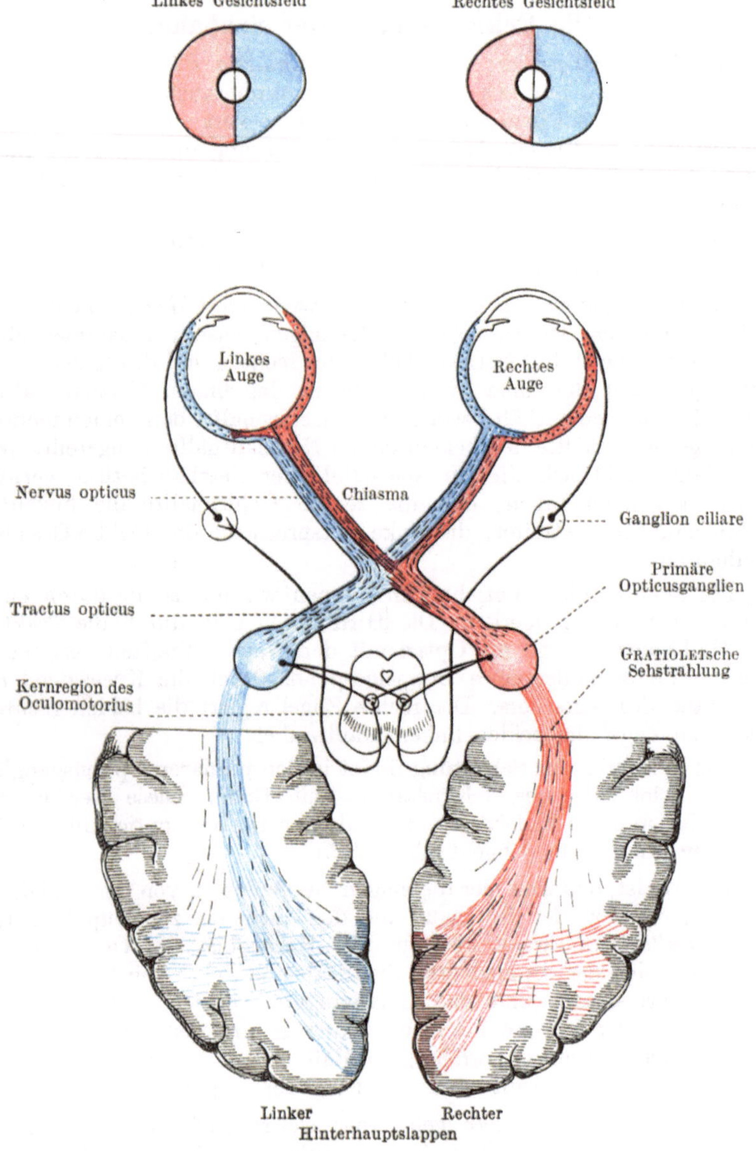

Abb. 105. Die Sehbahn.

also der horizontalen Trennungslinie in beiden Gesichtsfeldern, während die vertikale Trennung der beiden Gesichtsfeldhälften rechts und links durch den Zwischenraum gegeben ist, der zwischen beiden Hinterhauptslappen liegt und von der Falx cerebri eingenommen wird. Die Vertretung der Macula selbst, also des scharfen zentralen Sehens, hat seinen Ort in der Hirnrinde unmittelbar am hinteren Pol des Hinterhauptlappens.

Nach diesem Leitungsverlaufe ergeben sich folgende Möglichkeiten eines Funktionsausfalls.

Eine das Chiasma mitten durchsetzende Läsion (z. B. ein Tumor der Hypophysis) durchtrennt die sich kreuzenden Nervenbahnen des Opticus und verursacht einen Funktionsausfall der medialen Netzhauthälften, also das Fehlen beider temporalen Gesichtsfeldhälften (heteronyme Hemianopie). Hingegen bringt eine Zerstörung der Sehbahn im Traktus und weiter aufwärts eine Erblindung der beiden rechten

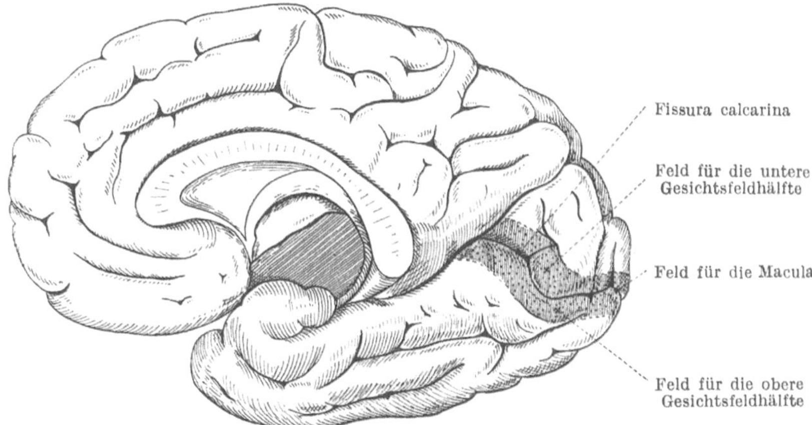

Abb. 106. Das Sehzentrum. Rechte Hemisphäre. Innenfläche.

oder der beiden linken Netzhauthälften zuwege, je nachdem der rechte oder der linke Strang der Sehbahn befallen ist (homonyme Hemianopie). Die Läsion kann auf dem Wege vom Chiasma bis zur Occipitalrinde liegen. Indessen haben wir an der oben dargelegten Abzweigung der Pupillenbahn in Höhe der primären Opticusganglien zum Oculomotoriuskern hinüber einen weiteren Anhaltspunkt, um die Lokalisierung der Störung noch mehr zu begrenzen. Wir untersuchen die Funktion der einzelnen Netzhauthälfte in bezug auf die Weiterleitung des Pupillenreflexes, indem wir unter besonderen Vorsichtsmaßregeln das Licht einer scharf umschriebenen Lichtquelle nur auf eine Netzhauthälfte fallen lassen, und beobachten, ob der Pupillenreflex ausgelöst wird oder nicht. Liegt die Unterbindung der nervösen Leitung auf der Strecke vom Chiasma bis zur Gegend der primären Opticusganglien, dann ist auch die Leitung zum Oculomotoriuskern und von da aus zur Irismuskulatur unterbrochen, d. h. bei Belichtung der nicht sehenden Netzhauthälfte bleibt die Pupille unverändert (hemianopische Pupillenstarre). Sitzt die Störung aber weiter zentral, dann springt trotz vorhandener Unterbrechung der Leitung des Lichtreizes der Bewegungsimpuls für die Pupille zum Oculomotoriuskern über, und die Pupillarreaktion tritt prompt ein, da der Reflexbogen nicht gestört ist.

8*

Die Erkrankungen der Linse.

Entwicklungsgeschichte, normale Anatomie. Struktur und Erkrankungsarten der Linse versteht man nur im Lichte der Entwicklungsgeschichte. Noch im ersten Fetalmonat stülpt sich von dem Ektoderm aus eine blasenförmige Abschnürung in den Becher der sekundären Augenblase ein (Abb. 107). Bald trennt sich die Einstülpung von dem Ektoderm vollständig durch Zwischenschieben einer Mesodermschichte (Anlage der Hornhaut). Während der Epithelzellenbelag der vorderen Wandung des so entstandenen Linsensäckchens aus annähernd kubischen Zellen zusammengesetzt bleibt, strekken sich die Zellen der rückwärtigen Wandung und bilden so einen in das Blaseninnere vorspringenden Wulst. Wir haben schon den Typus des Linsenbaues vor uns (Abb. 108): Vorn einschichtiges

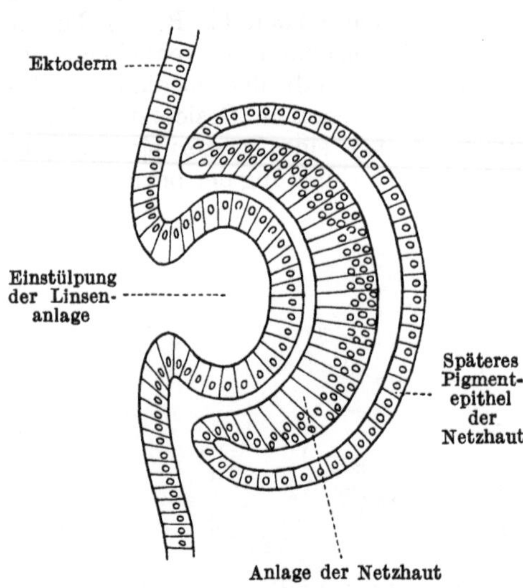

Abb. 107. Linsenentwicklung.

schmales Epithel, hinten aus Epithelzellen durch Längswachstum entstandene Fasern. Wo die Vorderfläche der Kugel in die Hinterfläche übergeht, am *Äquator*, findet sich auch der allmähliche Übergang der Epithelzellen in die Fasern. Bald umgibt sich das ganze Gebilde durch eine Tätigkeit

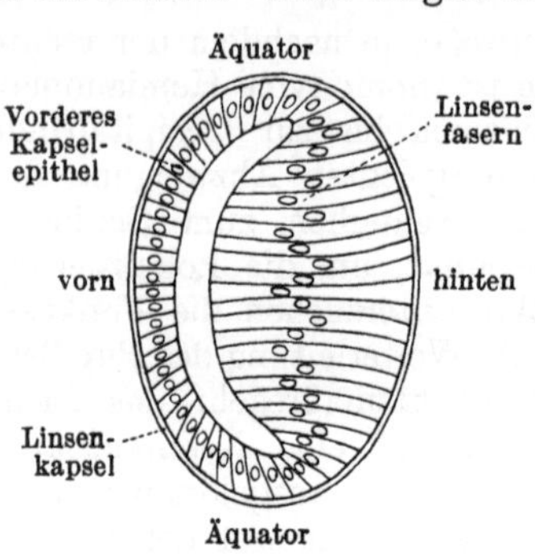

Abb. 108. Wachstum der Linse.

der Zellen mit einer Kapsel, die somit auch rein epithelialer Herkunft ist, wie die Linsensubstanz selbst. Im weiteren Wachstum füllen die Linsenfasern das Innere der ehemaligen Blase völlig aus. Um die zuerst ausgebildeten Fasern legen sich durch Auswachsen neuer Epithelzellen am Äquator immer wieder junge Faserschichten schalenartig herum. Die im Innersten der Fasermassen liegenden alten Fasern werden durch Wasserabgabe mit der Zeit dünner, ihre Konturen schmelzen zu einem „*Linsenkern*" zusammen und außen legen sich während des ganzen

Lebens immer neue Schichten als „*Linsenrinde*" an. So nimmt der Kern langsam an Volumen zu, indem sich auf seine alten Fasern immer neue auflagern und mit ihm verschmelzen. In demselben Maße wird die Rinde immer schmäler, wenn sie auch bis ins Alter hinein durch die am Äquator noch auswachsenden Fasern etwas neues Material hinzugewinnt.

Mit der Vollendung des dritten Jahrzehnts hebt sich der Kern durch seine Härte und Größe schon deutlich von der weichen, klebrigen und elastischen Rinde ab, und im siebenten Jahrzehnt ist meist die ganze Linse sklerosiert, d. h. die Linse besteht nunmehr nur noch aus Kernmaterial, die Rinde ist ganz in dem großen Kern aufgegangen.

Bildung des Kerns (Nucleus) auf Kosten der Rinde (Cortex) bis zur totalen Linsensklerose sind also physiologische Erscheinungen, auf denen unter anderem die Entwicklung der Alterssichtigkeit (s. S. 27) beruht.

Betrachten wir die *ausgebildete* Linse, so sehen wir sie in einem Aufhängeband (Zonula Zinnii) ringsum an den Fortsätzen des Corpus ciliare befestigt (siehe auch Abb. 1b, S. 1). Die Zonulafasern werden in der Gegend der vorderen Netzhautgrenze (Ora serrata) aus den hintersten Abschnitten des Strahlenkörpers frei, heften sich dann an die Fortsätze an und ziehen von hier aus teils direkt zum Äquator, teils an die vordere, teils an die hintere Linsenkapsel (s. Abb. 2, S. 2 u. 3, S. 4).

An der alternden Linse selbst unterscheiden wir (Abb. 109): die Vorderfläche mit vorderer Kapsel und dem unmittelbar dahinterliegenden vorderen Kapselepithel; dann folgt die vordere Rindenschicht, dann in der Mitte des Gebildes der Kern, hierauf die hintere Rindenschicht und dann die hintere Kapsel, deren Epithel zu Linsenfasern umgebildet wurde und die deshalb kein Epithel hat. Die Rückfläche der Linse ist in die tellerförmige Grube des

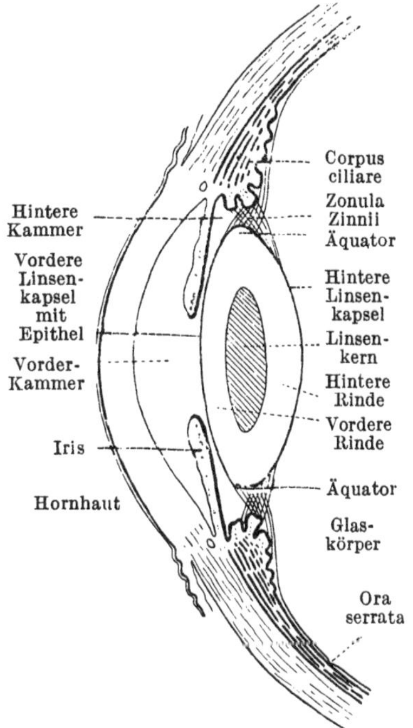

Abb. 109. Schema der Linse im Alter von 50 Jahren.

Glaskörpers eingebettet, die Vorderfläche wird vom Kammerwasser umspült und berührt im Umfange des Pupillarrandes die Hinterfläche der Iris, die auf der Linsenkapsel beim Pupillenspiel hin und her gleitet.

Für die *Ernährung der Linse* spielt die Kapsel eine bedeutsame Rolle; denn sie läßt als semipermeable Membran die notwendigen Stoffe auf osmotischem Wege durchtreten. Doch kommt Ernährungsmaterial nur den äußeren Faserschichten zu, während die zentral gelegenen wie die (ebenfalls epithelialer Herkunft entstammenden) Nägel und Haare biologisch absterben und zu einem dem übrigen Körpereiweiß fern stehenden Stoff werden. Wahrscheinlich wird das zum Haushalt des Linsenstoffwechsels nötige Material an gelösten Salzen vom Corpus ciliare abgeschieden und der Linse vom Äquator aus zugeführt.

Pathologische Zustände können sich an der Linse nur durch Trübungen, Änderungen des Aussehens und der Lage, nie durch entzündliche oder gar exsudative Vorgänge äußern, weil die Voraussetzung eines Blut-

oder Lymphgefäßsystems hier völlig fehlt. Da die Linse auch keine Nerven hat, kommen Schmerzen nur dann vor, wenn andere Teile des Augeninnern in Mitleidenschaft gezogen werden.

Linsentrübung (Katarakt). Das normalerweise transparente Linseneiweiß kann unter krankhaften Verhältnissen undurchsichtig werden, und zwar entweder schon in der Entwicklungszeit von vornherein getrübt angebildet sein *(kongenitale, stationäre Katarakt)* oder im Laufe des Lebens infolge von Schädlichkeiten seine ursprünglich vorhanden gewesene Durchsichtigkeit verlieren *(erworbene, progressive Katarakt)*.

Das Wort Katarakt ist dem Griechischen entnommen und heißt in der Übersetzung „Wasserfall", weil die Alten glaubten, daß eine geronnene Flüssigkeit sich über die Pupille ergossen habe.

Störungen bei der Entwicklung der Linse werden im Hinblick auf die oben beschriebene Anlage als Epithelblase und dann als zwiebelschalenartiges Gebilde bei frühzeitigem intrauterinem Auftreten die ältesten, zentralliegenden Fasern betreffen, bei Einsetzen in späteren Schwangerschaftsmonaten oder in den ersten Lebensjahren die mehr oberflächlichen (Rinden-) Schichten zur Trübung bringen.

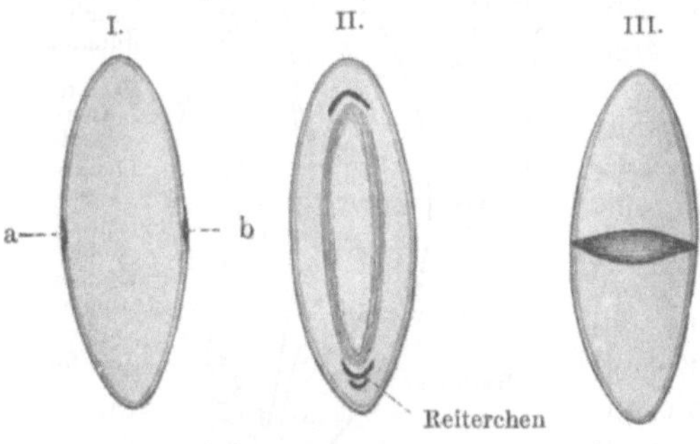

Abb. 110. Angeborene Katarakte.
I. a Cat. polaris anterior, b posterior.
II. Cat. zonularis (Schichtstar).
III. Cat. fusiformis (Spindelstar).

Unter den **angeborenen Katarakten**, die in vielen Fällen auf hereditäre Einflüsse zurückzuführen sind (siehe S. 155), unterscheiden wir Kapsel- und eigentliche Linsentrübungen.

Kapseltrübungen kommen vor als *Cataracta polaris anterior und posterior*. Hemmungen beim Abschnürungsvorgang der Linsenepithelblase vom Ektoderm erzeugen einen feinen oder gröberen weißen Punkt in der Mitte der Vorderkapsel, oft mit einer zeltförmigen Verdickung derselben (Cataracta pyramidalis). Hingegen markiert sich in Fällen von abnorm langem Bestehenbleiben der Arteria hyaloidea des fetalen Glaskörpers an dem Mittelpunkt der hinteren Kapsel ein ganz ähnliches Gebilde (Cat. pol. post.) (Abb. 110 I a und b).

Innerhalb der Linsenfasermassen kommen zur Beobachtung: die *Cataracta fusiformis (Spindelstar)*, die *Cataracta zonularis (Schichtstar)* und die *Cataracta punctata*.

Der *Spindelstar* (Abb. 110 III) stellt eine in sagittaler Richtung die Linse von vorn nach hinten durchsetzende Trübung dar, die in der Mitte spindelig aufgetrieben ist. Sie verdankt ihre Herkunft Störungen in der ersten Linsenanlage und setzt sich manchmal nach vorn und hinten in einen Polstar fort.

Der *Schichtstar* (Abb. 110 II) schwebt als eine ovale Blase inmitten der Linse. Je früheren Wachstumsperioden er seine Entstehung verdankt, desto kleiner ist seine Ausdehnung, je späteren, desto mehr deckt er das Pupillargebiet zu. Seine Genese ist so zu erklären, daß zunächst die

Linsenentwicklung durch Bildung durchsichtiger Fasern normal einsetzt. Dann kommt eine Periode, in der eine Störung Platz greift: die gerade in der Umbildung zu Linsenfasern begriffenen Kapselepithelien der Äquatorzone wachsen zu trüben Fasern aus, die sich als milchig aussehende Schicht um die älteren Fasern herumlegen. Hält die Störung lange an, dann wird die trübe Schicht entsprechend dicker. Schließlich läßt aber der krankhafte Zustand nach, und nun ist die Bahn zur weiteren Ausbildung normaler Fasern wieder frei. So legt sich eine Schicht durchsichtiger Fasern auf die getrübten, und die kranke Faserzone schwebt nun in der Linse, gesunde Fasern umhüllend und von gesunden Fasern selbst umhüllt. Manchmal sieht man zwei Schichtstare ineinander gekapselt; dann war ein Rückfall der Störung eingetreten, nachdem schon eine Schicht durchsichtiger Fasern wieder geliefert worden war.

Von vorn nach hinten treffen wir daher beim Schichtstar folgendes Verhalten an. Unter der transparent bleibenden Linsenkapsel liegt eine Schicht durchsichtiger vorderer Rindenfasern, dann kommt eine trübe Schicht der vorderen Rinde, dann der klare Kern (daher Cataracta perinuclearis), dann die trübe Schicht der hinteren Rinde, dann die klare Schicht und schließlich die klare hintere Kapsel.

Demgegenüber stellt die *Cataracta punctata* eine über die ganze Linse regellos verteilte Entwicklungsstörung dar; sie besteht in der Bildung feiner graublauer Punkte, die sich bei stärkster Vergrößerung in gruppenweise

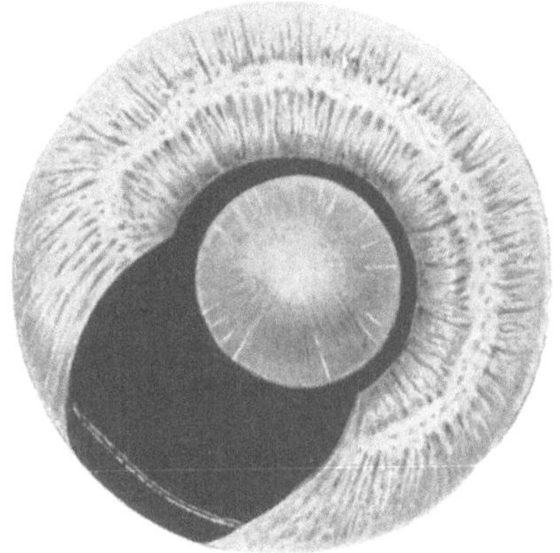

Abb. 111. Schichtstar mit ausgeführter optischer Iridektomie. (Das Kolobom ist übertrieben groß gezeichnet, um den Linsenäquator sichtbar zu machen.)

Ansammlungen allerkleinster hellglänzender Stäubchen auflösen lassen.

Den angeborenen Staren ist die Eigentümlichkeit gemeinsam, daß die Trübungen nicht fortschreiten. Allerdings macht es den Eindruck, als wenn kongenitale Katarakte dazu neigen, in späteren Lebensjahren von hinzukommenden, mit der Entwicklung nicht zusammenhängenden Linsentrübungen befallen zu werden.

Ihre *Behandlung* kann nur eine *operative* sein. Man wird sich dazu entschließen müssen, wenn die hervorgerufenen Sehstörungen zu hinderlich sind und durch Korrektion mit Brillengläsern nicht beseitigt werden können. Die mehr zentral gelegenen Trübungen des Spindelstars und kleinerer Schichtstare können schon durch den wenig schweren Eingriff der optischen Iridektomie (s. Abb. 111 u. 71, S. 66) so weit umgangen werden, daß eine erhebliche Besserung des Visus erreicht wird. In allen Fällen, in denen eine große Differenz im Sehvermögen bei enger und erweiterter Pupille festzustellen ist, erscheint die Iridektomie nasal oder temporal unten aussichtsvoll. Wenn der Schichtstar aber dicht getrübt und so umfangreich ist, daß bei erweiterter Pupille nur die Peripherie durchsichtig bleibt, hat freilich der Versuch einer Iridektomie keinen Zweck mehr. Die seitlichen Teile der Hornhaut und der Linse sind optisch so wenig brauchbar, daß sie doch keine scharfen Bilder gewährleisten, wenn man in ihrem Gebiete eine periphere Iridektomie ausführt. Es bleibt dann nur übrig, die ganze Linse durch Discission und Extraktion (s. S. 123) zu entfernen und die Notwendigkeit in Kauf zu nehmen, daß der Patient später eine Starbrille für die Ferne und eine zweite für die Nähe tragen muß, während bei optischer Iridektomie die Linse und damit die ursprüngliche Refraktion und vor allem auch die Akkommodation erhalten bleiben.

Die **erworbenen Stare** können auf dem Wege von *Verletzungen* oder noch unbekannten *(Ernährungs-)Störungen* zustande kommen.

Wundstar (Cataracta traumatica) tritt ein, wenn bei durchdringenden Verletzungen die Linsenkapsel aufgerissen oder bei stumpfen Traumen durch schwere Gewalteinwirkung zum Bersten gebracht wird. In einem solchen Falle bekommt das Kammerwasser ungehinderten Zutritt zu den Linsenfasern, deren Eiweiß durch eine chemische Veränderung seine Durchsichtigkeit einbüßt.

Schon beim Wundstar sehen wir den Einfluß des Alters des Patienten deutlich. Solange noch in jugendlichen Jahren reichlich Rinde vorhanden ist, saugt sich die Linse schnell mit Kammerwasser voll. Die Linsenfasern zerfallen zu weißen Flocken und quellen oft so stark in die vordere Kammer hinein, daß sogar sekundäre Glaukomanfälle (s. S. 144) durch Behinderung des Kammerwasserabflusses infolge Verstopfung des Bälkchengeflechts im Kammerwinkel (s. S. 8) vorkommen. Je älter aber die Linse und je größer der Kern auf Kosten der Rinde geworden ist, desto weniger lebhaft reagiert die Linse auf Kapselverletzungen. Die Linse ist dann schon zum größten Teile ein harter unwandelbarer Körper geworden.

Diese wichtige Differenz in dem Verhalten der jugendlichen und der alten Linse zwingt auch dazu, *juvenile von senilen Starformen zu trennen;* denn wie beim Wundstar, so verhält sich auch bei dem gewöhnlichen erworbenen Star die Linse in den Lebensaltern ganz verschieden. *Die juvenilen Katarakte sind weiche, leicht zerfallende Gebilde,* die man schon durch eine schmale Operationswunde aus dem Auge herausbringen kann, während *die harten senilen Katarakte* die Eröffnung der Vorderkammer mit einem großen Schnitt bedingen, durch welchen die Linse in ihrer ganzen Größe mit einem Male durchtreten muß.

Die *Ursachen* der gewöhnlichen juvenilen und senilen Stare sind noch unbekannt. Wahrscheinlich liegen *Ernährungsstörungen* zugrunde, wohl sicher beim Zuckerstar (Cataracta diabetica). Erblichkeit spielt vor allem bei den frühzeitig auftretenden Formen eine unverkennbare Rolle. Für den Altersstar hat man dagegen Erkrankungen des Corpus ciliare und Einwirkung strahlender Energie (vor allem der ultravioletten Strahlen der Sonne) angeschuldigt. Sicher wissen wir, daß im Gefolge von Leiden des vorderen Uvealtraktus Linsentrübungen (Cataracta complicata) ebenso vorkommen wie im Anschluß an Blitzschlag (Cataracta electrica) oder an übermäßige Erhitzung (Star der Glasbläser). Im allgemeinen wird man aber den Altersstar zu der Gruppe der Altersveränderungen an sich zu rechnen haben.

Den *erworbenen Star* erkennt man an der weiß oder grau getrübten Pupille. Allerdings darf man nicht jede trüb aussehende Pupille kritiklos als Ausdruck einer Katarakt ansprechen; denn wir haben gesehen, daß vor der Linsenkapsel im Anschluß an Iritis fibrinosa (s. S. 73) Pupillarexsudate und Schwarten zustande kommen, während sich dichte weißgraue Glaskörpertrübungen hinter die Linse legen können. Das Merkmal für einen Star ist daher die Lage der Trübung unmittelbar in der Linse selbst.

Jugendliche Stare sehen zufolge der reichlichen getrübten Rindenschichte milchig-weiß aus, Altersstare infolge der geringen Dicke der Corticalis und Größe des Kerns nur grau (grauer Star). Ist der Kern stark verhärtet, so schimmert er als brauner Schatten durch die graue Rindenschichte hindurch. Im hohen Alter kommt es auch vor, daß der große nunmehr die ganze Linsenmasse ausfüllende Kern eine dunkelbraune Farbe annimmt, die nicht mehr genügend Licht durchtreten läßt und daher dieselbe Sehbehinderung wie der eigentliche Altersstar nach sich zieht. Eine solche nicht eigentliche Startrübung heißt Cataracta nigra.

Die *Entwicklung der erworbenen Stare* geht nicht mit einem Male vor sich. Namentlich der Altersstar braucht Zeit. Wir unterscheiden daher bei der *Cataracta senilis 3 Stadien: Cataracta incipiens, Cataracta matura und Cataracta hypermatura.*

Untersucht man bei erweiterter Pupille die Linsen alter Leute, so findet man fast ausnahmslos in der Peripherie feine Trübungen. Von einem beginnenden Star im klinischen Sinne sprechen wir aber erst dann, wenn die Trübungen anfangen, sich in das Pupillargebiet vorzuschieben und Sehstörungen zu verursachen (Abb. 112). Dann erblickt man bei der gewöhnlichen

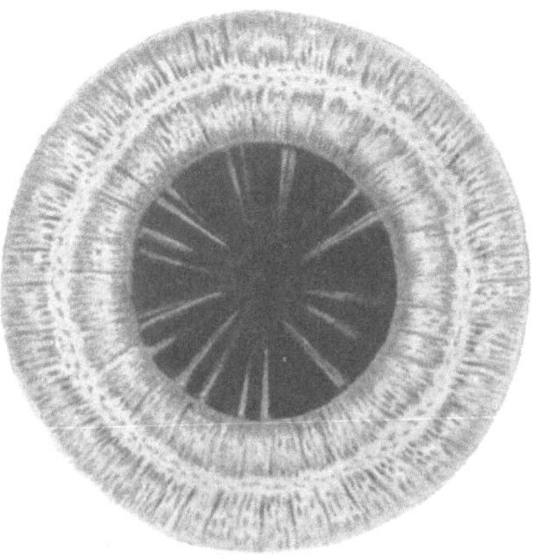

Abb. 112. Beginnender Altersstar (Speichen).

Form des Altersstars mehr oder weniger ausgesprochene weißgraue, radiär gestellte Striche (Speichen), die in nächster Nähe der Vorderkapsel gelegen sind. Oft sind sie schon bei Tageslicht sichtbar, doch werden sie bei seitlicher Beleuchtung im Dunkelzimmer viel deutlicher und können in der ganzen Ausdehnung am besten nachgewiesen werden, wenn man mit dem Augenspiegel Licht in die Pupille wirft und hinter den Spiegel Vergrößerungslinsen (Lupenspiegel; s. S. 10) vorsetzt. Selbst die zartesten Trübungen erscheinen dann als schwarze Schatten auf rot leuchtendem Grunde.

Was sich in der vorderen Rindenschichte abspielt, vollzieht sich genau so auch in der hinteren; nur können wir hier die Veränderungen meist nicht so gut nachweisen, weil die Trübungen vorn die rückwärtig gelegenen verdecken. Der Kern bleibt aber von den Trübungen frei. Er ist ein Fremdkörper, der sich nicht mehr ändert.

Zur Beurteilung der Lage der Trübung in bezug auf ihre Tiefe dient die *Beobachtung des Irisschlagschattens.* Leuchtet man mit einer elektrischen Taschenlampe oder einer anderen Lichtquelle seitlich in die Pupille (Abb. 113), so wirft der der Lichtquelle zugekehrte Abschnitt der Iris in die Pupille einen Schatten. Ist die Linse ganz klar, so erscheint die Pupille selbstverständlich schwarz. Liegen aber in der Linse Trübungen, dann fangen diese die Strahlen der Lampe auf, und zwar so, daß unter der Kapsel sitzende unmittelbar am Pupillarrand schon hell aufleuchten, während tiefer liegende durch einen entsprechend breiten Schatten vom Pupillarrand getrennt werden. Nahe der hinteren Kapsel befindliche Trübungen werden vom Irisschlagschatten erst in der Gegend der Pupillenmitte freigegeben.

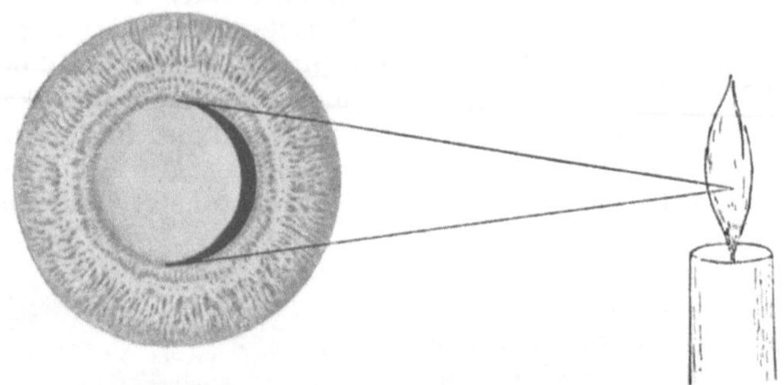

Abb. 113. Irisschlagschatten bei noch nicht völlig reifer Katarakt.

Nach und nach werden bei dem subkapsulären und supranucleären Rindenstar immer weitere Gebiete von speichenförmigen und wolkigen

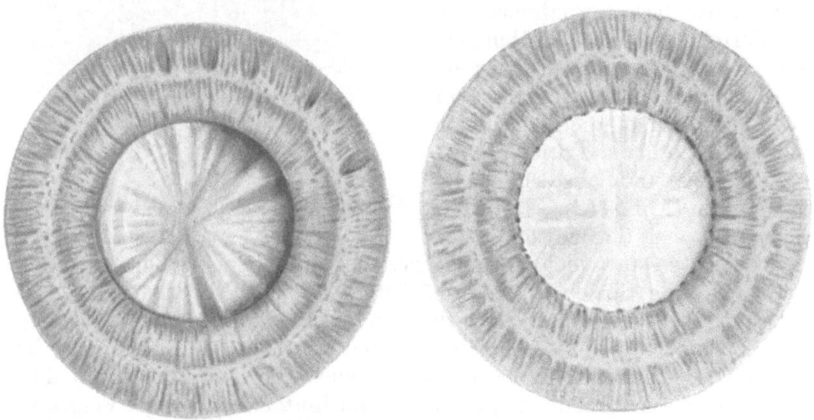

Abb. 114. Fast reifer Altersstar.   Abb. 115. Reifer Altersstar.

Trübungen befallen, bis die ganze Rinde, soweit sie sichtbar ist, in die Trübung aufgegangen ist (Abb. 114). Dies geschieht manchmal unter starker Wasseraufnahme der Linsenfasern, wodurch eine solche Quellung zustande kommen kann, daß die vordere Kammer seicht wird (Cataracta intumescens). Der Zustand ist aber nur vorübergehend. Nach einigen Monaten ist die frühere Gestalt der Linse wieder erreicht; nur ist sie überall bis unter die Kapsel grau getrübt, die selbst in der Regel klar bleibt (Abb. 115).

In diesem Zustande hat das Auge die Fähigkeit, Gegenstände zu erkennen, völlig verloren. Es kann nur noch hell und dunkel unterscheiden. Dieser erhaltene Funktionsrest ist aber ungemein wichtig, damit wir sicher sind, daß die Netzhaut in der Tiefe des Bulbus hinter der getrübten Linse noch voll leistungsfähig geblieben ist. Vor Ausführung einer Staroperation überzeugen wir uns daher stets davon, ob das Auge auch schwaches Licht noch wahrnimmt und allseitig im Außenraum richtig lokalisiert. Zu diesem Zwecke prüfen wir den „*Lichtschein*" und die „*Projektion*".

Wir stellen im verdunkelten Zimmer eine Lichtquelle, deren Leuchtkraft man drosseln kann, seitlich hinter den Patienten, verschließen das gesunde Auge mit einem Wattebausch und lassen nun unter ständigem Wechsel der Richtung von allen Seiten nacheinander Licht in die Pupille des starkranken Auges fallen, indem wir mit dem Augenspiegel die Lichtstrahlen auffangen und in die Pupille werfen. Macht der Patient in der Angabe, von woher das Licht kommt, keine Fehler, so spricht man von „prompter Projektion", und damit ist die Möglichkeit der Staroperation gegeben.

Im Stadium der „Reife" (Cataracta matura) kann der Star mehrere Jahre verharren. Allmählich macht sich aber eine Auflösung und Verflüssigung der getrübten Linsenfasern zu einem Brei geltend (Abb. 116). Der Kapselsack ist nicht mehr prall gespannt, sondern leicht faltig, und der Kern sinkt in der schlaff gewordenen Kapsel inmitten des Breis zu Boden. Bei raschen Bewegungen des Auges sieht man ihn als bräunliches Gebilde in dem unteren Teile des Kapselsackes hin und her schlottern. Ja, er kann bei einer heftigen Ruckbewegung sogar die Kapsel sprengen und durch Selbstentbindung entweder in die Vorderkammer oder in den Glaskörper hineingleiten. Mit ihm tritt auch der Rindenbrei aus und die Pupille wird wieder klar. Indessen freuen sich die Patienten nicht lange dieser Wunderheilung, sondern sie gehen meist dem Schicksal der Erblindung durch sekundäres Glaukom entgegen (s. S. 128).

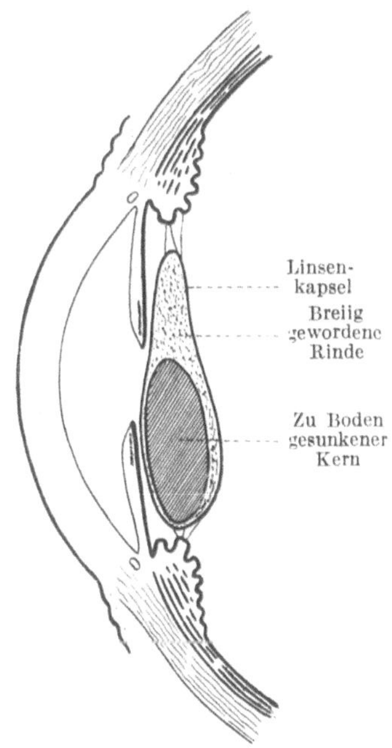

Abb. 116. Cataracta hypermatura.

Den Zustand der Verflüssigung der Linsenrinde bezeichnen wir als überreife *(hypermature)* Katarakt.

Die Staroperationen. Eine durchsichtige *jugendliche* Linse ist von zäh-klebriger Konsistenz. Erst wenn sie getrübt wird, nimmt sie eine weiche flockige Beschaffenheit an, und nur in diesem Zustande läßt sie sich bequem extrahieren.

Sind wir daher gezwungen, eine erst teilweise getrübte jugendliche Linse zu entfernen (z. B. bei einem nicht ausgedehnten Schichtstar), dann machen wir zunächst dadurch die Trübung zu einer totalen, daß wir eine *Discission* ausführen.

Eine Starnadel (Discissionsnadel, Abb. 117, 4) wird innerhalb der Sclera unmittelbar im Limbusgebiet hindurchgestoßen. Mit der Spitze der Nadel zielt man auf die Pupille und reißt durch mehrere Schnitte die vordere Linsenkapsel auf. Nun hat das Kammerwasser, wie bei einem Wundstar, freien Zutritt zu den Linsenfasern und vollendet das

Werk der Trübung. Bei Kindern kann unter Umständen schon die Discission genügen, um die Pupille klar zu machen. Die aus dem Kapselsack hervorquellenden Linsenfaserflocken gelangen in die Vorderkammer, werden dort vom Kammerwasser allmählich aufgelöst und in fein verteiltem Zustande mit ihm aufgesogen. Nur muß man achtgeben, daß nicht durch Verstopfen des Kammerwinkels durch größere Brocken Sekundärglaukom auftritt.

Gemeinhin schließt man einige Zeit nach der Discission die *lineare Extraktion* an. Diese kann auch ohne vorangegangene Discission sofort vorgenommen werden, wenn die Linse schon von selbst genügend getrübt ist, wie z. B. bei dem jugendlichen Totalstar, der Cataracta mollis.

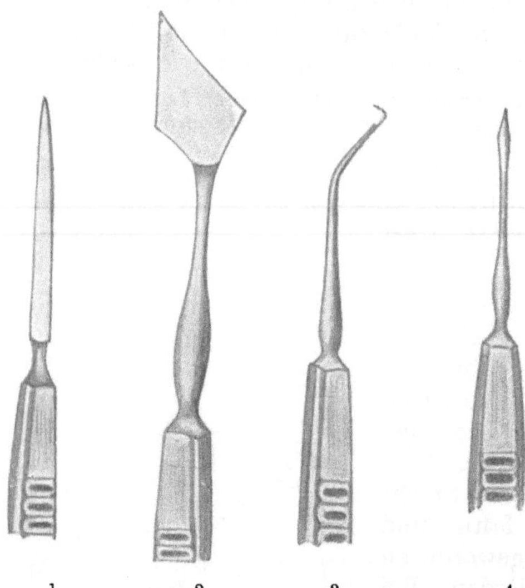

Abb. 117. 1. Schmalmesser nach v. GRAEFE.
2. Lanze. 3. Cystitom. 4. Discissionsnadel.

Das Instrument, mit dem wir die vordere Kammer eröffnen, ist in diesem Falle die *Lanze* (Abb. 117, 2). Sie hat eine Spitze und von dieser ausgehend zwei in einem Winkel zueinander verlaufende geschliffene Seitenschneiden. Wo das Instrument in den Schaft übergeht, ist es winklig über die Fläche gebogen. Mit der Lanze sticht man am Limbus ein und führt die Spitze parallel zur Irisebene bis etwa zur Pupillenmitte vor (Abb. 118). So schafft man sich eine lineare tangential zum Limbus gelegene Wunde, deren Größe man durch mehr oder weniger weites

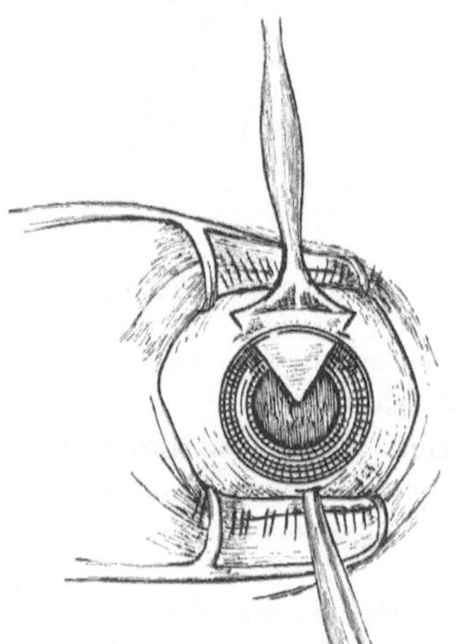

Abb. 118. Lineare Extraktion einer
Cataracta mollis mit Lanze.

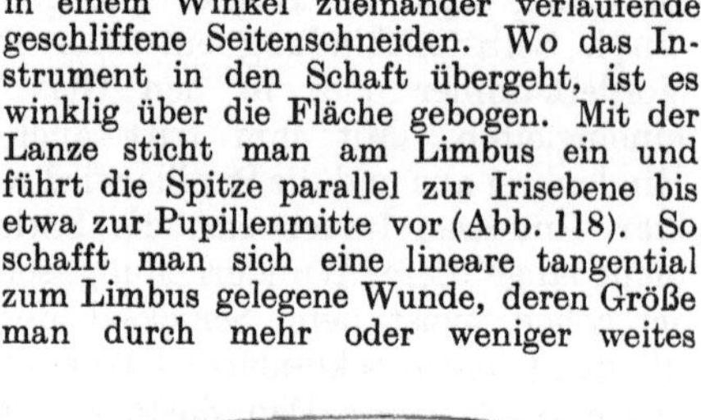

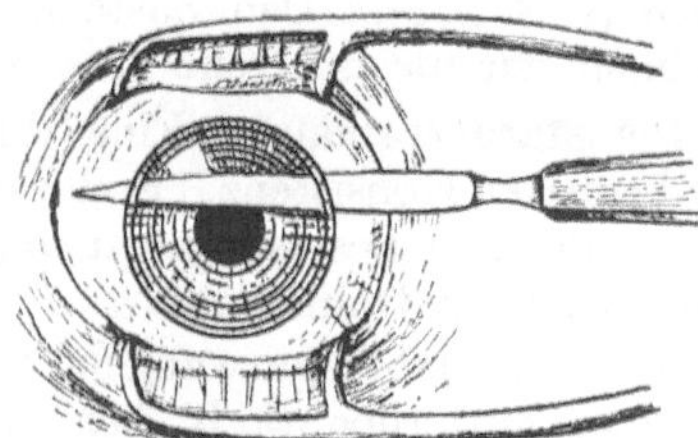

Abb. 119. Lappenschnitt mit
Schmalmesser bei Cataracta senilis.

Vorschieben der Lanze beeinflussen kann. Ist die Kapsel, wie nach geschehener Discission oder nach Verletzungen, schon hinreichend aufgerissen, so genügt ein leichter Druck mit der Fläche der Lanze nach rückwärts, um die Wunde zum Klaffen zu bringen und die Linsenflocken austreten zu lassen. Leichtes Massieren mit einem Spatelchen oder Löffelchen vollendet den Akt der Linsenentbindung.

Ist die Kapsel noch intakt, wie bei primärer Linearextraktion, so macht man mit der Lanzenspitze durch eine Hebelbewegung einen Schnitt in die Linsenumhüllung und verschafft sich so den Zugang zu den Fasermassen.

Wenn eine einzige Extraktion nicht alles herausschafft, kann man die Operation nach einiger Zeit nochmals wiederholen und dann den Rest der gequollenen und getrübten Fasern beseitigen.

Der *Altersstar* macht erheblich mehr operative Schwierigkeiten, weil wir nicht eine breiige Masse, sondern einen harten, dem Alter der Patienten entsprechend großen Kern herausbringen müssen.

Deswegen verwenden wir ein *Schmalmesser* (Abb. 117, 1), dessen Spitze wir am temporalen Limbus einstoßen und an der gegenüber befindlichen Stelle des Limbus wieder ausstoßen (Abb. 119). Durch sägende Züge schneiden wir dann den Limbus nach oben hin durch, so daß je nach der Größe der zu entbindenden Linse ein *Lappen* gebildet wird, der die Hälfte oder ein Drittel des ganzen Hornhautumfanges umgreift. Die Größe der beim Altersstar nötigen Wunde birgt Gefahren in sich, die erheblicher sind als bei der linearen Extraktion mit der Lanze; denn mit der Ausdehnung der Wunde wächst die Möglichkeit, daß Keime aus dem niemals völlig sterilen Bindehautsack in das Augeninnere eindringen und die Wunde infiziert wird. Dann aber besteht auch während der Operation und noch während einiger Tage später die Gefahr, daß Glaskörper vorfällt. Reichlicher Glaskörperverlust zieht aber leicht Netzhautablösung nach sich. Der zweite Akt der Operation ist die Eröffnung der Linsenkapsel. Manche schicken dieser erst eine Iridektomie voraus, manche operieren ohne solche oder führen sie erst nach erfolgter Extraktion aus. Die *Aufreißung der Kapsel* geschieht mittels des Cystitoms oder mittels der Kapselpinzette. Das Cystitom (Abb. 117, 3) hat eine kleine dreieckige, scharfe Schneide und die Kapselpinzette Zähnchen, mit denen die Kapsel gefaßt wird. Nach Eröffnung der Kapsel ist alles zur eigentlichen Extraktion vorbereitet. Durch einen leichten Druck mit einem Löffel, den man an den unteren Limbus von außen

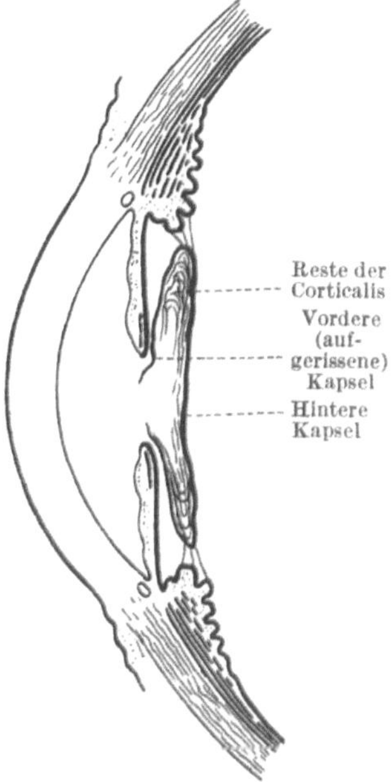

Abb. 120. Nachstar.

anlegt, wird die Linse mit ihrem unteren Äquatorumfange nach rückwärts geneigt, so daß sich der obere Äquator in die Wunde einstellt. Hierauf schieben massierende Bewegungen die Linse aus der Wunde heraus. Meist streift der durch die Wunde hindurchtretende Kern die Rindenschicht ab, so daß man die zurückgelassenen Reste noch besonders herausstreichen muß.

Nach Vollendung der Extraktion bleibt also die aufgerissene vordere Kapsel und die intakt erhaltene hintere Kapsel als Scheidewand zwischen vorderem und hinterem Bulbusabschnitt zurück. Nicht immer gelingt es jedoch alle Linsenfasern herauszubekommen. Oft setzen sich Reste in den Falten der Kapsel fest, die dann mit der Kapsel verkleben und mit ihr zusammen den *Nachstar* bilden (Abb. 120). Diese „*Cataracta secundaria*“ ist vielfach der Grund, warum zunächst für das Sehvermögen kein hinreichender Erfolg erzielt wird; denn abermals deckt eine mehr oder weniger dichte, wenn auch nur dünnhäutige Trübung die Pupille zu (Abb. 121). Man muß sich dann zur *Nachstaroperation* entschließen.

Ist das Häutchen sehr zart, dann genügt die Durchreißung mit der Nadel, andernfalls wird der Nachstar nach abermaliger schmaler Eröffnung der vorderen Kammer mittels der Lanze dadurch gespalten, daß man eine feine Schere (Scherenpinzette) einführt (Abb. 123), deren spitzes Blatt man durch das die Pupille verschließende Häutchen hindurchsticht und dann den Scherenschlag vollendet.

Nunmehr ist die trennende Haut zwischen Glaskörperraum und Kammer gefallen und die Pupille ist klar (Abb. 122).

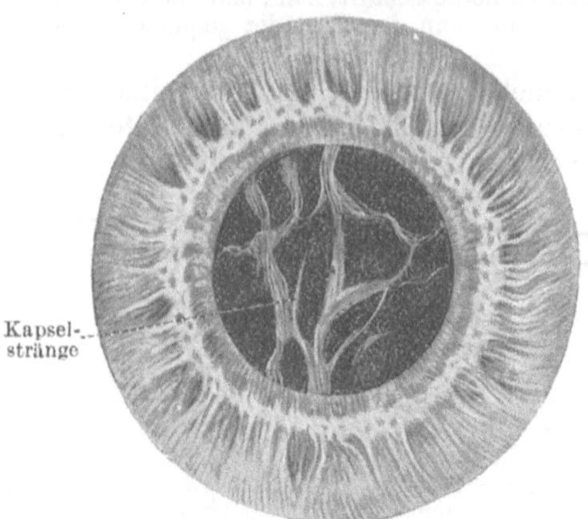

Abb. 121. Nachstar.

In der jüngsten Zeit ist man dazu übergegangen, die Linse als Ganzes, also die Linsenfasern in der unverletzten Kapsel, zu entbinden. Die Operation hat den Vorteil, daß ein Zurückbleiben von Linsenresten und damit die Entwicklung eines Nachstars ausgeschlossen wird, erfordert aber eine komplizierte Technik und ist nicht frei von Gefahren.

Ist das Linsensystem nicht intakt, insofern die Linse in ihrem Aufhängeapparat gelockert ist, dann besteht die Gefahr, daß beim Versuche, die Linsenkapsel aufzureißen oder die Linse herauszuschieben, eine Luxatio lentis in den Glaskörperraum eintritt, in welchem sie dann verschwindet, ohne gefaßt werden zu können. In solchen Fällen versichert man sich der Linse, indem man unmittelbar nach vollendetem Lappenschnitt eine *Drahtschlinge* hinter sie schiebt und sie in dieser gehalten gleich samt der Kapsel herauszieht. Natürlich nimmt man dabei Glaskörperverlust in Kauf, weil keine Schranke mehr den Glaskörper zurückhält.

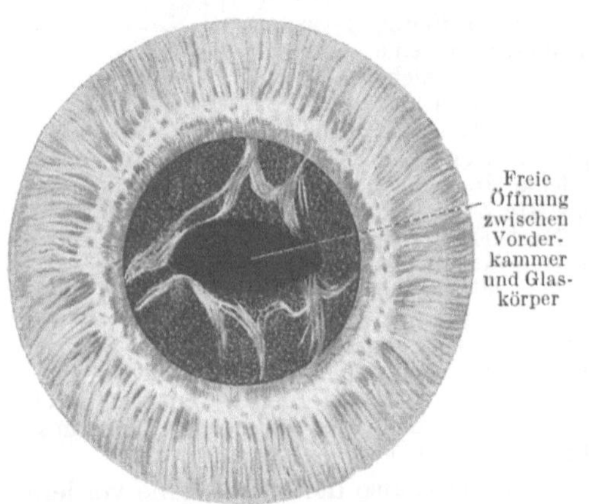

Abb. 122. Durchschnittener Nachstar.

Im überreifen Stadium des Altersstars muß man ebenfalls gelegentlich zur Extraktion in der Schlinge greifen.

Die Verheilung der Lappenwunde bedingt anfänglich einen höheren Astigmatismus (siehe S. 21). Nach ungefähr 6 Wochen pflegt jedoch ein Beharrungszustand eingetreten zu sein, so daß man die Starbrille bestimmen kann. Im allgemeinen braucht ein linsenloses Auge bei früherer Emmetropie ein Konvexglas von 11 D, ein früher kurzsichtiges ein entsprechend geringeres, ein weitsichtiges höheres. Durch den operativen Eingriff entsteht zumeist eine Veränderung der Hornhautkrümmung (Astigmatismus), die durch Zylindergläser zusätzlich ausgeglichen werden muß (s. S. 21). Das Starleseglas muß natürlich 3—4 D stärker sein (s. S. 25).

Die Lageverschiebungen der Linse. Die Befestigung der Linse in der zarten Zonula, die von den Erhebungen der Ciliarfortsätze aus radiär zur Vorder- und Hinterfläche der Linsenkapsel zieht (s. Abb. 3,

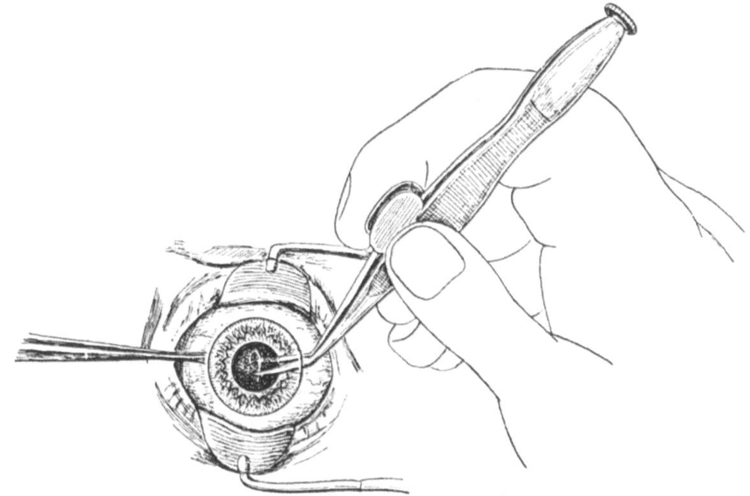

Abb. 123. Nachstardurchschneidung mit Scherenpinzette.

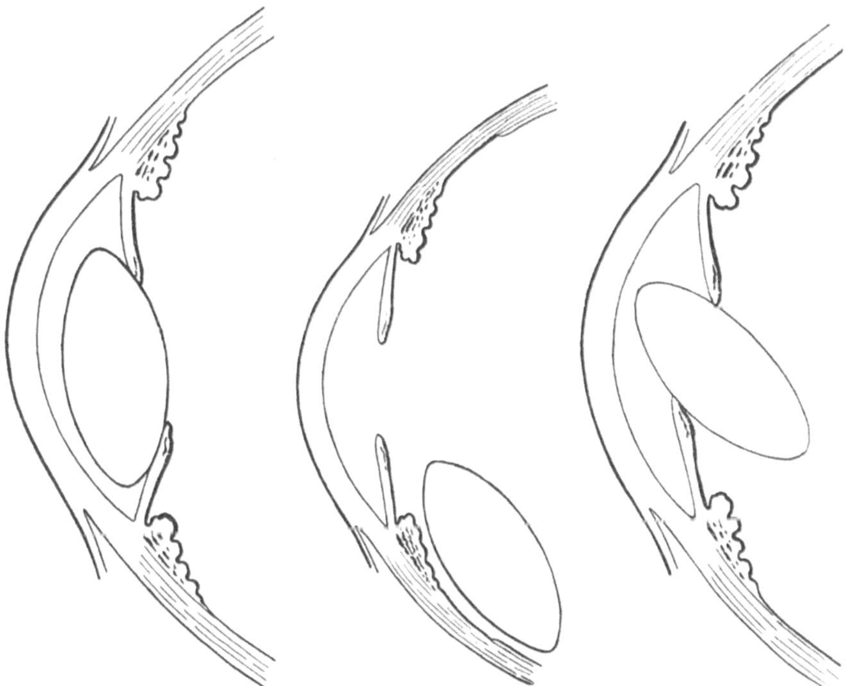

Abb. 124. Luxation der Linse in die Vorderkammer.   Abb. 125. Luxation der Linse in den Glaskörperraum.   Abb. 126. Luxation der Linse mit Einklemmung in die Pupille.

S. 4), bringt es mit sich, daß eine stärkere Erschütterung des Bulbus durch Schlag oder Stoß die Linse aus ihrer normalen Lage verschieben kann. Überdies kommen auch angeborene Defekte in der Zonula vor, so daß die Kinder mit verlagerten Linsen auf die Welt kommen.

In beiden Fällen kann die Verschiebung der Linse eine völlige Losreißung aus ihrem Aufhängeapparat bedeuten (eigentliche *Linsenluxation*) oder lediglich eine teilweise Lockerung. Diese kann sich in leichten Fällen nur durch ein mehr oder weniger bemerkbares Zittern der Linse bei schnellen Augenbewegungen äußern, und zwar wird dies dadurch kenntlich, daß die vor der Linse liegende Iris schlottert. Oder es können die Zonulafasern an einer Seite des Linsenäquators intakt, an der anderen eingerissen sein. Dann haben wir das Bild der *Subluxation* der Linse vor uns.

Eine *totale Linsenluxation* kann erfolgen: 1. in die vordere Augenkammer, 2. in den Glaskörperraum, 3. schräg gestellt in die Pupille und 4. infolge von stumpfen Verletzungen (s. S. 156), bei gleichzeitigem Bersten der Sclera am Limbus corneae unter die Bindehaut.

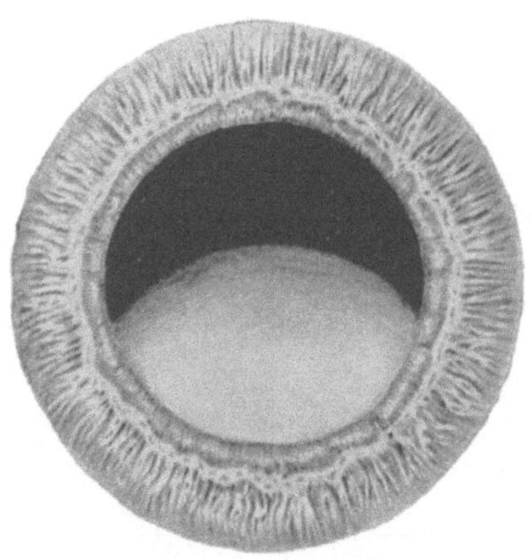

Abb. 127. Subluxation der Linse. Der Linsenäquator ist in der Mitte der Pupille sichtbar.

Die *in die vordere Augenkammer geglittene* Linse ist (Abb. 124), solange sie durchsichtig bleibt, einem im Kammerwasser suspendierten großen Öltropfen sehr ähnlich. Man sieht einen hellen, den Äquator darstellenden Ring von glänzend gelber Farbe und die Iris entsprechend nach rückwärts gedrängt. Bei Luxation einer getrübten Linse liegt natürlich eine graue linsenförmige Scheibe in der Kammer. Da die in der Vorderkammer befindliche Linse den Kammerwinkel größtenteils verstopft, ist eine sekundäre Drucksteigerung die bald eintretende Folge. Auch wenn die Linse *in den Glaskörper* fällt (Abb. 125), pflegt ein Sekundärglaukom (s. S. 144) nicht lange auf sich warten zu lassen, weil die als Fremdkörper wirkende Linse an die Rückfläche des Corpus ciliare bei jeder Augenbewegung anstößt und eine Sekretionsneurose auslöst, welche eine übermäßige Menge Kammerwasser produziert.

Die Zerfallsprodukte der freibeweglich gewordenen Linse bringen außerdem leicht eine Entzündung des Uvealtraktus hervor.

In seltenen Fällen treffen wir die luxierte Linse in schräger Lage in der Pupille eingeklemmt an (Abb. 126), so daß sie mit einer Hälfte in den Glaskörperabschnitt, mit der anderen in die Vorderkammer sieht.

Hängt die Linse noch an den Teilen der Zonula fest, so kann sie ihre Lage nur unvollständig ändern. Sie neigt dann mit einem Teile ihres Äquators in den Glaskörperraum hinten über. Dabei kann sich der Fall ergeben, daß der Äquator in der Mitte der Pupille sichtbar wird (Abb. 127), so daß das Auge einen linsenhaltigen und einen linsenfreien Pupillenteil hat. Die Folge ist, wie bei der Iridodialyse (s. S. 76), das Entstehen von zwei verschiedenen Bildern auf dem Augenhintergrund und somit monokulares Doppeltsehen.

Linsenverschiebungen sind nur ab und zu einer Behandlung zugängig. In Frage kommt nur die Linsenextraktion, und zwar, da die Operation an einem Auge

vorgenommen werden muß, das zwischen Glaskörperraum und Vorderkammer
keine Scheidewand mehr besitzt, die Extraktion mit der Schlinge. Sofort nach
Vollendung des Starschnittes muß man die Linse auf die Schlinge nehmen und
unter mehr oder weniger Glaskörperverlust herauszuziehen. Die Operation ist
bei Luxation in die Vorderkammer verhältnismäßig einfach, bei Luxation in
den Glaskörper jedoch zumeist unmöglich, weil man die Linse nur mit dem
Augenspiegel sieht und bei der Operation aufs Geratewohl im Glaskörper nicht
herumfischen kann, ohne profusen Glaskörperverlust mit anschließender Netzhautablösung herbeizuführen.

Die Erkrankungen der Orbita.

Der Bulbus ruht in der TENONschen Kapsel und diese in einem
Polster von Fett- und Zellgewebe, welches die Augenhöhle ausfüllt.
Nach vorn zu ist die Orbita durch den Fascienapparat der Lider ver-
schlossen, und im übrigen umgibt sie die knöcherne Wandung, bekleidet
mit einem Periostüberzug. Der Inhalt der Orbita wird noch gebildet
vom Sehnerven, den Ästen des Trigeminus, den Blut- und Lymph-
gefäßen, den Augenmuskeln mit ihren Nerven und der Tränendrüse.

Entzündliche Prozesse in der Orbita können an Ort und Stelle entstanden oder von der Nachbarschaft weitergeleitet sein. Ausgangspunkt
der Entzündung der Orbita ist vielfach der Bulbus selbst. Nach infizierten Verletzungen und nach metastatischen intraokularen eiterigen
Prozessen kommt es leicht zu einem Übergehen der Eiterung auf das
Orbitalfettzellgewebe. Wir haben dann das Bild der **Panophthalmitis:**
schweres Lidödem, glasige Auftreibung und Rötung der Bindehaut.
Der Bulbus ist vorgetrieben und von dem prall gespannten entzündlich
infiltrierten Orbitalfettzellgewebe ummauert, so daß seine Beweglichkeit aufgehoben ist. Dabei bestehen heftige Schmerzen. Am Auge
selbst sieht man die Kennzeichen der innerlichen Vereiterung, ein trübes
Exsudat in der Vorderkammer mit heftiger Iritis, evtl. Hypopyon.

Die Behandlung einer Panophthalmitis ist lediglich eine operative.
Wartet man das Wegschmelzen des Bulbus ab, so erfordert dies Wochen
und Monate qualvollen Leidens. Die Entfernung des Eiterherdes
geschieht durch Auslöffelung des Bulbusinhaltes nach Abtragung der
Hornhaut (Exenteratio, Evisceratio bulbi). Die Enucleatio bulbi ist
ein Kunstfehler; denn bei der Herausnahme des ganzen Auges müssen
wir die Sehnervenscheiden, in denen Liquor cerebrospinalis zirkuliert,
durchtrennen. Somit entsteht die Gefahr, daß der Liquor durch die
Keime, die in dem Orbitalgewebe liegen, infiziert und eine eitrige
Meningitis herbeigeführt wird.

Wenn der Bulbus nicht der Ausgangspunkt des Leidens ist, so kann
die entzündliche Infiltration des Orbitalgewebes entweder metastatisch
von anderen infizierten Körperstellen stammend entstanden oder von
dem Periost oder den Nebenhöhlen der Orbita weitergeleitet sein.
Meist ist dieses der Fall. Insonderheit kommt es bei Empyemen des
Sinus frontalis leicht zum Durchbruch von Eiter oder Granulationen
in die Augenhöhle, zunächst unter das Periost des Orbitaldachs, dann
in die Orbita selbst. Da die Infiltration des Orbitalgewebes in solchem
Falle oben einsetzt, wird der Bulbus nach unten und etwas nach außen
vorgedrängt; er behält jedoch noch seine Beweglichkeit, wenigstens im
beschränkten Umfange. Nimmt die Infiltration durch Bildung einer

völligen *Orbitalphlegmone* oder durch Entstehung eines *Orbitalabscesses* noch weiter zu, dann ist der Zustand zwar der Panophthalmitis sehr ähnlich, aber von dieser dadurch grundverschieden, daß der Bulbus intakt gefunden wird. Höchstens sieht man auf dem Fundus eine stärkere Füllung der Venen.

Sind die vorderen Siebbeinzellen der Ausgangsort des Durchbruchs in die Orbita, so entsteht eine Verschiebung des Bulbus nach vorn, außen und unten. Meist wird der Augenarzt in solchen Fällen die Mithilfe des Rhinologen erbitten. Röntgenaufnahmen, Durchleuchtung der Nebenhöhlen und Nasenuntersuchung sind zur Aufdeckung der Ursache nötig, und die Behandlung fußt auf dem so erbrachten Ergebnis.

Es kann aber auch vorkommen, daß ein Orbitalabsceß zur Incision drängt. Man geht dann unmittelbar an der knöchernen Wandung der Orbita mit einem spitzen Skalpell in die Tiefe, um den durch Fluktuation kenntlichen Eiterherd zu eröffnen, und wird mit dem Einstich keine wichtigen Teile verletzen, wenn man die Gegend der Mitte des oberen Orbitalrandes (Musc. levator palpebrae sup.!) und der Trochlea (oben innen, Musc. obliquus sup.!) sowie des unteren inneren Umfangs der Orbita (Musc. obliquus inf.!) vermeidet.

Eine auffallende Anschwellung und Rötung der oberen äußeren Partie der Augenhöhle legt den Gedanken nahe, daß die *Entzündung* von der *orbitalen oder palpebralen Tränendrüse* ausgeht (s. S. 34). Hier genügen meist warme Umschläge, um den Prozeß zurückzubringen.

Vortreibung des Bulbus ohne Infiltration und ohne entzündliche Symptome des Orbitalgewebes kommt bei Entwicklung von *Tumoren der Orbita* zustande. Wiederum kann der Bulbus selbst Ausgangspunkt solcher sein, wenn ein Glioma retinae (s. S. 101) oder ein Melanosarcoma chorioideae (s. S. 83) durch die Sclera durchbricht und in dem Orbitalinhalte sich ausbreitet. Ferner kommen in seltenen Fällen Tumoren des Sehnerven (meist Myxosarkome mit langsamer Entwicklung) zur Beobachtung, während Sarkome vom Periost der Orbita ausgehend etwas häufiger sind. In allen diesen Fällen ist der Versuch zu machen, die Geschwulst mit Erhaltung des Auges dadurch zu entfernen, daß man nach KRÖNLEIN die temporäre Resektion der schläfenwärts gerichteten Wandung der Augenhöhle vornimmt und sich so breiten Zugang zum Orbitaltrichter verschafft. Der Entschluß, die ganze Orbita auszuräumen, kann nach Überschauen der Situation immer noch ausgeführt werden, wenn wegen der Art und der Ausbreitung des Tumors eine einfache Exstirpation nicht verantwortet werden kann.

Daß die BASEDOWsche *Erkrankung* einen Exophthalmus, und zwar meist einen doppelseitigen, erzeugt, sei in die Erinnerung zurückgerufen. Vielfach ist damit das GRAEFEsche Symptom (Zurückbleiben des oberen Lides beim Blick nach unten) und das STELLWAGsche Zeichen (verminderte Häufigkeit des Lidschlags) verbunden.

Der *pulsierende Exophthalmus* kommt hingegen durch Traumen zustande, indem sich ein Aneurysma arteriovenosum hinter dem Auge bildet.

Das pathologische Zurücksinken des Bulbus in die Orbita *(Enophthalmus)* kann als Teilerscheinung des HORNERschen *Symptomenkomplexes* vorkommen. Die zugrunde liegende Lähmung des Halssympathicus (infolge von Drüsenschwellungen, Struma usw. sowie Verletzungen) erzeugt auf derselben Seite gleichzeitig eine Verengerung der Pupille durch Lähmung des Dilatator pupillae (Cocain ruft keine

Erweiterung hervor!) und eine Verengerung der Lidspalte infolge Lähmung der dem Sympathicus unterstellten glatten Lidmuskulatur (s. S. 33).

In allen diesen Fällen muß man sich aber hüten, die Diagnose auf den bloßen Anblick hin zu stellen, ohne das Auge selbst zu untersuchen. Hochgradig myopische Bulbi können durch ihren Langbau Exophthalmus vortäuschen, während Entwicklungsstörungen und Schrumpfungsvorgänge des Auges den Eindruck eines Enophthalmus erwecken können.

Die Erkrankungen der Augenmuskeln.

Ein mit verschiedenen Teilen der Hirnrinde verbundenes Zentrum leitet die Bewegungen beider Augen, so daß sie zu einem einheitlichen Organ werden. Stets werden die Augen dabei so geführt, daß sich der Gegenstand, dem sich im Raume das meiste Interesse zuwendet, der „fixiert" wird, beiderseits in der Macula lutea abbildet. Die Umgebung des Fixationspunktes entwirft ihr Bild auf sich entsprechenden peripheren Netzhautstellen beider Augen.

Bei Wendungen des Blickes auf entfernte Gegenstände führen beide Augen gleichsinnige Bewegungen aus, bei Betrachtung von Dingen in der Nähe gesellt sich noch die gegensinnige Einwärtsdrehung der Augen (Konvergenz) hinzu. Alle Bewegungen erfolgen zwangsläufig; eine willkürliche Höherrichtung der einen Sehachse ist ebenso ausgeschlossen wie eine willkürliche Führung eines Auges nach außen über die Parallelstellung hinaus.

Abweichungen von der gemeinsam geregelten Stellung beider Augen nennen wir *Schielen (Strabismus)*.

Nach der Schielrichtung unterscheiden wir Einwärtsschielen (Str. convergens) und Auswärtsschielen (Str. divergens), Aufwärts- und Abwärtsschielen.

Nach der Ursache teilen wir die Schielformen ein in *gewöhnliches (concomitierendes)* und in *Lähmungs- (paralytisches) Schielen.* Das eine ist nur eine Stellungsanomalie, das andere eine wirkliche Erkrankung.

Stellen wir uns vor, daß von einem als Antagonisten wirkenden Augenmuskelpaar (z. B. Musc. rectus medialis und lateralis) der eine Muskel ein Übergewicht über den anderen bekommt, so wird eine Schielstellung des Auges die notwendige Folge sein. Dabei kann aber die Funktion der Muskeln selbst ungestört bleiben. Anders ist es, wenn durch eine Lähmung der eine Muskel versagt; denn dann fällt die Tätigkeit dieses Muskels mehr oder weniger aus.

Die *Unterscheidungsmerkmale von gewöhnlichem und paralytischem Schielen* sind die folgenden:

1. Der Eintritt des gewöhnlichen Schielens geschieht allmählich, des Lähmungsschielens meist plötzlich.

2. Der Schielwinkel, d. h. die Abweichung beider Sehachsen voneinander beim Blick in die Ferne bleibt beim gewöhnlichen Schielen in allen Blickrichtungen gleich. Beim paralytischen Schielen tritt der Schielwinkel dann auf, wenn der gelähmte Muskel bei der betreffenden Wendung aktiv beteiligt ist. Je weiter das Auge nach der Wirkungsrichtung des gelähmten Muskels geführt werden soll, desto deutlicher wird das Schielen.

3. Gewöhnliches Schielen macht trotz oft erheblichen Schielwinkels zumeist kein Doppeltsehen, während das paralytische Schielen Diplopie verursacht.

4. Vergleichen wir die beiden Möglichkeiten, daß beim Blick nach rechts hinüber ein Einwärtsschielen des rechten Auges infolge gewöhnlichen (Übergewicht des Musc. rectus medialis) oder Lähmungsschielens (Parese des rechten Musc. rectus lateralis) beobachtet wird. Wir halten nun dem Patienten abwechselnd das rechte und das linke Auge so zu, daß wir zwar die Stellung beider Augen beobachten können, der Patient aber nur mit dem rechten oder mit dem linken Auge das rechts von ihm gelegene Objekt fixieren kann. Dann werden wir inne, daß beim gewöhnlichen Begleitschielen der Schielwinkel ganz gleich bleibt, wenn das rechte oder das linke Auge zum Fixieren benutzt wird. Beim Lähmungsschielen dagegen nimmt der Schielwinkel bedeutend zu, wenn das an Abducenslähmung erkrankte rechte Auge zum Fixieren benutzt wird. Es möchte gern den rechts gelegenen Gegenstand ansehen und erhält vom Gehirn zu seinem Rectus lateralis einen kräftigen Impuls. Derselbe Impuls wird aber auch dem linken Rectus medialis zugeleitet, der mit dem rechten Lateralis bei der Seitenwendung nach rechts gekoppelt ist. Der gesunde linke Medialis gehorcht der starken Innervation und zieht die linke Cornea maximal nach einwärts. Infolgedessen entsteht bei dem Zurückbleiben des rechten Auges ein sehr starker Schielwinkel, der viel größer ist, als wenn das linke Auge fixiert. Man kann den Unterschied zwischen beiden Schielformen daher auch mit dem Satze ausdrücken: Beim concomitierenden Schielen ist der primäre Schielwinkel gleich dem sekundären; beim Lähmungsschielen ist dagegen der sekundäre Schielwinkel größer als der primäre.

Das Begleitschielen (Strabismus concomitans). Die Stellungsanomalie kommt dadurch zustande, daß ein Muskel über seinen Antagonisten **das** Übergewicht bekommt. Das eine Auge fixiert, das andere schielt an dem Fixationspunkt vorbei. Haben beide Augen annähernd gleich gute Sehschärfe, dann kann auch abwechselnd das eine oder das andere die Führung übernehmen (Strabismus alternans). Sehr häufig ist aber das schielende Auge schwachsichtig. Diese Schielamblyopie ist meist nur eine funktionelle, durch den Nichtgebrauch des Schielauges bedingte, selten eine durch kongenitale Störungen hervorgerufene Erscheinung.

Strabismus convergens concomitans. Die Ursache des Einwärtsschielens ist häufig eine Weitsichtigkeit. Der Weitsichtige muß infolge der im Verhältnis zur Achsenlänge zu schwachen Brechkraft des optischen Systems schon beim Blick in die Ferne akkommodieren (s. S. 20). Da die Innervation des Akkommodationsapparates normalerweise nur gebraucht wird, wenn man ein Objekt in naher Entfernung betrachten will, und bei Einstellung der Augen auf die Nähe gleichzeitig eine Einwärtswendung der Sehachsen nötig wird, besteht zwischen Akkommodation und Konvergenzstellung eine bestimmte Verknüpfung. Daher erklärt es sich, daß Weitsichtigkeit zum Strabismus convergens führen kann.

Alle Fälle von Strabismus convergens werden wir daher auf das Vorhandensein einer Hypermetropie untersuchen müssen, und zwar dürfen wir nicht nur die manifeste Weitsichtigkeit berücksichtigen, sondern müssen unter Atropinisierung den absoluten Wert (s. S. 20) voll ausgleichen. Gelingt es nicht, mit der Schielbrille den Strabismus zu beseitigen oder handelt es sich um ein Schielen ohne Weitsichtigkeit, dann tritt die operative Therapie in ihre Rechte (siehe unten).

Strabismus divergens concomitans. Wie der Strabismus convergens mit Hypermetropie, so ist der Strabismus divergens häufig mit Myopie verbunden. Da der Kurzsichtige auch für die Nähe keine Akkommodation braucht, so entfällt für ihn in der Regel die Anspannung des Konvergenzimpulses. Eine gewisse Außerdienststellung der Musc. recti mediales ist damit verbunden. Darüber hinaus aber gewöhnt sich der höhergradige Myope, der z. B. bei einer Kurzsichtigkeit von 10 D einen Fernpunktabstand von 10 cm hat, auch in die Nähe nur mit einem Auge zu sehen; denn die starke Konvergenz der Sehachsen auf einen Punkt in 10 cm Abstand kann er gar nicht aufbringen. So fängt das eine Auge an nach außen abzuweichen. Begünstigt wird dieser Zustand noch dadurch, daß ein höher myopes Auge eine eiförmige Gestalt annimmt und deswegen sich mit seiner vergrößerten Längsachse am bequemsten in der Orbita bettet, wenn es sich in die ebenfalls nach außen divergierende Richtung der Orbitalachse legt. Auch ein blindes Auge, dem die Kontrolle über seine Stellung fehlt, weicht gern nach außen ab.

Gewisse Fälle von Auswärtsschielen lassen sich durch Vollkorrektion der Myopie bessern; zumeist erfordert aber das Auswärtsschielen operative Eingriffe.

Die Schieloperation. Wenn ein Muskel über seinen Antagonisten das Übergewicht bekommen hat, so sind zwei Wege zur Besserung der Stellungsanomalie denkbar: die Schwächung des zu stark wirkenden (*Tenotomie*, Rücklagerung) und die Stärkung des zu schwach wirkenden Muskels *(Vorlagerung)*. Die Entscheidung im einzelnen Falle hängt davon ab, ob bei Prüfung der Exkursionsfähigkeit des Auges es sich herausstellt, daß der eine Muskel zu stark zieht oder der andere zu schwach wirkt.

Die Tenotomie trennt den zu stark wirkenden Muskel von der Insertion am Bulbus ab, so daß er etwas zurückgleitet und weiter hinten am Bulbus eine neue Insertion findet. Die Vorlagerung des zu schwach leistungsfähigen Muskels näht seine Insertion am Augapfel weiter nach vorn an, meist mit Verkürzung des Muskels um ein Stück seiner Länge (Vorlagerung mit Resektion).

Das Lähmungsschielen (Strabismus paralyticus). Im Gegensatz zum Begleitschielen tritt das Lähmungsschielen meist plötzlich auf und macht sich durch *Doppeltsehen und Schwindelgefühl* dem Patienten außerordentlich unangenehm bemerkbar.

Zum Verständnis der Doppelbildempfindung gelangen wir durch die Kenntnis der Lokalisation der Sehdinge im Außenraum. Was wir als Ding im Außenraum unserer Vorstellung zugänglich machen, wird uns durch einen Sinnesreiz der Netzhaut vermittelt und durch Gehirntätigkeit zum Bewußtsein gebracht. Der lichtempfindende Apparat und das Zentralorgan, das die Meldungen seitens des Auges erhält, arbeiten zusammen, nicht nur durch die Koppelung des Auges mit dem Gehirn durch die Sehbahn, sondern auch durch das Lagegefühl der Augen, welches durch die jeweilige Innervation der äußeren Augenmuskeln bedingt ist. Bei ruhig geradeaus gerichtetem Blick wird außerdem eine Vorstellung von einer Bewegung im Raum dadurch hervorgebracht, daß sich bewegende Dinge nacheinander verschiedene Punkte der Netzhaut reizen. Das Doppelauge nimmt die Bilder auf, als wenn es ein einheitliches Organ wäre, das wie ein Zyklopenauge sich inmitten der Nasenwurzel befindet. Unsere Einordnung in den Raum als beobachtendes Ich geschieht so, daß wir unseren Ort auf eine Linie beziehen, die den Winkel, den beide Sehachsen bei der jeweiligen Stellung des Augenpaares bilden, halbiert. Die Linie ist die Sehrichtungslinie (HERING). Hieraus resultiert, daß ein Zurückbleiben eines Auges in einer Blickrichtung infolge von Augenmuskellähmung falsche Lokalisation im Raume hervorrufen muß; denn einmal ist ein Mißverhältnis zwischen Innervationsimpuls und ausgeführter Drehung des Auges vorhanden, und damit gelangt der Patient zu einem falschen Lagegefühl seiner Augenmuskeln, und zweitens zielt die Sehrichtungslinie nicht mehr auf den fixierten Punkt, so daß unsere eigene Einordnung in den Außenraum falsch wird. Das erzeugt ein *Schwindelgefühl*, welches sich bis zu körperlichem Unbehagen steigern kann. Die langsame Entwicklung des Begleitschielens, noch dazu bei einseitiger Schwachsichtigkeit, läßt diese Empfindungen nicht so zum Bewußtsein kommen; denn die Patienten lernen den Seheindruck des in Schielstellung befindlichen Auges zu unterdrücken und sehen daher trotz Offenhaltens beider Augen einfach.

Das *Doppeltsehen* beruht auf folgenden Vorgängen. Nach HERING hat jede Lichtempfindung, die von der Netzhaut zum Gehirn weitergeleitet wird, einen bestimmten räumlichen Charakter. Ein jedes Sinneselement der Netzhaut hat einen „Raumwert" (Abb. 128). Die Fovea centralis, in der sich das fixierte Objekt abbildet, hat den Raumwert „Geradeaus", rechts von der Fovea gelegene Elemente haben einen Raumwert, der um so weiter nach links liegt, als sich das Sehelement rechts von der Fovea befindet. Ebenso melden Sinnesepithelien, die oberhalb der Fovea liegen, eine Lage des abgebildeten Gegenstandes, die unterhalb der fixierten Mitte des Gesamtbildes der Außenwelt eingeschätzt wird. Wenn nun infolge Versagens eines Augenmuskels das gelähmte Auge nicht so eingestellt werden kann, daß sich der fixierte Gegenstand in der Netzhautmitte abbildet, sondern ein seitwärts des Zentrums gelegenes Sinnesepithel reizt, dann meldet dieses fälschlich gereizte Glied in dem Mosaik der Sinneszellen einen Raumwert, der sich mit dem des gesunden Auges nicht deckt. An Stelle der Übereinstimmung der Meldungen beider Augen empfängt das Zentralorgan zwei verschiedene Raumeindrücke der Außenwelt; der Patient sieht also das vor ihm liegende

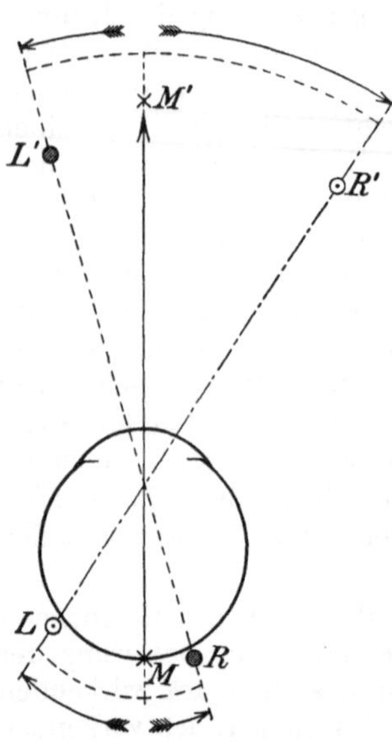

Abb. 128. Schema des Raumwerts der Netzhautsinnesepithelien. Die Macula (× M) gibt den Eindruck geradeaus (M'). Der Punkt ⦾ R ist rechts von der Macula gelegen und hat einen Raumwert nach links ⦾ L'. Der Punkt ⊙ L liegt links von der Macula und hat einen Raumwert nach rechts ⊙ R'.

Gebiet der Außenwelt zweimal abgebildet, und zwar sind die beiden
Bilder gegeneinander verschoben.

In welcher Richtung diese Verschiebung erfolgt, hängt von der
Wirkung des gelähmten Muskels ab. Kommt er bei der betreffenden
Blickrichtung überhaupt nicht zur Mitwirkung, dann werden sich die
Bilder beider Augen decken; der Patient sieht einfach. Soll aber eine
Bewegung beider Augen ausgeführt werden, bei der er mitzuarbeiten
hat, so macht sich die Schielstellung des gelähmten Auges geltend,
und dann sieht der Patient doppelt. Der am leichtesten zu verstehende
Fall ist die so häufig zu beobachtende Lähmung des Nervus abducens,

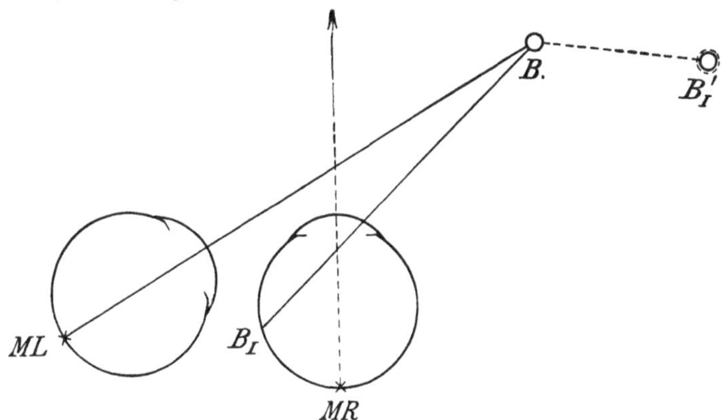

Abb. 129. Doppeltsehen beim Blick nach rechts und bei rechtsseitiger Abducenslähmung.
Anstatt den Punkt B zu fixieren, sieht das rechte Auge geradeaus. Infolgedessen bildet
sich der Punkt B auf der Netzhaut des rechten Auges auf dem Sehelement Bi ab, welches
links von der Macula liegt und infolgedessen ein Trugbild Bi liefert, das rechts neben B
im Raum steht. MR Macula des rechten, ML des linken Auges.

der den Musc. rectus lateralis versorgt. Nehmen wir an, daß der rechte
Abducens betroffen ist, dann wird der Patient bei der Blickwendung
nach links einfach sehen; denn in dieser Richtung wird nur der Rectus
medialis des rechten Auges gebraucht. Will er aber die Augen nach
rechts hinüber drehen (Abb. 129), dann bleibt das rechte Auge stehen,
als wenn es geradeaus sehen wollte. Es dreht sich nicht über die Mittellinie nach rechts hinüber. In dem Maße, in dem es stehenbleibt, bildet
sich aber nun der vom linken Auge richtig fixierte Punkt nicht mehr
in der Fovea centralis des rechten Auges ab; vielmehr fällt das Bild
des fixierten Punktes auf ein Sehelement, welches in der Retina links
von der Macula angeordnet ist, und zwar wandert das Bild um so mehr
nach links auf dem Augenhintergrunde, je weiter der Punkt nach rechts
im Außenraume liegt, den das Auge fixieren soll. Wir brauchen uns aber
nur daran zu erinnern, daß der Raumwert der Netzhautelemente um so
weiter nach rechts gewertet wird, je weiter nach links sie von der Macula
liegen, und wir werden begreifen, daß für den Patienten ein zweites
Bild auftaucht, welches rechts von dem fixierten Gegenstande zu liegen
scheint. Das Trugbild, welches das rechte Auge vermittelt, steht also
um so weiter nach rechts im Raume, je weiter nach rechts der Gegenstand sich befindet, der fixiert werden soll. Wenn das *Trugbild* auf
derselben Seite im Raume gesehen wird, die dem gelähmten Auge

entspricht, heißt das Trugbild *gleichnamig*; bei rechtseitiger Abducenslähmung steht das Trugbild rechts. Unschwer können wir das vom rechten Abducens Gesagte auf die Lähmung des Antagonisten, des rechten Rectus medialis übertragen. Dieser Muskel zieht das rechte Auge nach links; folglich taucht bei Linkswendung des Blickes und Lähmung des rechten Rectus medialis ein Doppelbild auf, das auf der linken Seite des wirklichen Bildes steht. Das Trugbild bei Lähmung des Rectus medialis ist also „*gekreuzt*": das dem rechten Auge zukommende Bild steht im Raume links. Genau das gleiche gilt mutatis mutandis für die Heber und Senker des Auges. Immer wieder begegnen

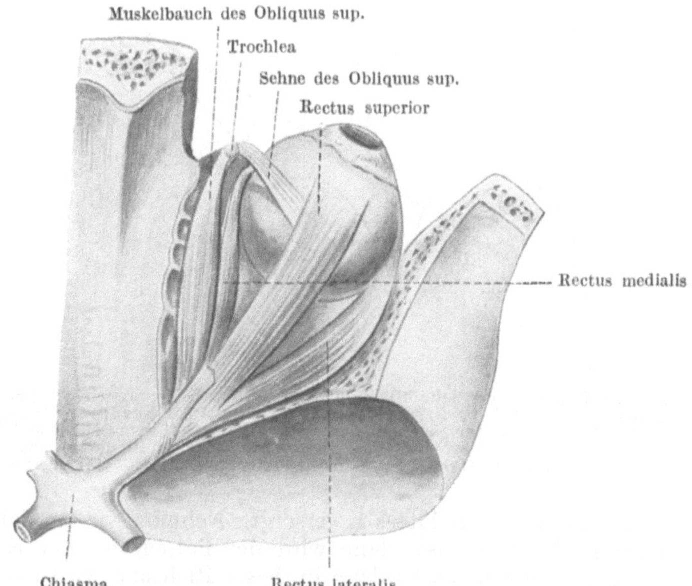

Abb. 130. Muskeln des rechten Bulbus von oben nach Wegnahme des Orbitaldachs.
(Unter Benutzung einer Figur von SOBOTTA.)

wir der Regel, daß *das vermeintliche Bild neben dem wirklichen in der Richtung im Raume auftaucht, nach welcher der gelähmte Muskel das Auge normalerweise drehen sollte.*

Die Kenntnis der physiologischen Wirkung der Augenmuskeln vermittelt uns also zugleich diejenige von der Stellung der Doppelbilder im Raume, wenn der eine oder der andere der Muskeln paretisch wird.

Wir haben drei Antagonistenpaare: je einen Seitenwender nach außen und nach innen (Rectus lateralis und medialis), je zwei Heber (Rectus superior und Obliquus inferior) und zwei Senker (Rectus inferior und Obliquus superior). Von diesen haben nur die beiden Seitenwender eine unkomplizierte Funktion; denn sie entspringen in der Tiefe des Orbitaltrichters und ziehen gerade nach vorn, um sich in der horizontalen Mittellinie des Bulbus außen bzw. innen anzuheften. Somit können sie nur eine Seitenwendung ausführen; auf die Höhe und auf die Drehung des Auges um die sagittale Achse haben sie keinen Einfluß (Abb. 130).

Bei den anderen vier Augenmuskeln liegt dagegen eine kompliziertere Funktion vor. Der Rectus superior und inferior entspringen ebenfalls in der Tiefe der Orbita unmittelbar ober- bzw. unterhalb des Foramen opticum. Sie finden aber ihre Insertion nicht genau in der vertikalen Mittellinie oben und unten am Bulbus, sondern ein Stück weit nasal von dem vertikalen Meridian. Daher gesellt sich ihrer Wirkung als Heber und Senker noch eine andere hinzu, die nach zwei Richtungen hin sich geltend macht. Erstens bedingt die nasal gelegene Insertion eine geringe Mitwirkung bei der Einwärtsdrehung. Zweitens kommt aber auch eine Rollbewegung des Augapfels zustande. Außer Seitwärtswendung

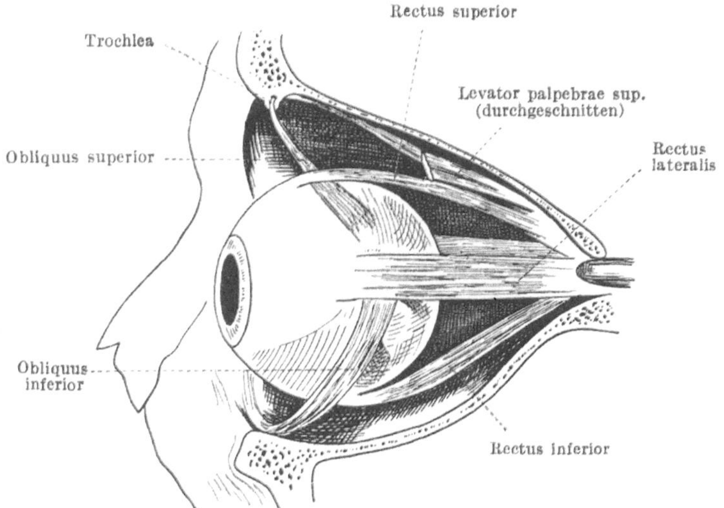

Abb. 131. Seitliche Ansicht der Orbita mit Augenmuskeln. (Nach CORNING.)

und Hebung und Senkung kennen wir noch eine Meridianneigung. Wir betrachten die Hornhaut als ein Zifferblatt; oben sei die XII, unten die VI. Lasse ich an der Uhr eine Kraft wirken, die oben neben dem senkrechten Meridian ansetzt, dann wird sich die Linie XII—VI um die Zeigerachse drehen. Es kommt eine Rollung nach rechts oder nach links zustande. Für die Bezeichnung ist immer die Stellung des oberen Endes des vertikalen Meridianes, also die XII maßgebend. Wir reden von Auswärts- und Einwärtsneigung des oberen Endes des vertikalen Meridians (s. Abb. 132, S. 138).

Kehren wir nun zu der Besprechung der Wirkung des Rectus superior und inferior zurück, so finden wir, daß durch die nasal von der vertikalen Mittellinie oben und unten erfolgende Insertion bei ihnen noch eine Meridianneigung zustande kommt, die für beide Muskeln entgegengesetzt ist. Der Rectus superior dreht das obere Ende des vertikalen Meridians nach innen, der Rectus inferior dagegen nach außen.

Die Funktion der Obliqui ergibt sich aus der Tatsache (Abb. 130 u. 132), daß beide Muskeln im Gegensatz zu den Recti am vorderen Rande der Orbita entspringen. Für den Obliquus superior gilt dabei die binde-

gewebige Schleife (Trochlea), durch die er nach Verlauf von dem Orbitaltrichter nach vorn oben innen hindurchtritt, als funktioneller Ursprung.
Der Obliquus superior zieht nun von der am oberen inneren Orbitalrande
befindlichen Trochlea aus schräg nach hinten temporal, um über den
oberen Äquator des Auges hinweggreifend seinen Ansatz am oberen
hinteren temporalen Quadranten des Bulbus zu finden. Der Obliquus
inferior verläuft mit ihm ganz symmetrisch von dem unteren inneren
Umfange der Orbita unter dem unteren Äquator des Bulbus hinüber
zum unteren hinteren temporalen Quadranten. Die Insertion beider

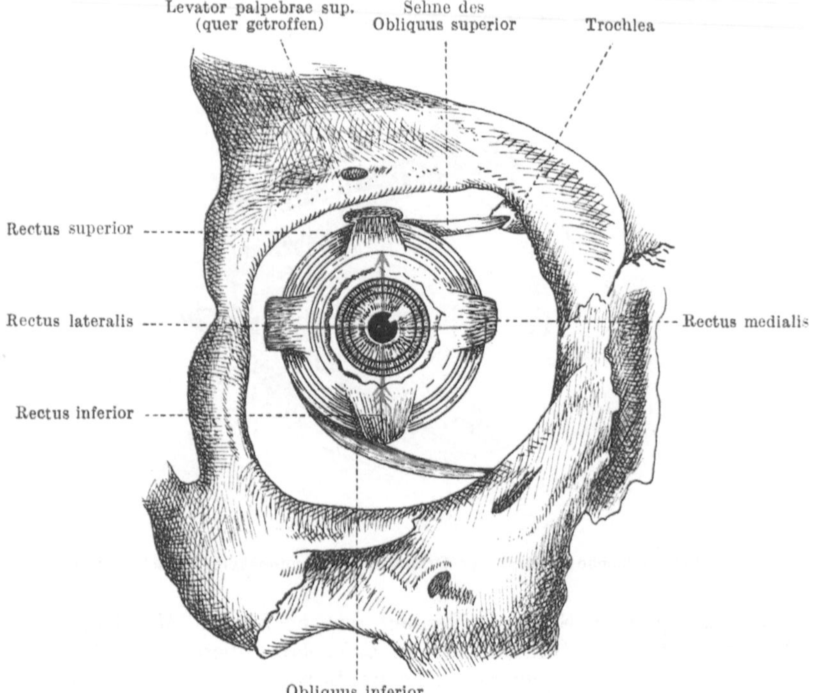

Abb. 132. Rechter Bulbus mit Augenmuskeln. (Nach MERKEL-KALLIUS.)
Rot: Vertikaler und horizontaler Meridian.

Muskeln an der Bulbus*hinter*fläche und ihr Ursprung an der *vorderen*
Öffnung des Orbaltrichters bedingen eine Wirkung auf die Höhe in
dem Sinne, daß der Obliquus superior die Hornhaut senkt und der
Obliquus inferior sie hebt. Ihre Anheftung temporal von der vertikalen
Mittellinie bewirkt aber außerdem eine Mithilfe bei der Auswärtsdrehung
des Auges und hinsichtlich der Meridianneigung für den Obliquus
superior eine Drehung des oberen Endes des senkrechten Meridians
nasenwärts, für den Obliquus inferior schläfenwärts.

Die Wirkung auf die Höhenrichtung, die Seitenwendung und die
Rollung des Bulbus ist verschieden, je nach der Stellung des Auges.
Z. B. ist der Einfluß des Obliquus superior als Senker dann am größten,
wenn das Auge stark nach einwärts gerichtet ist, weil der vertikale

Meridian in die Richtung des Muskelverlaufes zu liegen kommt; aber die Wirkung auf die Rollung ist eine ganz geringe. Ist das Auge nach auswärts gedreht, dann ist die rollende Komponente des Obliquus superior sehr wirksam, der Einfluß auf die Senkung geringer, auf die Abduction wiederum größer. In gleicher Weise schwanken die Funktionen des Rectus superior, Rectus inferior und Obliquus inferior.

Somit können wir die Funktion aller sechs äußeren Augenmuskeln in nachstehender Tabelle übersichtlich zusammenstellen, wobei auf die soeben auseinandergesetzte Änderung der Wirkungsweise der vier kompliziert arbeitenden Muskeln, je nach der Augenstellung, zu achten ist.

Muskel	Nerv	Seitenwirkung	Höhenwirkung	Neigung des oberen Endes des vertikalen Meridians
Rectus medialis	Oculo-motorius	Adduction	—	—
Rectus lateralis	Abducens	Abduction	—	—
Rectus superior	Oculo-motorius	Adduction	Hebung der Cornea	nach innen
Rectus inferior	Oculo-motorius	Adduction	Senkung der Cornea	nach außen
Obliquus superior	Trochlearis	Abduction	Senkung der Cornea	nach innen
Obliquus inferior	Oculo-motorius	Abduction	Hebung der Cornea	nach außen

Aus der Tabelle sehen wir, daß die Einwärtswendung und Auswärtswendung in der Horizontalen lediglich durch die Antagonisten Rectus medialis und lateralis ausgeführt wird. Bei der Blickhebung wirken gleichzeitig der Rectus superior und Obliquus inferior. Sie ergänzen sich in der Höhenwirkung, gewährleisten aber eine Hebung in der Vertikalen dadurch, daß sie in bezug auf Seitenwendung und Meridianneigung Antagonisten sind. Ist der eine von beiden paretisch, so kann der andere zwar allein auch noch die Hebung in mäßigem Grade bewerkstelligen; der Bulbus wird aber dann zugleich seitlich abgelenkt und sein Meridian gedreht. Ebenso liegt die Sache bei der Senkung des Blicks. Hier summiert sich die Wirkung des Rectus inferior mit derjenigen des Obliquus superior, die wiederum in bezug auf Seitenwendung und Meridianneigung entgegengesetzt arbeiten.

Ferner zeigt uns ein Blick auf die Tabelle, daß der Rectus lateralis vom Abducens, der Obliquus superior vom Trochlearis, die anderen vier aber vom Oculomotorius bedient werden. Außerdem innerviert der Oculomotorius noch den Levator palpebrae superioris und den Sphincter pupillae, sowie die Ciliarmuskulatur der Akkommodation. Bei einer *Lähmung aller äußeren Äste des Oculomotorius (Ophthalmoplegia externa)* bleibt also durch die Unversehrtheit des Abducens nur die Seitenwendung nach außen und durch Wirkung des Trochlearis noch eine Möglichkeit der Senkung der Hornhaut mit gleichzeitiger Wendung nach außen und Rollbewegung des

Auges im Sinne einer Neigung des oberen Endes des vertikalen Meridians nach einwärts bestehen. Hinzu tritt eine Ptosis (Lähmung des Hebers des oberen Lides). Dagegen sind die Hebung der Cornea über die Horizontale und ihre Einwärtswendung über die vertikale Mittellinie hinaus aufgehoben, da diese Leistungen sämtlich der Innervation des Oculomotorius unterliegen. Eine komplette auch die Muskeln der Regenbogenhaut und des Strahlenkörpers erfassende Oculomotoriusparese verursacht außerdem eine weite Pupille und eine Lähmung der Akkommodation (Ophthalmoplegia externa et interna, sive totalis).

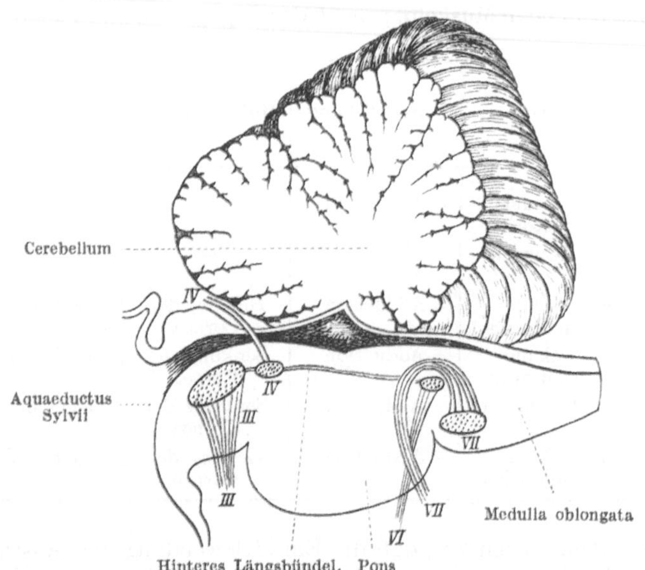

Abb. 133. Lage der Kerne der Augenmuskelnerven.
III Oculomotorius. IV Trochlearis. VI Abducens. VII Facialis.

Die *Diagnose der Augenmuskellähmung* wird folgendermaßen gestellt. Man läßt die Augen einen Gegenstand (Bleistiftspitze) fixieren und bewegt ihn nach allen Richtungen, indem man genau beobachtet, ob ein Auge nach irgendeiner Richtung hin zurückbleibt. Dann vergewissert man sich darüber, ob und in welcher Richtung Doppelbilder auftauchen. Man hält im verdunkelten Zimmer vor das in der Bewegung behinderte Auge ein rotes Glas und läßt beide Augen eine Lichtflamme fixieren, die man in einem Abstande von ungefähr 3 m von dem Patienten nach den verschiedenen Richtungen bewegt. Dabei darf der Patient der Flamme nur mit den Augen, nicht mit dem ganzen Kopf folgen. Werden bei einer bestimmten Blickrichtung Doppelbilder angegeben, so erkundigt man sich nach der Lage der Doppelbilder zueinander, ob das rote Bild höher, tiefer, rechts oder links steht und ob die Kerzenflamme beider Bilder parallel nach oben oder die eine schräg gestellt erscheint. Wie das Trugbild im Raume dorthin verlegt wird, wohin der gelähmte Muskel das Auge führen sollte, z. B. beim rechten Rectus lateralis nach rechts in der Horizontalen, beim Rectus superior nach links und oben, so wird die Flamme des Trugbildes auch so schräg gesehen, wie die Meridianneigung von dem gelähmten Muskel beeinflußt werden würde. Bei einer Lähmung des rechten Rectus superior kommt also als dritte Komponente außer dem Höherstand und der Verschiebung des Trugbildes nach links noch eine Neigung desselben in dem Sinne zustande, daß die Flamme, wie der Meridian eigentlich geneigt werden sollte, also mit dem oberen Ende nach links hinüber gesehen wird. Der Grund ist genau der gleiche, wie bei dem eingangs gewählten Beispiel der rechtsseitigen Abducensparese. Das gelähmte

Auge bleibt nicht nur in der Hebung zurück, sondern rückt auch durch alleiniges Wirken des Obliquus inferior etwas in Abductionsstellung. Dadurch' fällt das Bild der Flamme auf die temporale Netzhauthälfte, deren Sehelemente mit Raumwerten nach der nasalen Seite ausgestattet sind. Deswegen geht das Trugbild eine Wenigkeit nach links hinüber. Außerdem bewegt aber der gleichzeitige Einfluß des Obliquus inferior auf die Meridianneigung das Auge im Sinne einer Rollung des oberen Endes des vertikalen Meridians nach außen, was die dadurch in schräger Richtung nebeneinander gereizten Netzhautelemente mit Umwertung im Raume in entgegengesetzter Schrägrichtung beantworten. Mithin neigt sich die Spitze des Trugbildes nach links.

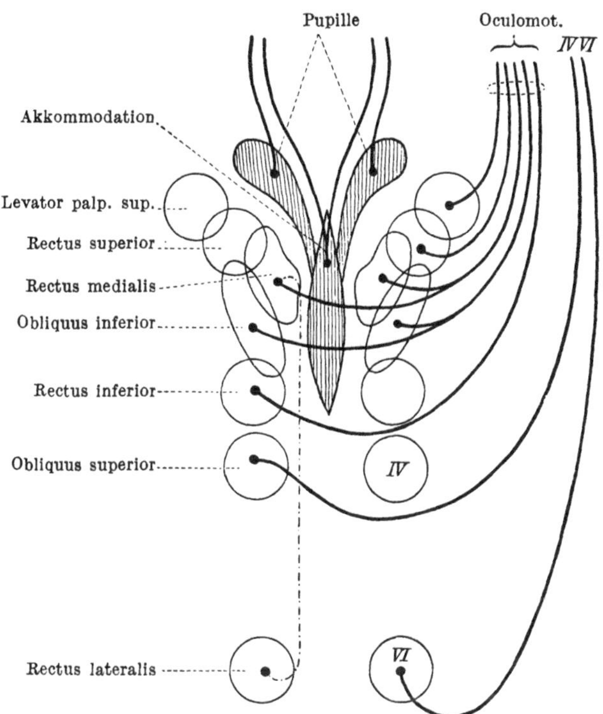

Abb. 134. Schema der Verbindung der Kerne der Augenmuskelnerven untereinander.
IV Trochlearis. VI Abducens.

Die Ursache der Augenmuskellähmungen kann in einer zentralen oder peripheren Läsion der Nerven begründet sein. In den Abbildungen 133 und 134 ist die Lage der Augenmuskelkerne im anatomischen Bilde angegeben. Die Kernregion des Oculomotorius liegt als paariges Gebilde rechts und links von der sagittalen Mittellinie am Boden des Aquaeductus. Zwischen beiden Oculomotoriuskernen sehen wir einen unpaaren Kern für die innere Augenmuskulatur. Unmittelbar nach rückwärts vom Oculomotoriuskerngebiet schließen sich die Kerne der beiden Trochlearis an, die im Gegensatz zu den übrigen Augennerven das Gehirn an der Rückfläche durchbohren und sich sofort kreuzen. Der Kern für den rechten Trochlearis liegt also auf der linken Hirnseite. Hingegen liegt der Abducenskern viel weiter rückwärts. Wir begegnen ihm dort, wo die Brücke in die Medulla

oblongata übergeht, und zwar liegt er in der Schleife, welche die
Fasern des Facialis beschreiben. Oculomotorius- und Trochleariskern
haben aber eine Verbindung mit dem Abducenskern durch das
hintere Längsbündel. Außerdem haben die beiden rechts und links
von der Mittellinie gelegenen Kerne des Oculomotorius wieder Verbindungen untereinander (Abb. 134).

Die Nervenbahnen können durch luetische und andere infektiöse
Prozesse im Zentralorgan und an der Schädelbasis alteriert werden,
ebenso ist es möglich, daß Apoplexien die Kernregion oder die Nerven
schädigen. Tumoren und Erweichungsherde, Veränderungen bei multipler
Sklerose, Traumen, Systemerkrankungen, vor allem Tabes und Paralyse,
spielen vielfach eine Rolle.

Therapeutisch ist wenig zu erreichen, wenn es nicht gelingt die
Grundursache zu beheben. Die Patienten helfen sich selbst, indem sie
den Kopf so halten, daß sie durch Kopfdrehung den Muskelausfall ersetzen. Zum Beispiel hält ein Patient mit rechtsseitiger Abducensparese
den Kopf nach rechts gewendet, damit er die Anforderungen an die
seitliche Bewegung des Auges nur mit dem Musculus medialis zu
bestreiten braucht.

Außerdem lernen die Patienten mit der Zeit das störende Bild des
gelähmten Auges psychisch zu unterdrücken. Gelingt dies nicht, so
verdeckt man das Auge durch ein schwarzes Glas.

Lokal sucht man den gelähmten Muskel durch Elektrisieren zu
beeinflussen; ein Erfolg ist natürlich aber nur dann zu erwarten, wenn
der Sitz der Störung ein mehr peripherer ist.

Nystagmus (Augenzittern). Unabhängig von den willkürlich ausgeführten Augenbewegungen beobachten wir bei manchen Patienten
zuckende Augenbewegungen, welche dem Willen nicht unterworfen sind
und bei Hin- und Herpendeln der Augen in der Horizontalen Nystagmus
horizontalis, bei Drehung der Augen im Sinne von kongruenten Meri-
dianneigungen Nystagmus rotatorius genannt werden.

Diese unsteten Augenbewegungen, die nicht selten bei dem Versuche einen
Gegenstand zu fixieren zunehmen, haben verschiedene Ursachen. Vielfach handelt
es sich um angeboren schwachsichtige Augen (infolge Albinismus, Mißbildungen,
vor allem Aderhautkolobomen, aber auch ohne sonstige Veränderungen). Man
erklärt sich das Augenzittern dann aus der Unfähigkeit richtig zu fixieren, d. h.
durch Erfassen eines im Mittelpunkt des Interesses stehenden Gegenstandes mit
der Netzhautmitte die Augenstellung zu regulieren. Ferner kann das Zittern
erworben sein und mit einem Leiden des Zentralnervensystems zusammenhängen.
Die multiple Sklerose, die auch sonst Intentionszittern hervorruft, ist hier besonders
zu nennen. Der Nystagmus kann aber auch eine Berufserkrankung sein, insofern
ein Teil der Kohlenbergwerkarbeiter davon befallen wird. Schließlich kennen
wir auch einen labyrinthären Nystagmus, ausgelöst von einer Reizung des
Vestibularis, wie ihn die Otologen zur Prüfung der Erregbarkeit des Labyrinthes
systematisch hervorrufen.

Glaukom (grüner Star).

Die Spannung des Auges hängt von dem Druck ab, welchen die
intraokulare Flüssigkeit auf die Innenfläche der Bulbuswandung aus-
übt. Wird bei Verletzungen dem Augapfel viel Flüssigkeit auf einmal

entzogen, dann kollabiert er. Aber auch das Umgekehrte kann der Fall sein: der Binnendruck kann über das normale Maß steigen. Die Folgezustände einer solchen Druckerhöhung bilden den Symptomenkomplex des Glaukoms.

Werden *kindliche* Augen von der Erkrankung befallen, so nimmt die in der frühen Jugend noch nachgiebige Bulbuskapsel vergrößerte Dimensionen an. Der ganze Augapfel wird unförmig, einem Ochsenauge ähnlich (Buphthalmus, Hydrophthalmus; siehe Abb. 135). Hinter der stark vergrößerten Hornhaut sehen wir eine auffallend weite und tiefe Augenkammer. Der Augapfel drängt die Lider vor und hat etwas Glotzendes. Wenn der Zustand der brechenden Teile noch die Untersuchung des Augenhintergrundes ermöglicht, erscheint die Sehnervenscheibe weiß und ausgehöhlt (siehe unten).

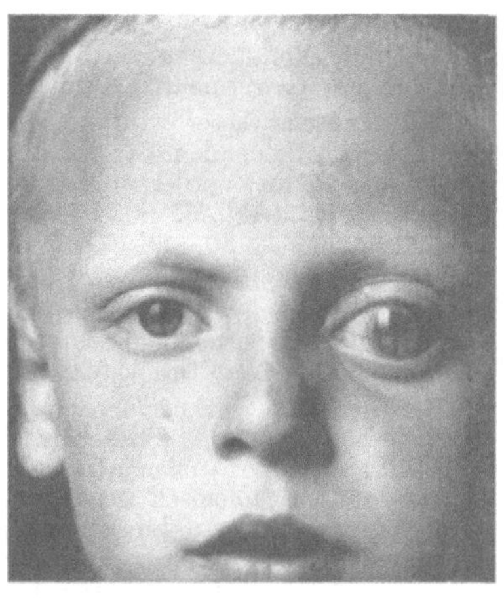

Abb. 135. Linksseitiges juveniles Glaukom (Buphthalmus).

Am Auge des *Erwachsenen* ist infolge der derben Beschaffenheit der Hornhaut und Lederhaut eine solche Auftreibung des Bulbus in allen Dimensionen nicht möglich. Sie beschränkt sich vielmehr auf eine zwar engbegrenzte, aber um so wichtigere Stelle, insofern die Sehnervenpapille dem Drucke zum Opfer fällt. Dort, wo die Siebplatte das sonst feste Gefüge der Sclera lockert, damit durch ihre Poren die Nervenfaserbündel des Opticus hindurchtreten können, liegt ein Ort verminderter Widerstandskraft, und infolgedessen gibt die Bulbuswandung mit der Zeit hier nach. Die Siebplatte wird in den Nervenstamm hineingepreßt, an Stelle der Sehnervenscheibe entsteht eine Aushöhlung *(glaukomatöse Exkavation)* und durch Atrophie der Fasern schwindet das Sehvermögen und das Gesichtsfeld bis zu schließlicher Erblindung (Abb. 136).

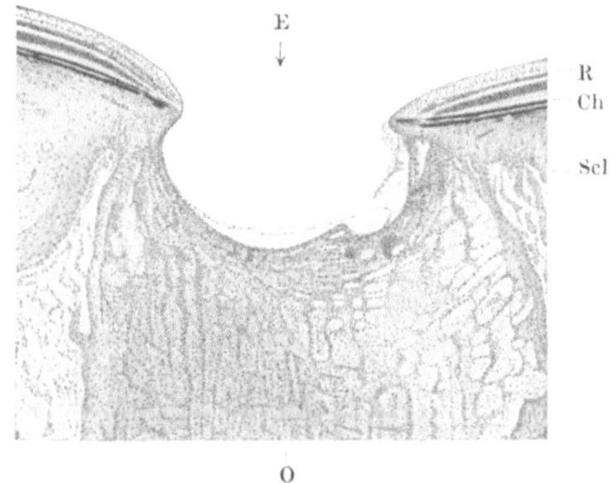

Abb. 136. Vollständige Exkavation des Sehnerven mit überhängendem Rande bei Glaukom.
(Nach R. Thiel.)
E Exkavation; R Retina; Ch Chorioidea; Scl Sclera; O Opticus.

Die Druckzunahme im Augeninnern ist auf die folgende Art und Weise möglich.

Als maßgebenden Faktor für die Spannung des Augapfels haben wir den Druck der intraokularen Flüssigkeit kennengelernt. Es ist klar, daß dieser wiederum von

der Menge der jeweils im Auge befindlichen Flüssigkeit unmittelbar abhängt.
In Betracht kommt das Volumen des in vorderer und hinterer Augenkammer
stehenden Kammerwassers, des größtenteils aus Wasser bestehenden Glaskörpers
und der Gesamtmenge des die Augengefäße durchströmenden Blutes. Von diesen
Bestandteilen zeigt der gallertige, einen ganz trägen Stoffwechsel habende Glaskörper kaum Volumenschwankungen. Dagegen erregen Kammerwasser und Blut-
quantum unsere vermehrte Aufmerksamkeit.

Das Kammerwasser wird von dem Corpus ciliare in kaum meßbarem, aber
kontinuierlich fließendem Strome in die hintere Kammer abgesondert, tritt durch
die Pupille in die Vorderkammer über und verläßt schließlich den Bulbus am
Kammerwinkel (Abb. 7, S. 7), indem es durch die Bälkchen des Ligamentum
pectinatum in den SCHLEMMschen Kanal abfiltriert wird (s. S. 3).

*Soll kein Überdruck einsetzen, dann muß das vom Corpus ciliare gelieferte und
das in dem Kammerwinkel abgesogene Quantum des Kammerwassers sich genau die
Waage halten.* Übermäßige Sekretion einesteils und Behinderung des Abflusses
andererseits erzeugen Drucksteigerung.

Hierfür haben wir bei den einzelnen Augenerkrankungen schon mannigfache
Beispiele kennengelernt. So verursacht die in den Glaskörperraum luxierte Linse
(s. S. 128) durch Anstoßen an die Fortsätze des Corpus ciliare eine Sekretionsneurose und pathologisch gesteigerte Kammerwasser-Abscheidung. Die in die
Vorderkammer luxierte Linse dagegen verschließt den Kammerwinkel und ruft
so Glaukom hervor. Auch die Folgezustände der Iritis (s. S. 73) können eine Stauung
des Kammerwassers herbeiführen, und zwar in der hinteren Kammer bei Seclusio
und Occlusio pupillae, in der vorderen Kammer bei der sog. Iritis serosa. Dann
lernten wir auch bei intraokularen Tumoren glaukomatöse Zustände kennen.

In allen diesen Fällen entsteht ein *„sekundäres Glaukom“*. Die
Drucksteigerung ist erst die Folge von anderen Augenerkrankungen.
Demgegenüber befällt das *„primäre Glaukom“* Augen, die vorher ganz
gesund waren.

Die Ursachen des primären Glaukoms sind erst teilweise bekannt
und jedenfalls nicht einheitliche. Wir lernen mehr und mehr im
Glaukom ein Symptom und nicht eine scharf umschriebene Krankheits-
form zu sehen.

Bei den typischen primären Glaukomen spielt wahrscheinlich die Innervation
der Gefäßmuskulatur eine führende Rolle.

Wäre das Gefäßnetz der Uvea und der Retina ohne jede Schranke in den allgemeinen Kreislauf eingeschaltet, dann müßten sich die Blutdruckschwankungen
auch unmittelbar auf die Spannung des Auges übertragen, ja das Auge müßte,
da seine Hüllen nicht nachgeben können, wie ein Plethysmograph durch seinen
Binnendruck die Schwankungen anzeigen. Jedes Bücken und Pressen, jede auf
psychische Einflüsse eintretende Gefäßerweiterung würde sich im Augendruck
kundtun. Das ist jedoch unter normalen Verhältnissen durchaus nicht der Fall.
Tierexperimente haben ergeben, daß eine Steigerung des allgemeinen Blutdrucks
sogar von einer Erniedrigung des Augendrucks begleitet sein kann. Wir kommen
daher zu der Überzeugung, daß ein besonders fein arbeitender vasomotorischer
Apparat die im Gesamtkreislauf eintretenden Druckschwankungen durch entsprechende Kaliberverengerung der intraokularen Gefäße so vom Auge fern hält,
daß eine übermäßige Blutfülle im Bulbus vermieden wird. Im Gegensatz zum
Gesunden sind aber bei den Glaukompatienten Parallelen zwischen Blutdruck-
und Augenspannung deutlich nachweisbar. Der Grund kann in einem Versagen
des vasomotorischen nervösen Apparates oder auch in sklerotischen Veränderungen
des Gefäßsystems gesucht werden. Somit erscheint das Glaukom zwar klinisch
als einheitliches Krankheitsbild, ist aber doch ein Symptomenkomplex von verschiedener Bedeutung.

Das **primäre Glaukom** kann als *Glaucoma simplex* und als *Glaucoma
inflammatorium* verlaufen. Im ersten Falle nimmt die Druckerhöhung
zwar solche Grade an, daß die Sehnervenscheibe samt Siebplatte

allmählich nach rückwärts gedrückt wird und damit eine langsam fortschreitende Sehstörung bis zur schließlichen Erblindung zustande kommt.
Die intraokulare Spannung läßt aber immer noch die Blutzirkulation
im Bulbus unbehelligt. Sie erschwert sie, drosselt sie aber nicht. Im
anderen Falle dagegen greift die Drucksteigerung in die Blutversorgung
des Auges ein. Es kommt unter heftigen Schmerzen zu schweren
Stauungszuständen mit sekundärem Ödem. Die Stockung in der
Zirkulation des Auges löst einen „*akuten Glaukomanfall*" aus, während
das Glaucoma simplex als chronisches Leiden ohne solche akute Steigerung
der Symptome verläuft.

Indessen sind beide Arten nur durch ihre Weiterentwicklung unter-
schieden; im Grunde genommen haben wir dasselbe Krankheitsbild
vor uns. In Erinnerung an die Lehre von den Herzfehlern kann man
die Abweichungen beider Formen voneinander dadurch vielleicht um-
schreiben, daß das *Glaucoma simplex* als *kompensiertes*, das *Glaucoma
inflammatorium* als *unkompensiertes Glaukom* bezeichnet wird. Daraus
ergibt sich, daß, wie der Herzfehler, so auch das Glaukom jederzeit
aus dem kompensierten Stadium in das unkompensierte übergehen
kann. Wir lernen damit das Glaucoma simplex als ein unvollständig
zur Entwicklung gelangendes Leiden zu betrachten, das aber gerade
dadurch, daß der schmerzhafte Glaukomanfall nicht zustande kommt,
von den Patienten oft erst zu spät bemerkt wird.

Das Glaukomvollbild läßt folgende *drei Stadien* wohl erkennen:
die *Prodromalerscheinungen* (Glaucoma imminens), den *Glaukomanfall*
(Glaucoma inflammatorium acutum), die *Erblindung durch Glaukom*
(Glaucoma absolutum). Verläuft die Erkrankung als Glaucoma simplex,
dann geht das erste Stadium mit Überspringung des zweiten allmählich
in das dritte über.

Im *Prodromalstadium* beobachten aufmerksame Patienten folgendes:
Unter einem leichten Spannungsgefühl, das sich bis zu einem dumpfen
Druck in der Stirn steigern kann, legt sich an manchen Tagen ein zarter
Schleier vor das Auge. Vorübergehend sinkt die Sehschärfe, und auch
die Naheinstellung des Auges leidet, so daß die Patienten zu solchen
Zeiten beim Lesen das Buch weiter abhalten müssen. Um Lichter treten
Kreise von Regenbogenfarben auf. Untersucht man die Patienten in dieser
Periode, dann sieht man eine leicht hauchige Trübung des Kammer-
wassers, geringe Abflachung der Vorderkammer und Neigung der Pupille
zur Erweiterung bei mangelhafter Reaktion auf Belichtung. Auf der
Sclera treten vordere Ciliargefäße als rote Linien hervor. Das Augenhintergrundsbild ist etwas verschleiert. Schon bereiten sich auf dem
Fundus die ersten Zeichen der Druckwirkung auf die Sehnervenscheibe
vor: Die Zentralarterie zeigt Pulsation, weil dem gesteigerten Augen-
binnendruck gegenüber das Blut nur in der Systole sich Eintritt erzwingt
(Venenpuls ist eine normale Erscheinung!). Auch sind die Zentralgefäße
im umgekehrten Bilde nach der temporalen Seite zu hinübergedrängt.
Je nach dem Fortschritte des Leidens sehen wir die beginnende Aushöhlung der Papille; einzelne Gefäße zeigen am Papillenrande eine
Abknickung. Die Sehschärfe sinkt allmählich, und im Gesichtsfelde
machen sich charakteristische Einsprünge von der nasalen Seite her
geltend.

Ausschlaggebend ist die Messung des intraokularen Druckes mit dem *Tonometer* (Abb. 137), einem Instrument, welches auf die durch 1%iges Holocain unempfindlich gemachte Hornhaut aufgesetzt wird. (Cocain kann bei zu Glaukom neigenden Augen den Binnendruck steigern, während es an gesunden Augen den Druck senkt.)

Ein Stäbchen, dem Grammgewichte aufgeschraubt werden, drückt die Hornhaut leicht ein, und ein Zeigerhebel weist die Tiefe der entstehenden Grube nach. Je höher der intraokulare Druck, desto geringer ist der Eindruck des Stäbchens

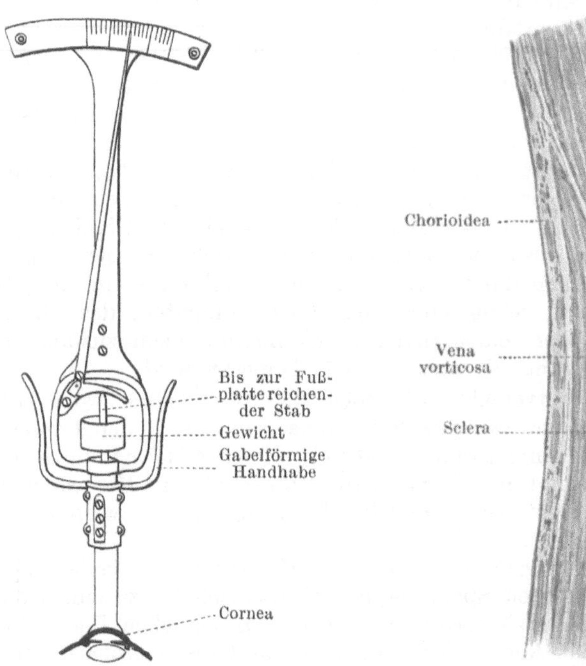

Abb. 137. Tonometer von SCHIÖTZ.

Abb. 138. Durchtritt einer Vena vorticosa durch die Sclera. (Nach SALZMANN.)

in der Hornhaut und desto kleiner der Ausschlag des Zeigers. Das Instrument ist empirisch geeicht. Auf einer beigegebenen Skala liest man die Druckwerte in Millimeter Quecksilberdruck ab. Das normale Auge zeigt verschiedene Werte bei den einzelnen Individuen von 16—27 mm Hg; doch sind die an beiden Augen festzustellenden Werte meist gleich. Hat das auf beginnendes Glaukom verdächtige Auge einen Druck über 27 mm Hg oder einen im Verhältnis zum anderen Auge auffallend hohen Druck, dann darf die Diagnose auf Glaukom gestellt werden.

Im weiteren Verlaufe des Leidens wird nun die Sehschärfe immer geringer, das Gesichtsfeld von der nasalen Seite her immer kleiner. Auf dem Fundus prägt sich die Aushöhlung der Papille mehr und mehr aus; und so kann beim Glaucoma simplex ganz allmählich Erblindung zustande kommen.

Steigt der Druck aber noch mehr an, dann wird eine bei den einzelnen Individuen ganz verschieden hohe Grenze erreicht, deren Überschreiten einen akut einsetzenden Umschwung im ganzen Krankheitsbilde herbeiführt; die intraokulare Blutzirkulation wird gedrosselt, der

Glaukomanfall *(Glaucoma inflammatorium acutum)* bricht aus. Wahrscheinlich hat die Absperrung der Zirkulation ihren Grund darin, daß die Vortexvenen (s. Abb. 5, S. 6) das aus der Aderhaut abfließende Blut nicht mehr herauslassen. Sie durchbohren die Lederhaut nicht senkrecht, sondern ganz schräg (Abb. 138). Lastet daher auf der Sclera ein Druck in senkrechter Richtung zu ihrer Fläche, dann wird der schmale schräge Kanal, der die Vene durchtreten läßt, komprimiert. Die Folgen sind Strangulierung des Blutabflusses, schwere venöse Stase und rapides Ansteigen des intraokularen Druckes bis zu Steinhärte. Die Stauung bringt ein Ödem mit sich, die brechenden Teile des Auges werden trübe, die Netzhaut setzt infolge von Unterernährung ihre Funktion aus. Außerdem werden die in dem Bulbus verlaufenden Endigungen der Ciliarnerven gequetscht und schwere Neuralgien ausgelöst. So haben wir folgendes Bild vor uns: Die Lider sind gedunsen. Die Bindehaut ist hochrot injiziert und zum Teil glasig. Unter ihr liegt eine intensive bläulichrote ciliare Injektion, aus der sich einige strotzend gefüllte äußere Gefäße besonders abheben. Die Hornhautoberfläche ist matt, manchmal mit feinblasiger Abhebung des Epithels (Keratitis bullosa). Das Corneagewebe ist hauchig trübe. *Die stark abgeflachte Vorderkammer* enthält leicht getrübtes Kammerwasser. *Die Pupille erscheint stark erweitert,* starr. Linse und Iris sind nach vorn gedrängt. Aus der Pupille erhält man bei Tageslicht einen graugrünen Reflex („grüner Star"), während die Spiegeluntersuchung nur mattrotes Licht aus dem Fundus, aber keine Einzelheiten erkennen läßt. Das Auge ist hart gespannt, seine Funktion auf das Wahrnehmen von Handbewegungen oder Fingerzählen in einigen Metern Abstand herabgesetzt. Dabei klagen die Patienten über heftige Kopfschmerzen in der dem Auge entsprechenden Halbseite, Neuralgien, die in die Stirn, Backe, Schläfe, in die Zähne ausstrahlen, und ein unerträgliches Druckgefühl in der Augenhöhle, „als wenn das Auge herausgepreßt werden sollte".

Differentialdiagnostisch kann der Glaukomanfall manchmal Anlaß zu Verwechslungen mit heftiger akuter Iritis geben. Achtet man jedoch auf die Pupille, welche bei Iritis in solchen Fällen stets die Neigung zur Verengerung hat, so wird die beim Glaukom typische Pupillenerweiterung die richtige Wertung des Krankheitsbildes erleichtern. Ferner ist bei Iritis die vordere Augenkammer normal tief oder sogar tiefer, bei Glaukom aber abgeflacht. Nicht minder bewahrt uns die Palpation des Bulbus vor einer Fehldiagnose. Im Glaukomanfall ist der Bulbus deutlich hart, bei Iritis ändert sich für gewöhnlich in der Spannung nichts. (Ausnahmen siehe Iritis serosa S. 70.)

Der Glaukomanfall kann Tage, ja Wochen anhalten. Je länger er währt und je öfter er wiederkehrt, desto unheilvoller sind seine Folgen. Ab und zu kommt es vor, daß schon ein einziger Anfall genügt, um dauernde Erblindung herbeizuführen. Die Ursache ist dann wahrscheinlich die völlige Blutabsperrung zur Netzhaut, deren feine Elemente absterben.

Zwischen den Anfällen kann im allgemeinen Ruhe herrschen, wenn auch mit jedem Anfall etwas Sehschärfe und Teile des Gesichtsfeldes unwiederbringlich verloren gehen. In anderen Fällen kehrt das Auge nicht zur Reizlosigkeit zurück, sondern es bleibt auch zwischen den

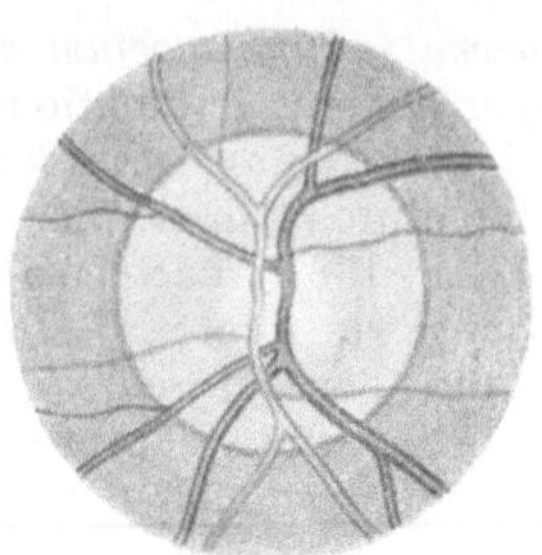

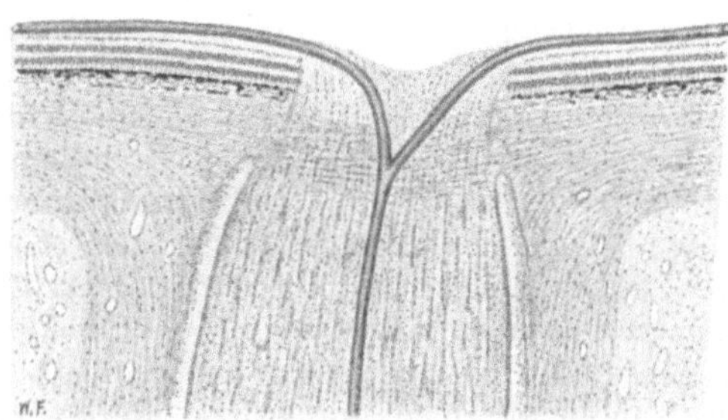

Zentralgefäß
Abb. 139a. Physiologische Exkavation.

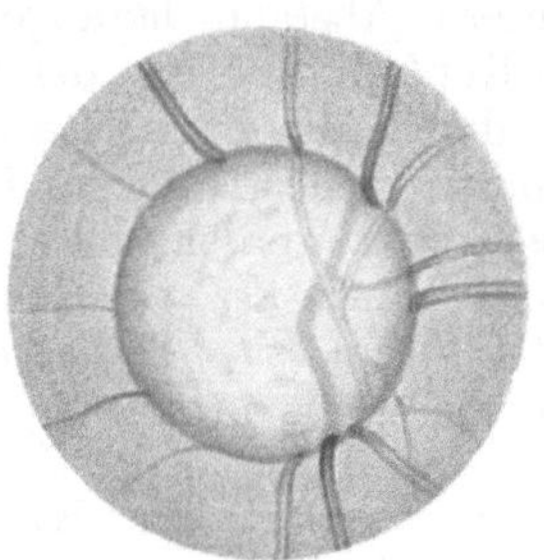

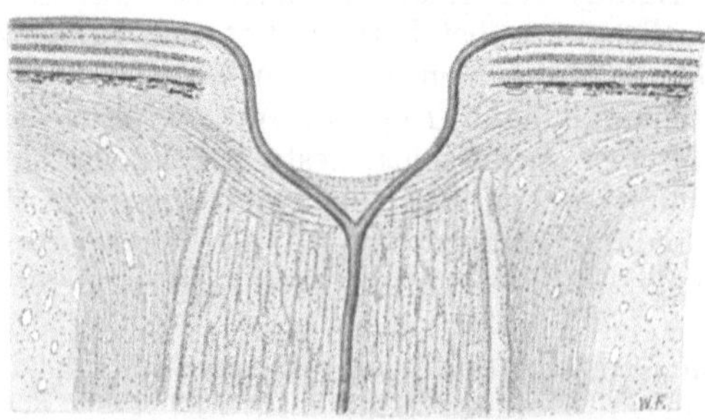

Zentralgefäß
Abb. 139b. Glaukomatöse Exkavation.

einzelnen Exazerbationen gerötet und entzündet (chronisch entzünd-
liches Glaukom).

Schließlich tritt aber doch eine Beruhigung ein. Das Auge ist zwar
blind geworden, aber macht keine Schmerzen mehr. Das Stadium des
Glaucoma absolutum ist erreicht.

Ein an Glaukom erblindetes Auge kann verschieden aussehen.
Sind gar keine oder nur kurz dauernde Glaukomanfälle über dasselbe

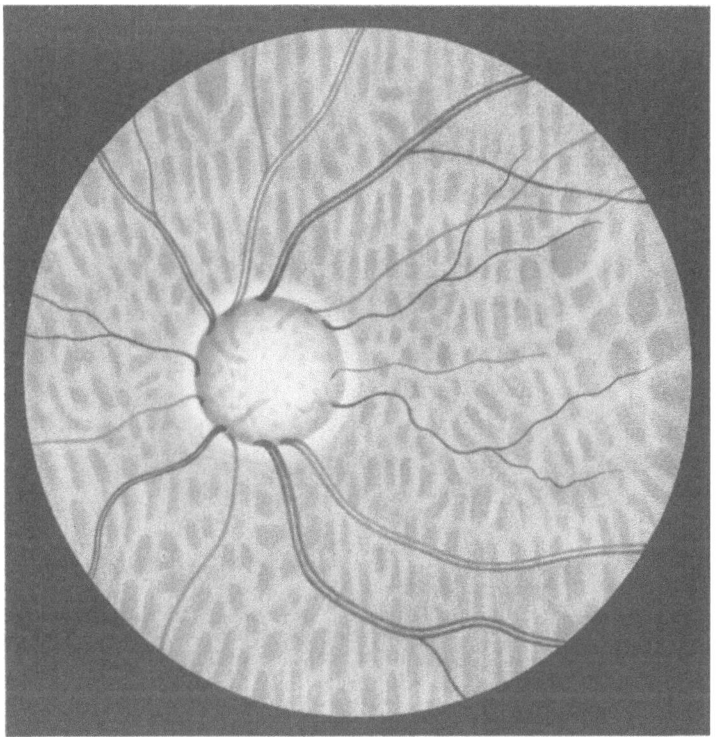

Abb. 140. Glaukomatöse Exkavation der Papille mit nasaler Verdrängung der
Zentralgefäße, Abknickung derselben am Rande und Halo glaucomatosus.

hinweggegangen, dann erkennt man die Veränderungen, welche an der
Papille zur Erblindung geführt haben. Während unter normalen Verhältnissen die Sehnervenfasern nach Durchtritt durch die Lamina
trichterförmig auseinander weichen, die Zentralgefäße annähernd in
der Mitte der Papille sich in ihre Äste teilen und in geradem Verlaufe
nach oben und unten zu über den Papillenrand hinwegtreten (Abb. 139 a),
erblicken wir an Stelle des Trichters eine Aushöhlung (Abb. 136, 139 b
und 140), auf deren Boden einige nasal ziehende Gefäße sichtbar werden.
Sie verschwinden am Rande der Höhle und tauchen an einer anderen
Stelle wieder auf, um nun den Weg auf die Netzhaut fortzusetzen. Man
nennt die Gefäße „randständig abgeknickt“. Der Boden der Aushöhlung (Exkavation) ist grellweiß, hie und da unterbrochen von den

grauen Löchern der Siebplatte. Eine „physiologische Exkavation"
zeigen schon viele normale Papillen, wenn dort, wo der Nervenfasertrichter sich in der Tiefe zuspitzt, in einem kleinen Felde die La-

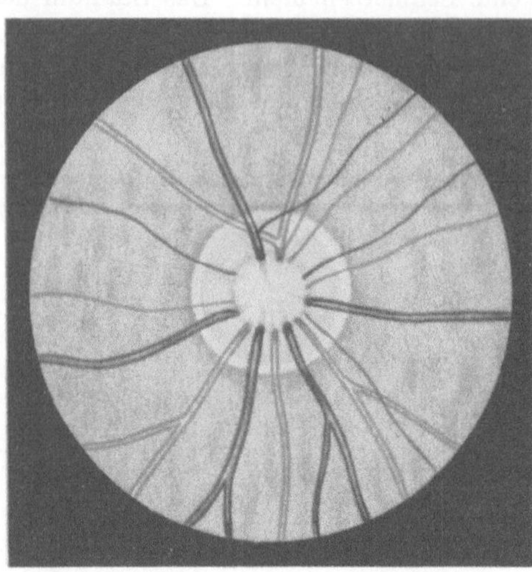

mina cribrosa sichtbar wird
(siehe Abb. 141). Mit dem
Schwund der Nervenfasern
und der Verdrängung der
Lamina nach rückwärts
wird diese Exkavation pa-
thologischerweise größer und
größer, bis endlich die Lamina in der ganzen Aus-
dehnung der Papille klar
vor uns liegt.

Die Papille ist ringsum
von einem atrophischen Bezirk der Aderhaut (glauko-
matösen Hof, s. Abb. 140)
umgeben, weil die innerste
Lage der Lamina mit der
Aderhaut verwachsen ist
und diese in die Aushöh-
lung ein Stück mit hinein-
zieht.

Abb. 141. Große physiologische Exkavation.
(Nach H. KÖLLNER.)

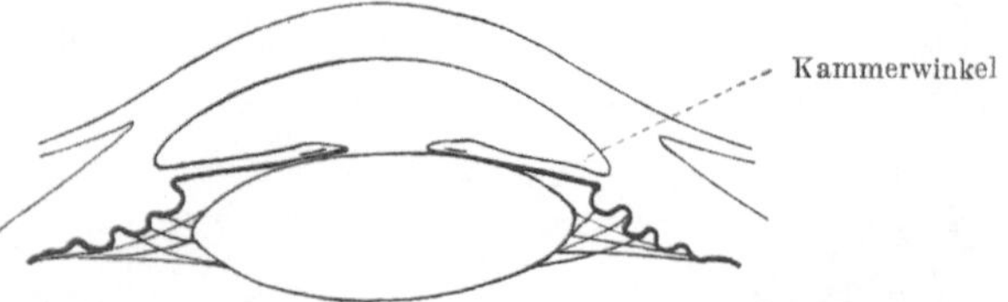

Abb. 142. Pupille durch Eserin verengt. Iris ausgestreckt. Kammerwinkel klafft.

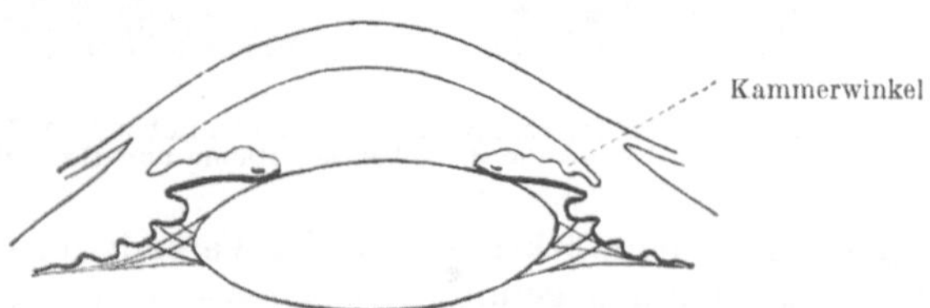

Abb. 143. Pupille durch Atropin erweitert. Kammerwinkel ist schmal.
(Nach MERKEL-KALLIUS.)

Wenn das Auge aber schwere Glaukomanfälle überstanden hat,
dann hellt sich der Glaskörper nicht wieder hinreichend auf, und man
kann den Hintergrund nur unscharf zu Gesicht bekommen. Vielfach
trübt sich auch infolge Ernährungsstörung die Linse (Cataracta glauco-
matosa). Die vordere Kammer bleibt abgeflacht, und die Pupille, rings
umgeben von atrophischer Iris, ist maximal erweitert und starr. Ab und
zu stellen sich auch in der Gegend des Corpus ciliare buckelförmige

Vortreibungen der Sclera ein, durch die das Pigment des Uvealtraktus blauschwarz hindurchschimmert (Ciliarstaphylome).

Als eine besondere Abart ist noch das hämorrhagische Glaukom zu erwähnen, das durch flächenhafte Blutungen in die Netzhaut und Blutergüsse in den Glaskörper gekennzeichnet ist und meist deletär verläuft, so daß infolge der Schmerzen Enukleation erfolgen muß.

Die *Therapie des Glaukoms* ist gebunden an die möglichst frühzeitige Diagnose. Je früher ein Glaukom zur Behandlung kommt, desto sicherer ist unsere Hilfe; denn es kann sich immer nur darum handeln, den noch verbliebenen Funktionsrest zu retten. Die *medikamentöse Therapie* zielt darauf ab, vor allem den Kammerwinkel offen zu erhalten (Abb. 142, 143). Diese Aufgabe wird durch Einträufelung von *pupillen-verengernden Mitteln* erfüllt. Je enger die Pupille, desto ausgebreiteter

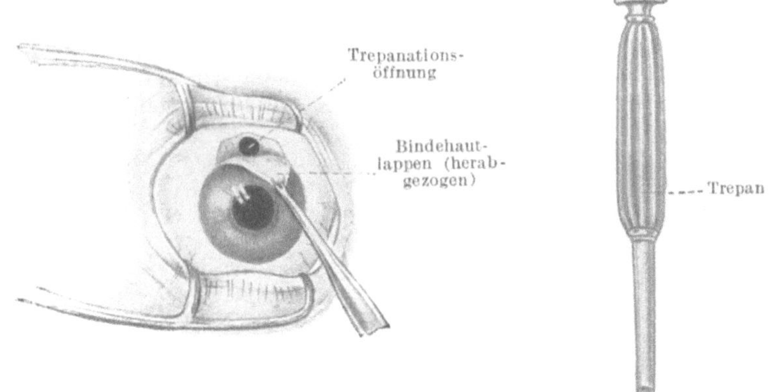

Abb. 144. Trepanation nach ELLIOT bei Glaukom.

ist die Iris und desto dünner wird die Membran, so daß der Kammer-winkel entsprechend geräumiger wird. *Atropineinträufelung bei Glaukom ist ein schwerer Kunstfehler*, weil alle pupillenerweiternden Mittel den Kammer-winkel durch künstliche Verdickung der Iriswurzel einengen, wodurch eine noch größere Erhöhung des intraokularen Druckes erzeugt wird.

Wir verordnen: Eserin. salicyl. 0,1; Aqu. dest. 10,0. Oder: Pilocarp. hydrochl. 0,1; Aqu. dest. 10,0.

Mit einer solchen Behandlung lassen sich leichtere Fälle von Glaucoma simplex wohl in Schranken halten; man kann auch damit einen eben be-ginnenden Glaukomanfall noch zurückbringen. Im Hinblick auf die Gefähr-lichkeit des Leidens und die Unmöglichkeit, den verlorengegangenen Teil der Funktion wieder herzustellen, wird man aber in der möglichst früh-zeitig ausgeführten druckentlastenden Operation die sicherste Hilfe sehen. Wir haben sie, soweit das Glaucoma simplex in Frage kommt, in der Trepanation der Bulbushülle nach der Methode von ELLIOT (Abb. 144).

Nach Bildung eines Bindehautlappens am oberen Hornhautrande wird mittels eines kleinen Trepans von ungefähr 1,8 mm Lochweite die Sclera unmittelbar an der Hornhautgrenze durchbohrt. Das Loch bildet dann eine künstliche Fistel für das Kammerwasser, welches unter die Bindehaut absickert.

Dem gegenüber ist beim akuten Glaukomanfall die von ALBRECHT v. GRAEFE angegebene Iridektomie die Methode der Wahl (s. Abb. 145a).

Die sekundären Glaukome erfordern eine Therapie, die der Ursache gerecht wird. Bei Seclusio pupillae (S. 73) ist ebenfalls eine Iridektomie angezeigt, bei Iritis serosa (S. 71) eine Kammerpunktion, bei Linsenluxation ein Versuch der Linsenentfernung usw.

Gemeinhin vermag die Operation aber nur den weiteren Verfall des Sehvermögens zu verhüten. Sie bringt den verlorengegangenen Teil der Sehschärfe und des Gesichtsfeldes nicht wieder! Somit ist frühzeitige Hilfe nötig. Diejenigen Ärzte, die den Zustand verkennen und womöglich beim Glaucoma simplex dem Patienten raten, abzuwarten, bis er nur noch Hell und Dunkel sieht, weil er beginnenden grauen Star hätte, machen sich einer schweren Unterlassungssünde schuldig. Alle Kranken, bei denen auch nur der entfernteste Verdacht auf Glaukom besteht, müssen umgehend in fachärztliche Behandlung überwiesen werden.

Die Mißbildungen des Auges.

Gegen Ende des ersten Fetalmonats finden wir am Kopfende des Medullarrohres zwei seitliche blasenförmige Ausstülpungen, die mit einem

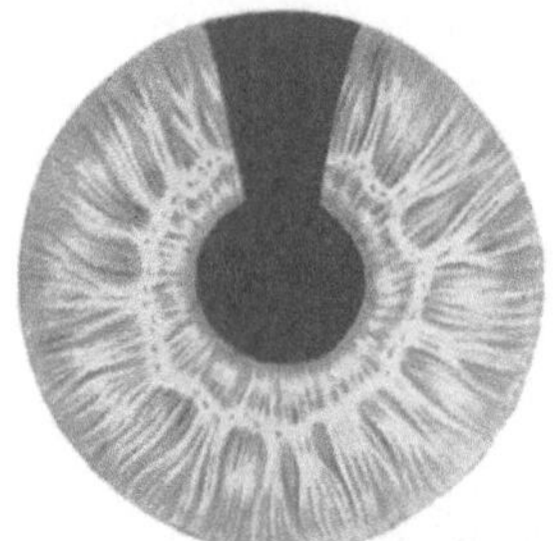

Abb. 145a. Operatives Iriskolobom.

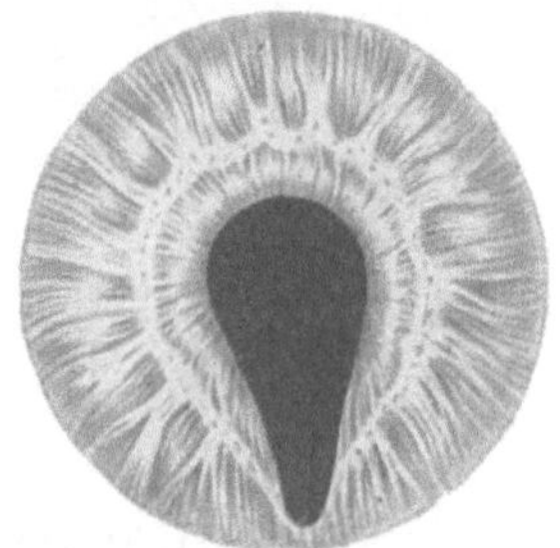

Abb. 145b. Angeborenes Kolobom.

hohlen Stiel in die Gehirnanlage übergehen. Es ist die erste Entwicklungsstufe der Netzhaut und des Sehnerven, somit Teilen des Gehirn selbst. An diesen primären Augenblasen macht sich noch im ersten Monate eine wichtige Veränderung geltend. Dadurch, daß die Kuppe der Blasen im Wachstum zurückbleibt, bekommt die Augenanlage das Aussehen eines Bechers mit doppelter Wandung, deren innere Lage späterhin die eigentliche Netzhaut, die äußere das Pigmentepithel der Netzhaut bildet. Von vorn senkt sich in die Becheröffnung die von dem Ektoderm abgeschnürte Linse ein. Noch ist aber die sekundäre „Augenblase" nicht ringsherum geschlossen (Abb. 88, S. 85); denn die Einstülpung der fetalen Netzhaut in das spätere Pigmentepithel vollzieht sich nicht nur von vornher, sondern auch in Gestalt einer Rinne, die unten ventral liegt. Es ist die *Augenspalte*, durch welche Mesodermgewebe zum Aufbau des fetalen Glaskörpergefäßsystems in die Höhle des Bechers eindringt. Am Anfange des zweiten Monats schließt sich normalerweise diese Spalte, und dann umgibt die Anlage der Netzhaut den Glaskörper allseitig.

Für die Mißbildungen des Auges ist dieser Spalt von großer Bedeutung; denn unter der Einwirkung hereditärer oder krankhafter (nicht entzündlicher) Einflüsse bleibt eine Brücke zwischen dem in den Glaskörperraum verlagerten Teile des Mesoderms und dem die sekundäre Augenblase einhüllenden bestehen, so daß die Schließung der Spalte verzögert oder verhindert wird. Hierunter leidet ebensowohl die weitere Entwicklung der Netzhaut als auch die geordnete Bildung der Uvea (Iris, Corpus ciliare und Chorioidea) und der Sclera im Bereiche der klaffenden Lücke. Die Folge sind die *kongenitalen Kolobome*.

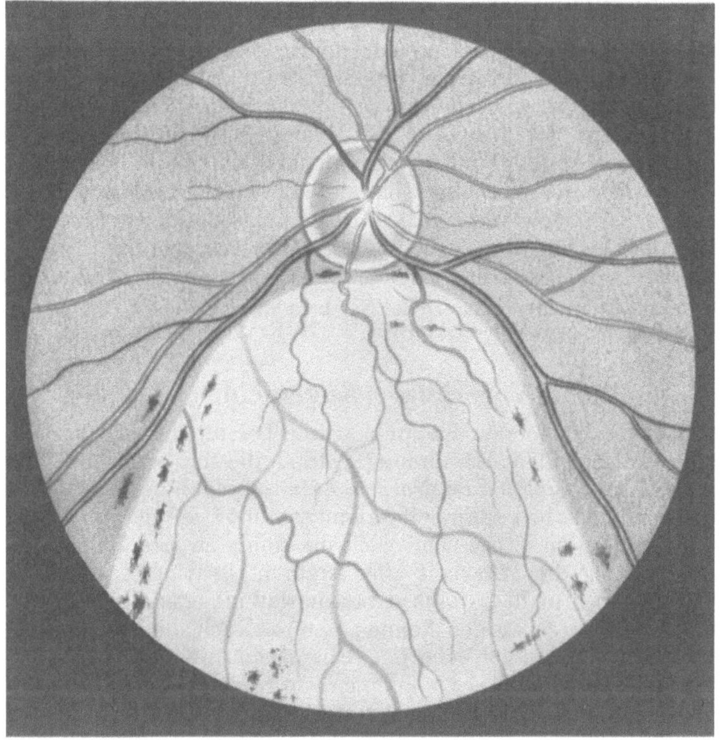

Abb. 146. Coloboma chorioideae.

An der Iris sehen wir eine spaltförmige Vergrößerung der Pupille nach unten zu. Sie unterscheidet sich von den künstlich durch Iridektomie geschaffenen Kolobomen dadurch (Abb. 145a u. b), daß die Pupille in das Kolobomgebiet ohne scharfe Absetzung übergeht und gemeinhin der bräunliche Pupillarrand auch die Spaltbildung umsäumt. Typische Iriskolobome liegen außerdem am unteren Pupillenumfange, die artefiziellen, wenn nicht besondere optische Gründe maßgebend sind, nach oben.

Die Spaltbildungen der Iris können isoliert vorkommen, aber auch mit gleichen Anomalien des rückwärtigen Abschnittes des Uvealtraktus verbunden sein (Abb. 146). Wir erblicken dann als Kennzeichen des *Netzhaut-Aderhautkoloboms* auf dem unteren Fundusgebiete einen weißen Spalt, der sich unter Umständen bis zur Sehnervenpapille erstrecken und sogar diese noch einbeziehen kann. In der roten Aderhaut klafft eine Lücke durch welche das weiße, oft Ausbuchtungen zeigende Gewebe der Sclera sichtbar wird. Eingefaßt werden die Ränder des Spaltes in vielen Fällen durch eine pigmentierte Zone.

Auch die Linsenbildung kann durch den Mesodermzapfen, der ins Glaskörperinnere hineinragt und die Schließung der Augenspalte verhindert, in Mitleidenschaft gezogen werden. Wir sehen dann eine Einkerbung ihres Äquators am unteren Umfange *(Linsenkolobom)*.

Hingegen machen isolierte Lochbildungen in der Gegend der Hintergrundsmitte (Maculakolobome und Opticuskolobome) Schwierigkeiten für die Erklärung.

Andere Mißbildungen hängen mit einer unvollständigen Rückbildung der fetalen Gefäßnetze zusammen, welche die Linsenvorderfläche umspinnen und den Glaskörper ernähren. So erblicken wir *Reste der Pupillarmembran* in Gestalt von zarten pigmentierten Fasern, die von der Vorderfläche der Iris über die Pupille hinwegziehen oder als abgerissene Fäden in das Pupillargebiet hineinragen. Eine *Arteria hyaloidea persistens* wiederum erscheint teils als eine Strangbildung am hinteren Linsenpole, dann meist mit einer Cataracta polaris posterior (s. S. 118) verbunden, oder als ein Bindegewebsfortsatz, der aus dem Gefäßtrichter der Papilla nervi optici herausragt, manchmal als zusammengedrehter Strang.

Die markhaltigen Nervenfasern der Netzhaut wurden schon S. 104 beschrieben; ebenso ist der kongenitalen Starformen S. 118 Erwähnung getan.

Vererbbare Augenleiden.

In den vorangehenden Kapiteln wurde bereits einer Reihe von kongenitalen Augenleiden Erwähnung getan, die in bezug auf die Bestrebungen, den *erbkranken Nachwuchs* auszuschalten, erhöhte Bedeutung gewonnen haben. Eine Zusammenstellung der hauptsächlichsten hereditär bedingten Störungen erscheint somit zweckmäßig, zumal die Sippenforschung die Mitarbeit aller Ärzte nötig macht. Indessen sind ihre Erfolge noch nicht so weit gediehen, daß allgemein gültige Schlüsse aus ihnen abgeleitet werden können. Zumal auch die Tatsache mit ins Gewicht fällt, daß die fehlerhaften Erbanlagen in dem Grade ihrer Ausbildung und damit auch der von ihnen verursachten Funktionsstörungen außerordentlichen Schwankungen unterliegen.

Man kann dies wohl am besten daran ermessen, daß die eben geschilderten *Spaltbildungen* (s. S. 152) von einer gerade sichtbaren Einkerbung des unteren Pupillarrandes bis zu breiten Ausfällen des ganzen Augenhintergrundes alle Übergänge durchlaufen und damit die Sehleistung der betroffenen Personen ebensowohl überhaupt keine Minderung zu erfahren braucht als auch bis zur höchsten Schwachsichtigkeit herabgesetzt sein kann. Man schätzt, daß die Colobome, eine an sich recht seltene Entwicklungsanomalie, sich nur in 20—30% vererben.

Eine besondere Bedeutung gewinnen die hereditär bedingten Leiden der *Netzhaut* und des *Opticus*; denn hier handelt es sich um hochwertige modifizierte Teile des Gehirns selbst. Daß die *Pigmententartung der Retina* in der Anlage angeboren ist, wenn sie sich auch erst später in ihren fortschreitenden Störungen bemerkbar macht, wurde schon erwähnt. Sie wird wohl recessiv vererbt. Gehäuftes Auftreten unter Geschwistern und der Einfluß der Konsanguinität der Eltern sprechen hierfür. Doch ist auch Dominanz durch einige Stammbäume wahrscheinlich gemacht.

Mit Sicherheit geht die Tatsache mehr und mehr aus der Familienforschung hervor, daß das *Netzhautgliom* zu denjenigen Erkrankungen gehört, welche einer vererbbaren fehlerhaften Anlage entspringen. Man hat hierauf bislang zu wenig geachtet, ist wohl auch dadurch getäuscht worden, daß eine Anzahl der Patienten schon im kindlichen Alter zugrunde gehen. Wir wissen aber, daß ein auch nur einseitig aufgetretenes Gliom in der Deszendenz zu doppelseitigen Bildungen dieses Tumors führen kann. Auch die Angiomatosis retinae (S. 101) entsteht auf hereditärer Grundlage.

Seitens der Störungen im Bereiche des Sehnerven ist eine eigentümliche Form als „*familiäre Opticusatrophie*" bekannt, welche nicht mit auf die Welt gebracht wird, sondern sich erst in späteren Jahren meldet. Es handelt sich hierbei um die bevorzugte Schädigung der Leitung im papillomaculären Bündel, also eine Abart der Neuritis retrobulbaris (s. S. 106). Neben der temporalen Abblassung der Sehnervenscheibe ist die Herabsetzung der zentralen Sehschärfe unter gleichzeitigem Vorhandensein eines zentralen Skotoms kennzeichnend. Sehr häufig sind die Frauen Konduktorinnen auf dem Vererbungswege.

Was für die Spaltbildungen gilt, kann auch für die *kongenitalen Linsentrübungen* Anwendung finden; denn hier kommen die größten Verschiedenheiten in der Ausbildung der Stare und der Schädigung des Sehvermögens vor.

Gewisse Fälle *höchster Kurzsichtigkeit* mit ihren verderblichen Folgen für die Aderhaut und Netzhaut, seltene Vorkommnisse wie das *jugendliche Glaukom* (Buphthalmus; s. S. 143) und andere mehr seien nur kurz erwähnt.

Im allgemeinen muß eine eingehende Beurteilung der Begleitumstände, der Familienanamnese usw. bei allen vererbbaren Augenleiden erfolgen. Die Entscheidung muß Sache des Facharztes bleiben, der sich oft genug schon vor eine schwere Aufgabe gestellt sieht.

Die Verletzungen des Auges und die sympathische Ophthalmie.

Bei Verletzungen des Auges kommt es zunächst darauf an festzustellen, ob die Augenkapsel eine durchdringende Wunde trägt und ob noch ein Fremdkörper im Augeninnern weilt. Können wir nirgends eine Eröffnung der schützenden Augenhülle nachweisen, so sprechen wir von einem stumpfen Trauma, das unter Umständen wohl Substanzverluste an der Hornhaut und Bindehaut-Lederhaut erzeugen kann, aber in seiner ganzen Art ernste Gefahren für die Erhaltung des Auges nur selten einschließt.

Als *Folgezustände der* Einwirkung stumpfer Gewalt kennen wir:

1. Blutung in die Vorderkammer (Hyphaema). Am Boden der Kammer liegt eine Schichte Blut, stammend aus geborstenen Irisgefäßen. Ein Hyphaema resorbiert sich meist von selbst und bedarf nur ausnahmsweise der Entleerung durch Punktion der Vorderkammer. Die Sehstörungen entsprechen der wolkigen Trübung des Kammerwassers und gehen, wenn keine anderen Augenteile verletzt sind, vorüber.

2. Risse in dem Pupillarrand der Iris und Losreißung der Iriswurzel vom Corpus ciliare (Iridodialyse) (s. S. 76).

3. Vorübergehende oder bleibende *Lähmung der Pupille* in erweiterter Stellung und *Akkommodationsparese* (Lähmung der inneren Äste des Oculomotorius; s. S. 139).

4. Ruptur der Lederhaut. Trifft ein Schlag von solcher Heftigkeit das Auge, daß die Bulbuskapsel platzt, so treten mit Vorliebe konzentrisch mit dem Hornhautrande in der Lederhaut Einrisse auf, über denen die leicht verschiebliche Bindehaut erhalten bleibt (subconjunctivale Scleralruptur). Bei derartigen Traumen ist also die Bulbuskapsel selbst zwar eröffnet, aber eine freie Kommunikation der Wunde mit dem Bindehautsacke und damit mit der Haut und ihren Keimen nicht gegeben. Man rechnet daher solche Verletzungsfolgen zu den stumpfen Traumen. Tatsächlich geschehen sie auch mit stumpfen Gegenständen (Stockschlag, Kuhhornstoß). In die geschaffene Spalte können Iris, Corpus ciliare oder sogar die aus dem Aufhängebande losgerissene Linse vorfallen (s. S. 128). Diese bleibt als ein linsenförmiger Buckel unter der Bindehaut liegen.

Schwere Blutungen in die Vorderkammer und in den Glaskörperraum sind stets damit verbunden; demgemäß ist auch die zurückbleibende Funktionsstörung meist beträchtlich.

Indessen kommen eiterige Infektionen im Anschlusse an diese Art von Verletzungen kaum vor, da die intakte Bindehaut eine gute Schranke gegenüber der Bakterienflora des Bindehautsacks abgibt. Man kann sich daher mit der Anlegung eines Verbandes begnügen und überläßt dem Organismus die Schließung des Risses unter der Bindehaut. Die unter die Conjunctiva geschleuderte Linse kann man später durch Incision entfernen.

5. Blutungen in den Glaskörper. Sie sind der Therapie wenig zugänglich und können durch Schrumpfung *Netzhautablösung* erzeugen (s. S. 96).

6. Linsentrübungen (Cataracta traumatica; s. S. 120).

7. Luxation und Subluxation der Linse (s. S. 126).

8. Einrisse in die Aderhaut, meist konzentrisch mit dem Umfange der Papilla nervi optici. Auf dem roten Fundus sind weiße Spalten unter der Retina sichtbar.

9. Commotio retinae. Einige Stunden nach dem Trauma entwickelt sich eine milchige Weißfärbung der Netzhaut. Sie beruht wahrscheinlich auf Ödem der Nervenfaserschichte und geht nach wenigen Tagen vorüber, ohne ernsthafte Folgen zu hinterlassen.

10. Amotio retinae (s. S. 96).

11. Schädigungen der Netzhautmitte. Bei schweren Erschütterungen des Bulbus kommt es am hinteren Pole, also in der Gegend der Macula, zu feineren oder gröberen Veränderungen des Sinnes- und Pigmentepithels. Sie sind irreparabel, verursachen trotz minimaler Ausdehnung oft erhebliche Sehstörung und erfordern sehr genaues Spiegeln der Netzhautmitte im aufrechten Bilde, weil sie sich sonst leicht dem Nachweise entziehen.

Die **durchdringenden Verletzungen** *der Bulbuskapsel* können dieselben Folgeerscheinungen wie die stumpfen nach sich ziehen; hinzu tritt aber als erschwerendes Moment die Möglichkeit 1. des Verweilens eines Fremdkörpers im Augeninnern, 2. einer Infektion mit Eitererregern 3. einer Infektion mit Erregern der sympathischen Augenerkrankung.

Von den **intraokularen Fremdkörpern** ist der *Eisensplitter* der wichtigste und häufigste. Seine Feststellung ist deswegen sofort nötig, weil ein längeres Verbleiben von Eisen im Auge durch Imprägnation der inneren Augenhäute mit den gelösten Eisensalzen Verrostung (Siderosis) zur Folge hat und weil die Entfernung des Splitters durch den Magneten die einzige Möglichkeit bietet, das Auge vor der Erblindung zu retten.

Neben genauer Anamnese sichert der positive Ausfall der Sideroskopuntersuchung die Diagnose. Eine leicht schwingende Magnetnadel dient durch ihre Ablenkung bei Annäherung eines mit einem Eisensplitter behafteten Auges als Hilfsmittel. Ebenso wird die magnetische Kraft, ausgehend von einem Elektromagneten in Riesen- oder Stabform, benutzt, um den Splitter aus dem Auge

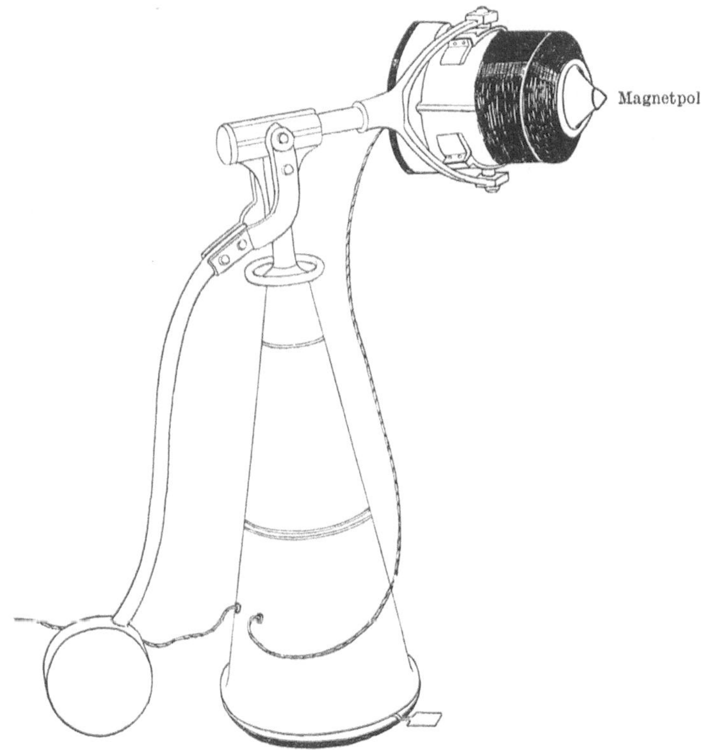

Abb. 147. Großer Elektromagnet von SCHUMANN.

herauszuziehen (Abb. 147). Je früher die Operation vorgenommen wird, je weniger festes Lager der Splitter im Bulbus gefunden hat, desto sicherer gelingt die Magnetextraktion und desto besser ist die Prognose für die spätere Funktion des Auges. Wird ein Eisensplitter übersehen, so offenbart sich bald seine Anwesenheit durch eine rostbraune Färbung der Iris. Es ist dann der richtige Augenblick, dem Auge zu helfen, verpaßt; denn genau so wie sich der Rost in der Iris niederschlägt, nistet er sich auch in den Stäbchen und Zapfen der Netzhaut ein, die durch die Eisensalze unwiederbringlich zugrunde gehen.

Kupfersplitter lassen sich weder magnetisch auffinden, noch herausbringen. Die so häufigen Verletzungen mit Zündhütchenteilen gehören daher zu den schwersten; denn sie führen durch Übertritt der Kupfersalze in die Glaskörperflüssigkeit eine chemische Eiterung herbei, der das Auge durch Schrumpfung schließlich erliegt.

Blei und Glas können, wenn es sich um ganz kleine Partikelchen handelt, manchmal einheilen. *Nickelsplitter* werden anstandslos im Auge vertragen, wenn sie nicht durch ihr Gewicht und ihre Form zu Reizzuständen Anlaß geben.

Hat die Untersuchung ergeben, daß kein Splitter in dem Auge vorhanden ist, dann gehen wir an die *Schließung der Wunde.*

Zunächst werden vorgefallene Teile, wie Irisprolaps, Glaskörperprolaps usw., abgetragen bzw. vorsichtig aus der Wunde herauspräpariert. Daran schließt sich die Deckung der Wunde. Liegt sie innerhalb des Gebietes der Bindehaut, dann genügt die Anlegung einiger Bindehautnähte. Bei Verletzungen, die die Cornea oder den Limbus getroffen haben, verwenden wir ebenfalls Bindehaut. Wir bilden einfach oder doppelt gestielte verschiebliche Lappen aus der benachbarten Conjunctiva und verlagern diese so, daß sie mit ihrer blutenden Rückfläche die Wunde bedecken. In wenigen Tagen ist dann ein fester Wundschluß gewährleistet. Nachdem die Lappen ihren Zweck erfüllt haben, gleiten sie meist von selbst wieder von der Hornhaut herunter oder sie werden abpräpariert.

Von größter Bedeutung ist nun der *weitere Verlauf* der Verletzungsheilung. Im allgemeinen sind drei Möglichkeiten zu unterscheiden.

Am günstigsten ist der Ausgang, wenn das Auge sich nach Überwinden der unmittelbar dem Trauma folgenden Reizung mehr und mehr beruhigt. Zunächst zeigt natürlich jedes verletzte Auge conjunctivale und ciliare Injektion, manchmal Lidödem, regelmäßig Lichtscheu und Tränenträufeln. Ja, in den ersten Tagen nehmen diese Reizerscheinungen nicht selten noch an Heftigkeit zu. Mit dem 4. bis 5. Tage pflegt aber in unkomplizierten Fällen die Reizung allmählich abzuklingen. Die Injektion schwindet, das Auge kann besser geöffnet werden, die Hyperämie der Iris läßt nach. So geht das Auge langsam, aber stetig der Heilung entgegen.

Allerdings machen hie und da die bei Linsenverletzung in größerer Anzahl in die Vorderkammer austretenden Linsenflocken (s. S. 120) erneute Reizung, indem sie den Kammerwinkel verlegen und eine Drucksteigerung erzeugen. Eine lineare Extraktion läßt die Flocken dann aus der Vorderkammer in den Conjunctivalsack ab. Bald sehen wir nach der Druckentlastung das Auge sich wieder beruhigen. Es wird immer blasser bis zur vollständigen Reizlosigkeit, die nach der Schwere der Verletzung in kürzerer oder längerer Zeit erreicht wird. Solche Augen machen dem Arzte dann keine Sorge weiter. Die Rückkehr des Sehvermögens richtet sich selbstverständlich nach der Art der Verletzung und der angerichteten Zerstörung. Trotz normaler Heilung bleiben viele Augen nach perforierender Verletzung blind, wenn das Trauma weit nach hinten gegriffen und Netzhautablösung hervorgerufen hat.

Die zweite Möglichkeit ist die **Infektion mit Eitererregern.** Sie macht sich oft schon am zweiten Tage, stets innerhalb der ersten Woche kenntlich. Die Wundränder bekommen einen schmierigen Belag, ein trübes Exsudat in der Vorderkammer taucht auf oder aus dem Glaskörperraum schimmert eine Eiteransammlung als gelber Schein durch. Der Endausgang bildet dann häufig eine völlige Vereiterung des Augeninhalts (Panophthalmitis, S. 129). Die Infektion kann aber auch zurückgehen, trübt aber stets die Prognose wesentlich, weil die schrumpfenden intraokularen Exsudate in der Vorderkammer Verlegung der Pupille, im hinteren Bulbusabschnitte Netzhautablösung erzeugen, oft auch eine Verkleinerung des ganzen Augapfels (Phthisis bulbi) herbeiführen. Das spätere Auftreten von Knochenneubildung in dem schwartigen intraokularen Bindegewebe kann noch nach Jahren durch Schmerzen zur Enukleation zwingen; auch kann die fortgesetzte Reizung der Ciliarnerven, die in die Schwarten eingebettet sind, die Entfernung nötig machen (Phthisis bulbi dolorosa). Solche Endausgänge rufen aber schon die Gefahr einer sympathischen Ophthalmie hervor und erfordern von dem Gesichtspunkte aus, daß das andere Auge geschützt werden muß, die größte Beachtung. Damit kommen wir zur dritten Möglichkeit.

Die ernsteste Komplikation des Heilungsverlaufs ist das Auftreten von Anzeichen, daß mit der Verletzung die Erreger der **sympathischen Ophthalmie** eingedrungen sind. Da uns die Natur dieser Erreger völlig unbekannt ist und auch im klinischen Bilde die zutage tretenden Symptome eine scharfe Abgrenzung gegenüber bestimmten anderen Erkrankungen des Auges nicht gestatten, gehört die Entscheidung, ob die Gefahr einer sympathischen Ophthalmie vorliegt, zu den schwersten Aufgaben, die einem Augenarzte gestellt werden können.

Auch über das Wesen der Erkrankung ist noch mancher Schleier gebreitet. Wir wissen nur, daß nach perforierenden Verletzungen eine *schleichend verlaufende Entzündung des Uvealtraktus* vorkommt, welche *in gleicher Form auf das andere Auge übergehen* und dort dieselben, oft genug zur Erblindung führenden Veränderungen erzeugen kann. Das klinische Bild unterscheidet sich, soweit der vordere Augenabschnitt in Frage kommt, nicht sonderlich von einer schweren Iritis, wie sie ganz ähnlich auch bei chronischer Iristuberkulose zur Beobachtung gelangt.

Auch pathologisch-anatomisch ist es schwer, eine sympathische Erkrankung des Uvealtraktus von einer bestimmten Form der Augentuberkulose zu trennen. Wir gewinnen damit zwar einen Anhalt, der uns erlaubt, die sympathische Ophthalmie auf die Wirkung von lebenden Erregern zurückzuführen, doch darf die Parallele zwischen beiden Infektionen keinesfalls dahin gedeutet werden, daß sympathische Ophthalmie und Tuberkulose identisch oder verwandt wären. Alle Versuche, die Erkrankung auf Tiere zu übertragen, sind fehlgeschlagen, während gerade die Überimpfung der Tuberkulose auf Meerschweinchen und Affen mit Leichtigkeit gelingt.

Infolge dieser bedauerlichen Lücken in unserer Kenntnis vom Wesen der Erkrankung entbehrt die Diagnose einer drohenden sympathischen Ophthalmie immer der völlig sicheren Grundlage, so daß nur eine größere Erfahrung vor einer Verkennung der Sachlage schützt. Sie kann sich im Hinblick auf das Schicksal des zweiten Auges schwer genug rächen.

Wenn an eine Verletzung, die die Augenhüllen eröffnet hat, sich nach Verlauf der ersten Tage eine mehr und mehr zunehmende Reizung des Auges, vor allem der Iris und des Corpus ciliare anschließt, dann besteht stets die Gefahr, daß das Leiden auf das andere Auge überspringen kann. Deswegen gehören *alle perforierenden Verletzungen unbedingt in fachärztliche Behandlung*. Als frühester Termin, in dem das andere Auge in Mitleidenschaft gezogen werden kann, gilt im allgemeinen der 12. Tag. Die kritischste Zeit liegt zwischen der 3. und 8. Woche. Damit ist nicht gesagt, daß die sympathische Ophthalmie des zweiten Auges nicht noch nach Jahren ausbrechen könnte. Allerdings kommen dann wohl nur solche Fälle in Frage, welche nach der Verletzung eine kürzere oder längere Zeit darauf verdächtig gewesen sind, daß die unbekannten Erreger in dem verletzten Auge eine Infektion erzeugt hatten. Das Auge beruhigte sich dann; es bleibt aber immer eine Quelle der Sorge. Ein kurzes Aufflammen der Iritis noch nach Jahren kann Ausgangspunkt für den Ausbruch der Erkrankung am zweiten Auge werden. Somit gibt es für die späteste Möglichkeit des Eintritts der Katastrophe überhaupt keine absolut gültige zeitliche Grenze.

Besonders leicht kommt die sympathisierende (d. h. das verletzte Auge befallende und das andere gefährdende) Entzündung dann zustande, wenn die Iris oder das Corpus ciliare mit verletzt wurden. Folglich sind diejenigen Fälle vor allem gefährlich, die eine Wunde an der Hornhaut-Lederhautgrenze aufweisen, in der womöglich noch Teile des Uvealtraktus vorgefallen sind. Weniger neigen diejenigen Verletzungen dazu, die eine wirklich eiterige Infektion zur Folge haben. Vielleicht werden die Erreger der sympathisierenden Entzündung von den Eitererregern überwuchert.

Als Regel kann aber gelten, daß alle Augen mit perforierenden Verletzungen dann eine Gefahr für das andere Auge abgeben, wenn sich über die erste oder zweite Woche hinaus die ciliare Injektion nicht verlieren will, sondern im Gegenteil noch zunimmt, es sei denn, daß als Ursache dafür bestimmte Prozesse im Augeninnern festgestellt werden können (Drucksteigerung usw.). Die früher als Kennzeichen angesprochene Druckempfindlichkeit der Sclera in der Gegend des Corpus ciliare bestärkt zwar unseren Argwohn, kann aber fehlen. Deshalb ist auf dieses Merkmal kein Verlaß.

Das zweite, also nicht verletzte Auge wird nach Traumen des anderen oft nur nervös mit gereizt. Es kann der Symptomenkomplex der *sympathischen Reizung eintreten, einer Affektion, welche von der wirklichen sympathischen Entzündung grundverschieden ist. Die Reizung ist eine Neurose, die sympathische Ophthalmie eine organische Erkrankung.* Eine sympathische Reizung stellen wir fest, wenn das andere Auge zum Tränen neigt, lichtscheu ist, leicht ermüdet. Alle diese Erscheinungen werden auf nervösem Wege von dem in Reizzustand befindlichen verletzten Auge aus übergeleitet, ohne daß wir eine Spur einer organischen Veränderung an dem zweiten Auge nachweisen können.

Ist das andere Auge aber an *sympathischer Augenentzündung*, also sympathischer Ophthalmie, erkrankt, dann stellen wir ciliare Injektion und Verfärbung der Iris, sowie feine hauchige Trübung des Kammerwassers mit Beschlägen an der Hornhautrückfläche fest, wenn die Erkrankung zuerst im vorderen Teile des Bulbus Platz greift. Gleichzeitig sinkt infolge der Trübungen die Sehschärfe. Allmählich breiten sich die entzündlichen Symptome immer mehr aus. Es kommt zur Bildung von hinteren Synechien, Seclusio und Occlusio pupillae (S. 73). Viele sympathisierten Augen gehen durch sekundäres Glaukom zugrunde. Die sonst Hilfe bringende Iridektomie ist leider vielfach nutzlos, weil die geschaffene Lücke sich binnen kurzem mit neuen Exsudatmassen wieder zulegt.

Viel seltener ist der Ausbruch des Leidens zunächst in dem hinteren Bulbusabschnitte. Unter gleichzeitigem Auftauchen von Glaskörpertrübungen bedeckt sich die Aderhaut mit feinen gelblichen Herden, die allmählich zu größeren Flächen zusammenfließen. Auch die Sehnervenscheibe rötet sich und bekommt unscharfe Grenzen. Die Netzhaut über den Aderhautherden trübt sich, und unter allmählicher Zunahme der Symptome kann es zu undurchdringlichen Glaskörpertrübungen und schließlich zu Netzhautablösung kommen. Auch der vordere Teil des Uvealtraktus erkrankt später in Gestalt einer Iritis mit.

Manchmal allerdings zeigen die im hinteren Bulbusabschnitt ausbrechenden Erkrankungen einen milderen Verlauf als die den vorderen

Abschnitt befallenden, obgleich auch hier ein Stillstand oder Rückgang des Leidens gelegentlich beobachtet wird.

Nach unseren heutigen Kenntnissen nehmen wir an, daß der Zusammenhang zwischen der Erkrankung beider Augen sich folgendermaßen gestaltet. *Die mit der Verletzung ins Augeninnere eindringenden unbekannten Erreger entfachen zunächst an der Wundstelle, wahrscheinlich innerhalb des Uvealtraktus, eine Infektion.* Von den Kolonien gelangen dann Keime in den Blutkreislauf und werden nun auf der Blutbahn unter Umständen auch in das andere Auge getragen, wo sie in dem Uvealtraktus wieder einen geeigneten Nährboden antreffen und hier eine *Metastase der Entzündung* erzeugen, die sie im verletzten Auge zuerst hervorgerufen hatten. Der übrige Organismus bleibt aber von der Infektion verschont, weil die Erreger an anderen Stellen die Bedingungen für ihr Fortkommen nicht finden.

Die Behandlung gipfelt in einer gewissenhaften Prophylaxe; denn es kommt alles darauf an, daß die Metastasierung des Prozesses unmöglich gemacht wird. Nur eine *rechtzeitig ausgeführte Enukleation des verletzten und auf sympathisierende Entzündung verdächtigen Bulbus* kann hierfür die Sicherheit geben. Alle Augen, die nach Verletzungen nicht zur Ruhe kommen wollen und die Kennzeichen einer schleichenden Erkrankung des Uvealtraktus aufweisen, müssen im Hinblick auf das Schicksal des zweiten Auges geopfert werden. Meist ist der Entschluß nicht schwer; denn solche Augen verfallen doch mit der Zeit der Schrumpfung und Erblindung. Bitter ist es allerdings immer, wenn man ein Auge herausnehmen muß, das noch einiges Sehvermögen hat.

Ist jedoch die Erkrankung am zweiten Auge einmal ausgebrochen, dann ist es im Lichte der Metastasentheorie klar, daß eine Opferung des verletzten Auges nur insoweit Sinn haben kann, als es gilt, eine weitere Abschwemmung von Keimen zu verhüten. Ein kritikloses Enukleieren ist in einem solchen Falle nicht nur unnütz, sondern auch ein Kunstfehler, solange das verletzte Auge noch Hoffnung gewährt, daß man einen Rest von Sehvermögen retten kann. Mit dem Momente, in dem die ersten Anzeichen des Krankheitsausbruchs sich am zweiten Auge geltend machen, ist die Prognose für diesen sympathisch erkrankten Bulbus ja ganz ungewiß. Oft genug erblindet das zweite Auge und bleibt auf dem erst erkrankten noch ein Funktionsrest bestehen. Wir werden uns daher nur dann nach ausgebrochener sympathischer Ophthalmie des zweiten Auges zur Enukleation des ersten bereit finden, wenn dieses blind ist oder der Erblindung sicher entgegengeht.

In einigen wenigen Fällen versagt die sog. Präventivenukleation des verletzten Auges, d. h. wir sehen einige Zeit nach vollzogener Entfernung doch an dem zweiten Auge die Entzündung ausbrechen. Das liegt im Rahmen des Wesens einer metastasierenden Infektionskrankheit. Wenn zur Zeit der Enukleation des verletzten Auges schon Keime in die Blutbahn gelangt waren oder sogar sich schon im zweiten Auge angesiedelt hatten, ohne noch in ihren Wirkungen klinisch kenntlich zu sein, dann muß die Enukleation versagen. Der späteste Termin, der beobachtet wurde, liegt ungefähr 2 Monate nach der Präventivenukleation. Alle anderen berichteten Fälle halten der Kritik nicht stand.

Überdies ist das Vorkommnis ein so seltenes, daß man mit seiner Möglichkeit so gut wie nicht zu rechnen braucht.

Eine ausgebrochene sympathische Ophthalmie oder eine sympathisierende Entzündung des verletzten Auges, dessen Entfernung der Patient verweigert, versucht man durch Schmierkur mit Ungt. cinereum zu beeinflussen. Auch hat man hie und da Erfolge beobachtet, wenn man Elektro-Kollargol intravenös einspritzte oder große Dosen Benzosalin per os gab. Eine sichere Therapie gegen sympathische Ophthalmie gibt es aber leider nicht.

Sachverzeichnis.